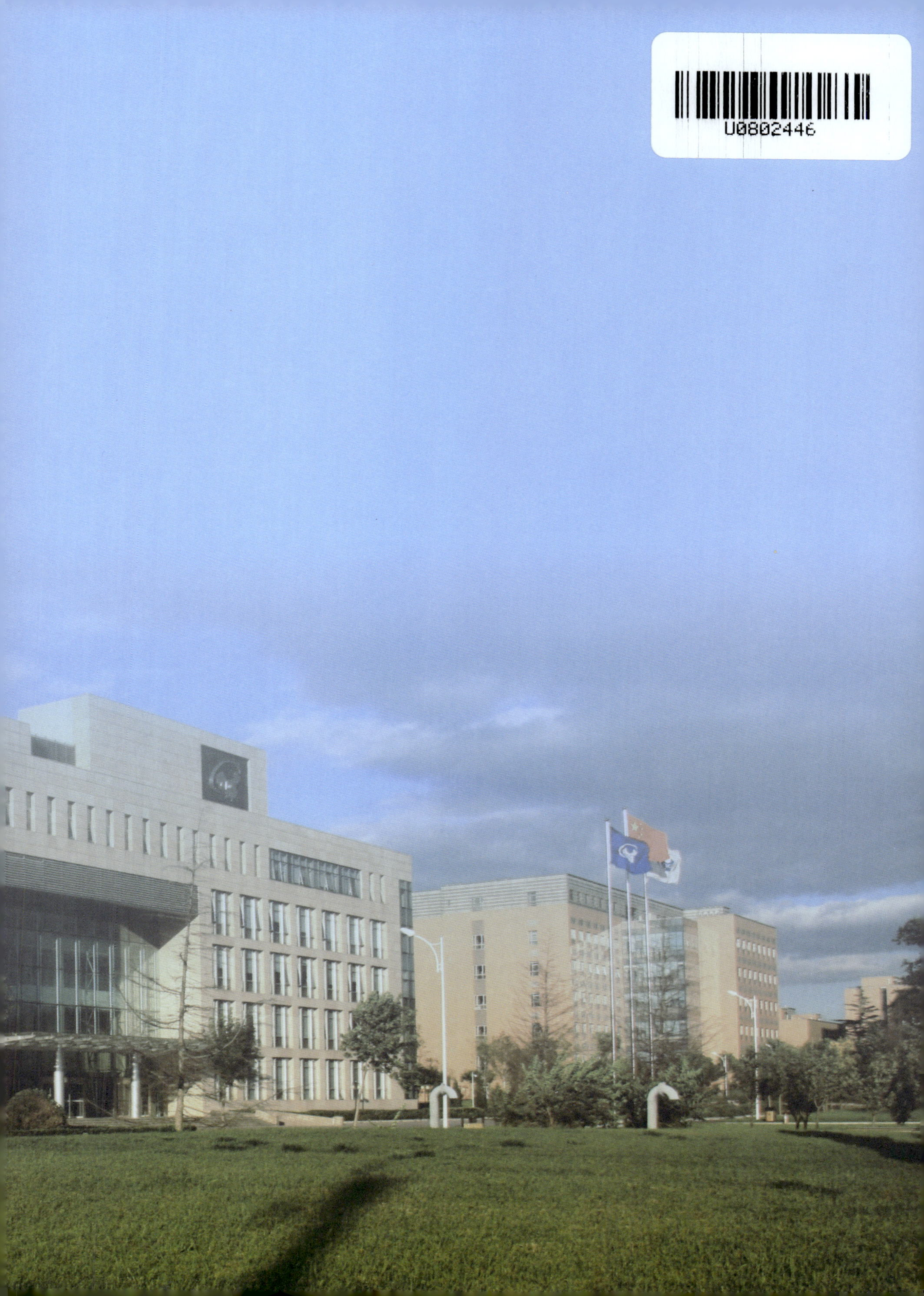

中国疾病预防控制中心年鉴
（2017年）

中国疾病预防控制中心　编著

人民卫生出版社

图书在版编目(CIP)数据

中国疾病预防控制中心年鉴. 2017年 / 中国疾病预防控制中心编著. —北京：人民卫生出版社，2019
ISBN 978-7-117-28191-1

Ⅰ. ①中… Ⅱ. ①中… Ⅲ. ①疾病预防控制中心－中国－2017－年鉴 Ⅳ. ①R197.2-54

中国版本图书馆CIP数据核字(2019)第037462号

中国疾病预防控制中心年鉴
(2017年)

编　　著：中国疾病预防控制中心
出版发行：人民卫生出版社（中继线 010-59780011）
地　　址：北京市朝阳区潘家园南里19号
邮　　编：100021
E - mail：pmph @ pmph.com
购书热线：010-59787592　010-59787584　010-65264830
印　　刷：人卫印务（北京）有限公司
经　　销：新华书店
开　　本：787×1092　1/16　　印张：13　　插页：8
字　　数：316千字
版　　次：2019年6月第1版　2019年6月第1版第1次印刷
标准书号：ISBN 978-7-117-28191-1
定　　价：120.00元
打击盗版举报电话：010-59787491　E-mail：WQ @ pmph.com
（凡属印装质量问题请与本社市场营销中心联系退换）

编写委员会

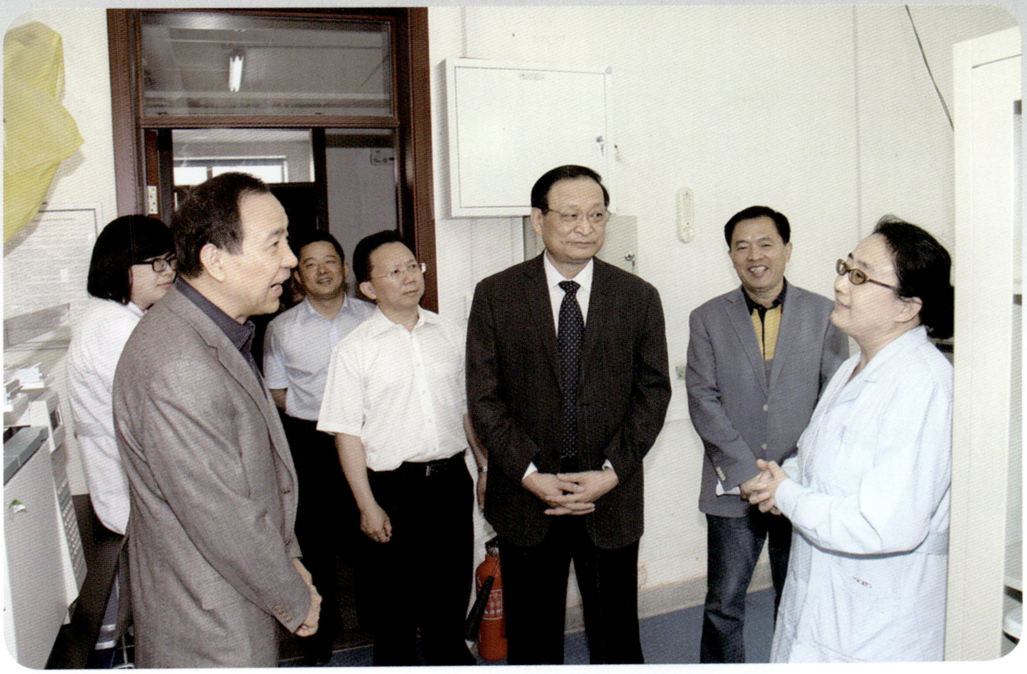

2016 年 4 月 26 日，国家卫生计生委王国强副主任赴职业卫生所和辐射安全所调研

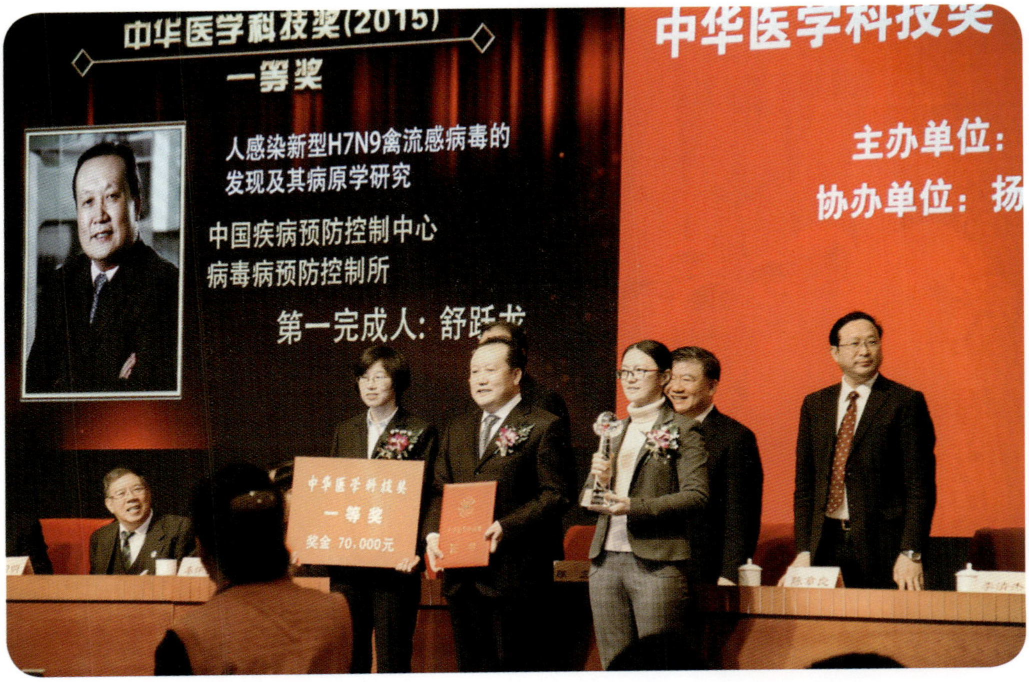

病毒病所《人感染新型 H7N9 禽流感病毒的发现及其病原学研究》喜获 2015 年中华医学科技奖一等奖

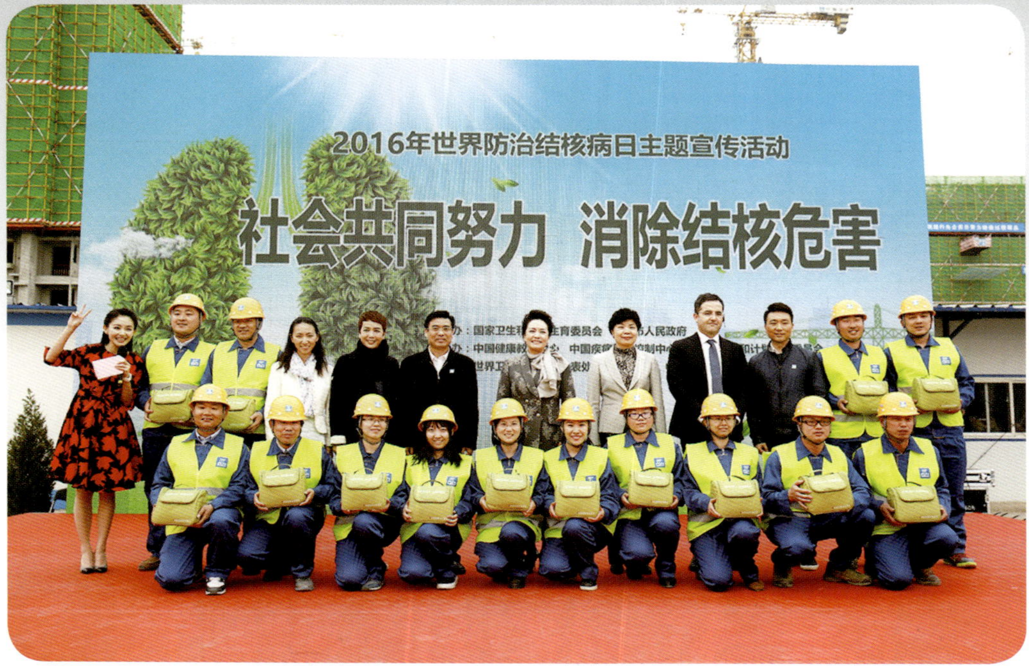
2016年世界防治结核病日主题宣传活动
社会共同努力 消除结核危害

2016 年 3 月北京世界结核病日宣传活动

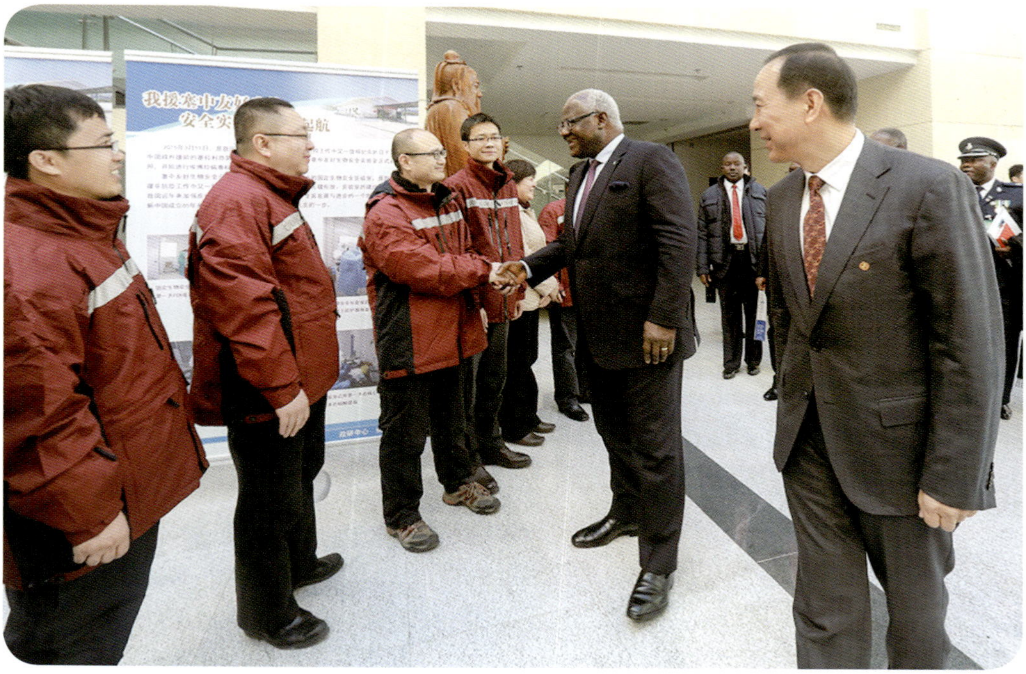

2016 年 12 月 1 日，塞拉利昂总统访问中国疾控中心

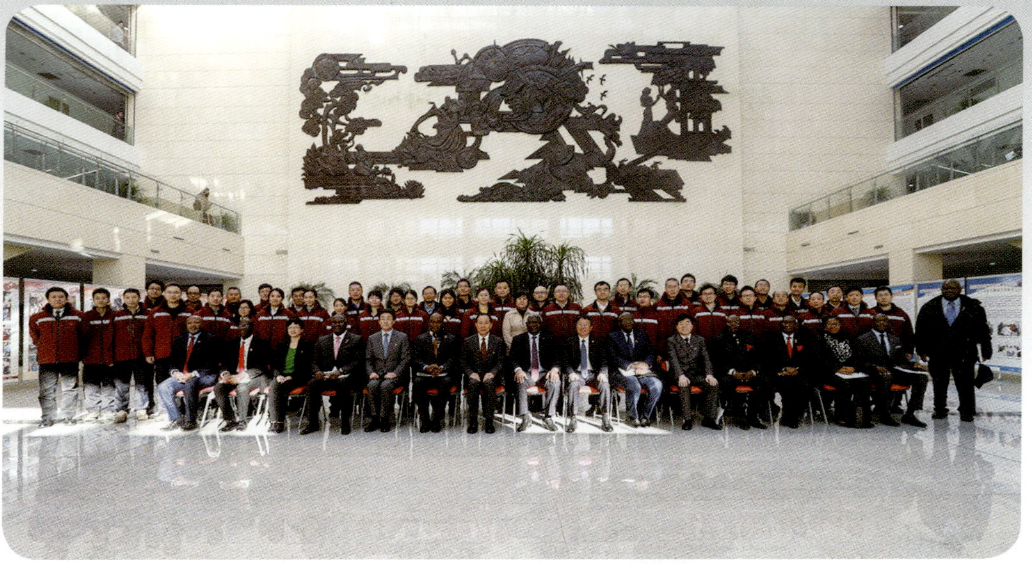

2016 年 12 月 1 日，塞拉利昂总统访问中国疾控中心

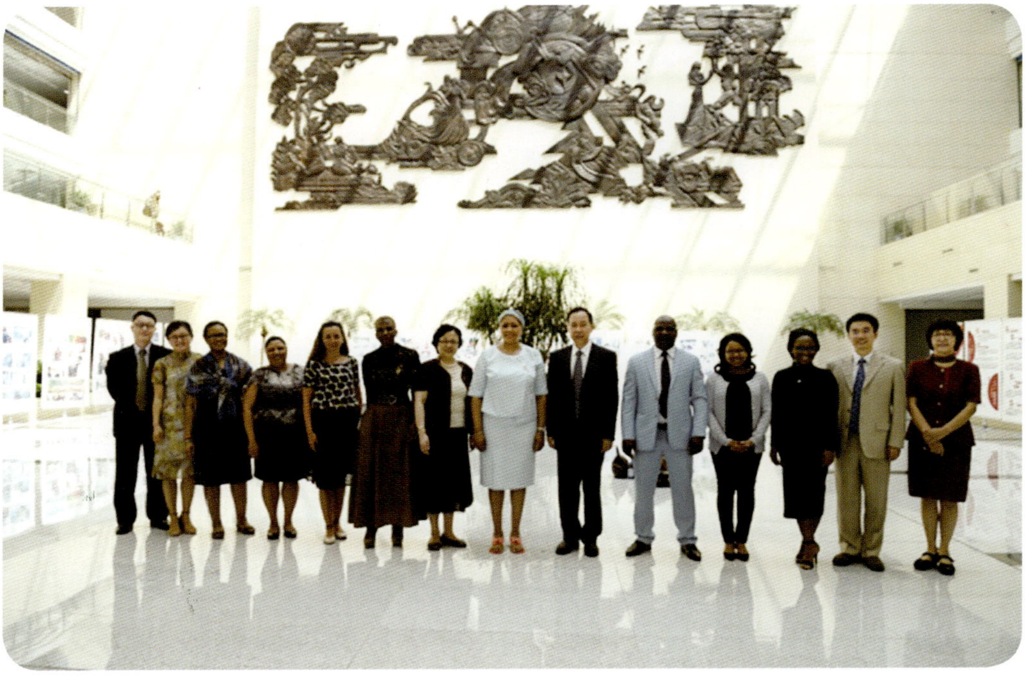

2016 年 7 月 28 日，南非总统第一夫人访问中国疾控中心

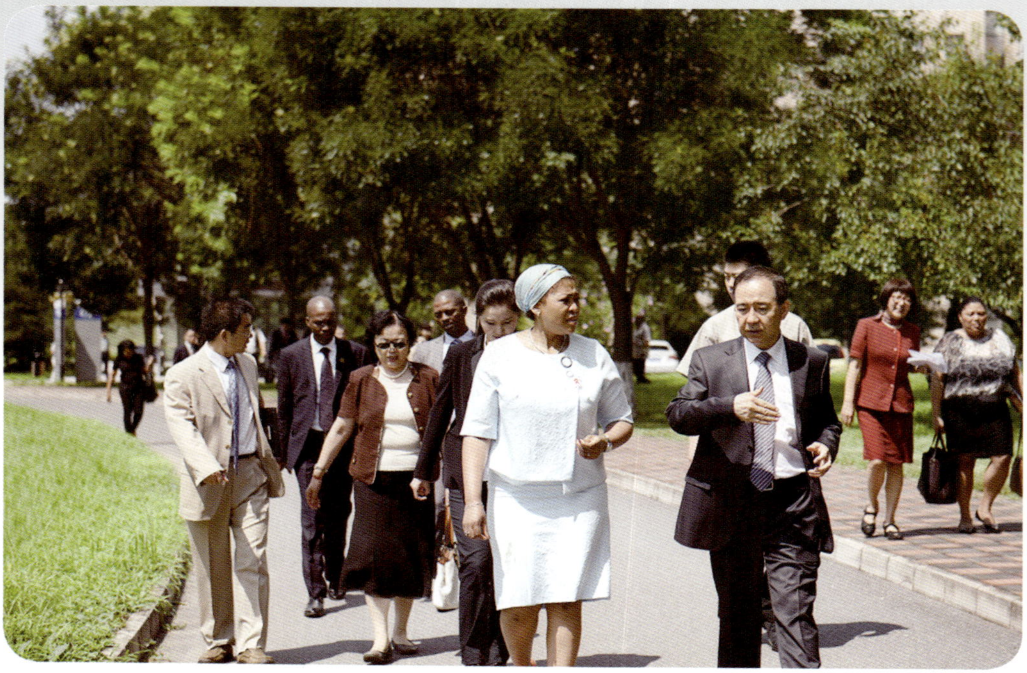

2016 年 7 月 28 日，南非总统第一夫人访问中国疾控中心

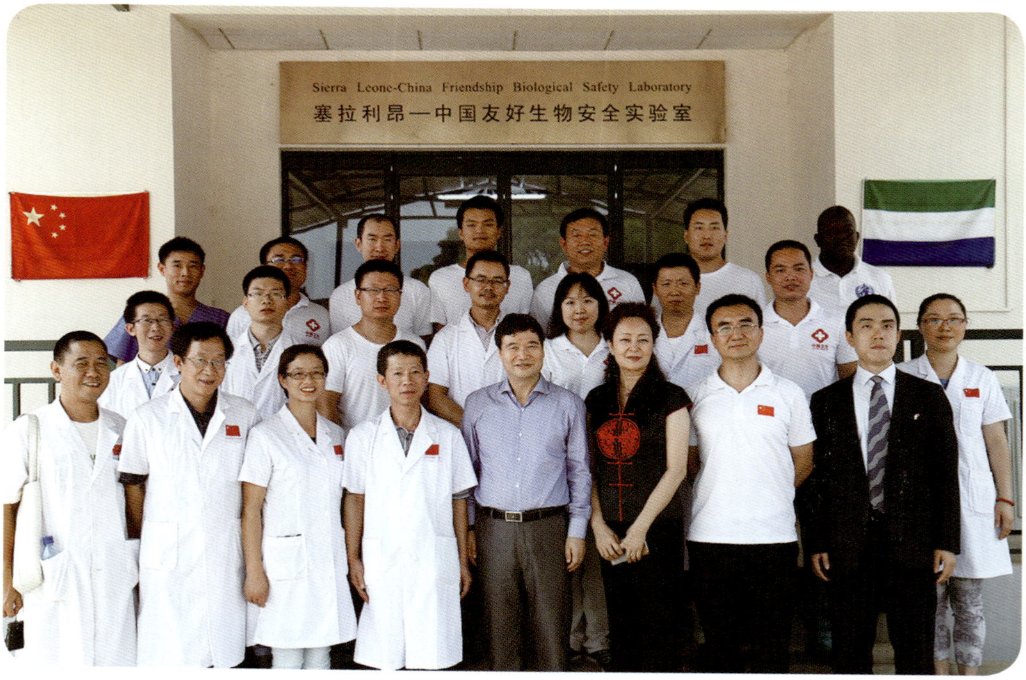

2016 年 2 月 6 日，驻塞拉利昂使馆赵彦博大使慰问中塞友好生物安全实验室检测队员

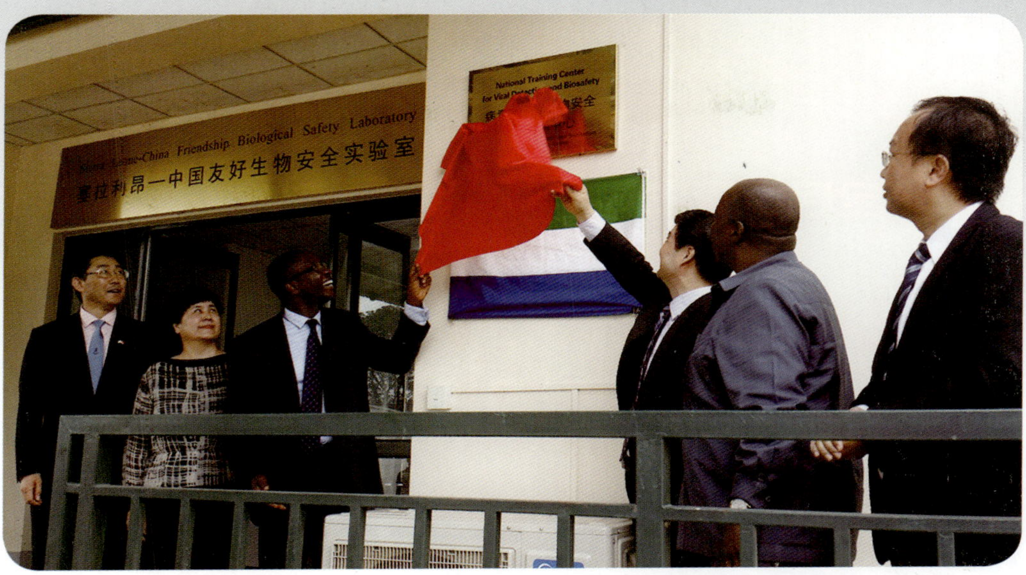

2016 年 6 月 23 日，塞拉利昂“出血热国家参比实验室”授牌仪式

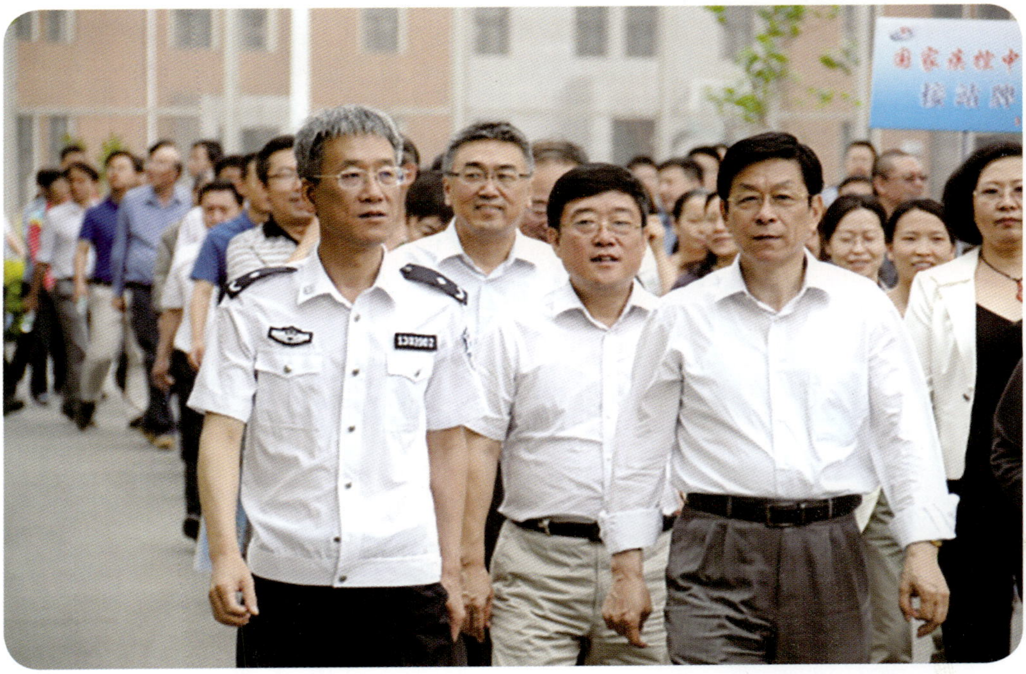

2016 年 5 月 23 日，中心党委、纪委与河北省保定市疾控中心、河北省保定监狱联合举办警示教育活动

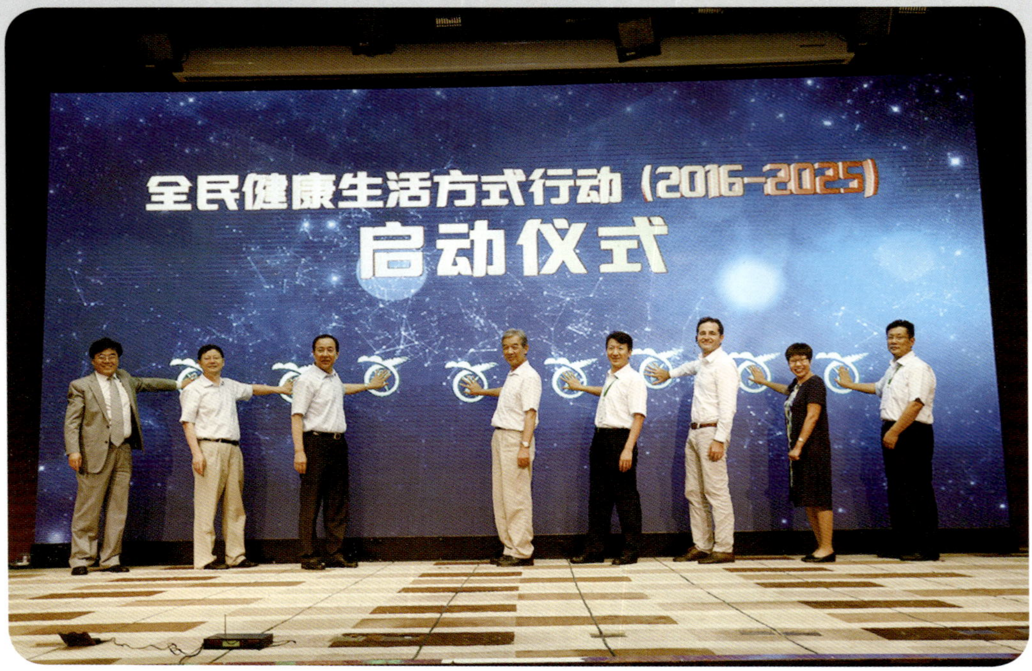

第五届中国健康生活方式大会三减三健启动仪式

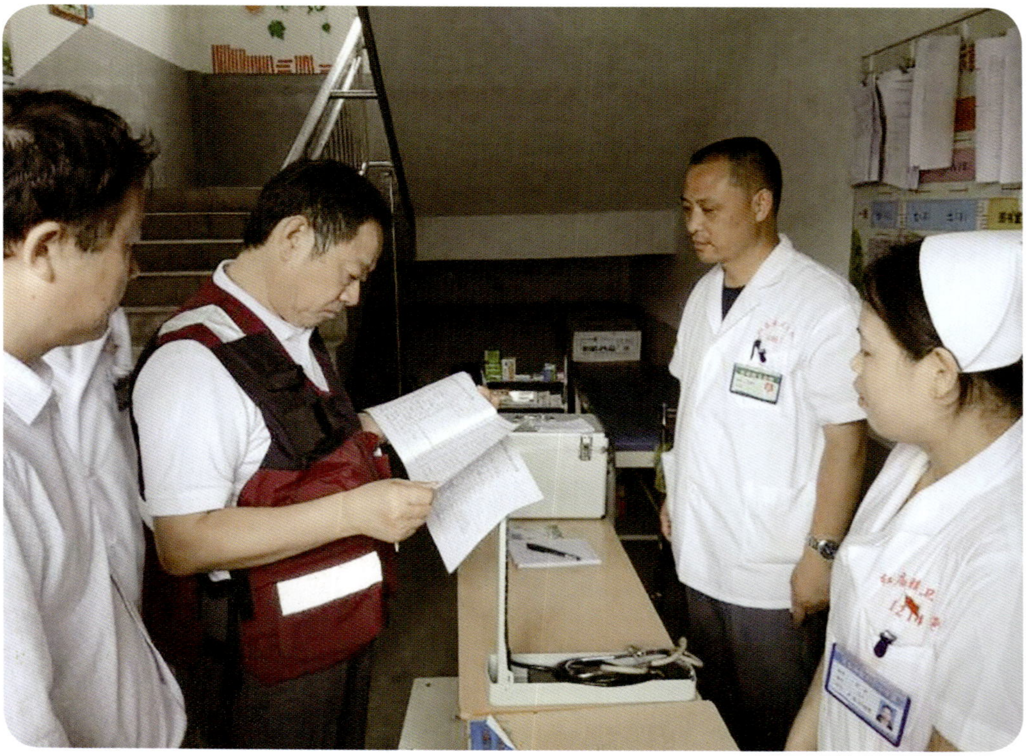

2016 年安徽洪涝灾害冯子健副主任在无为县红庙小学安置点查看症状监测记录

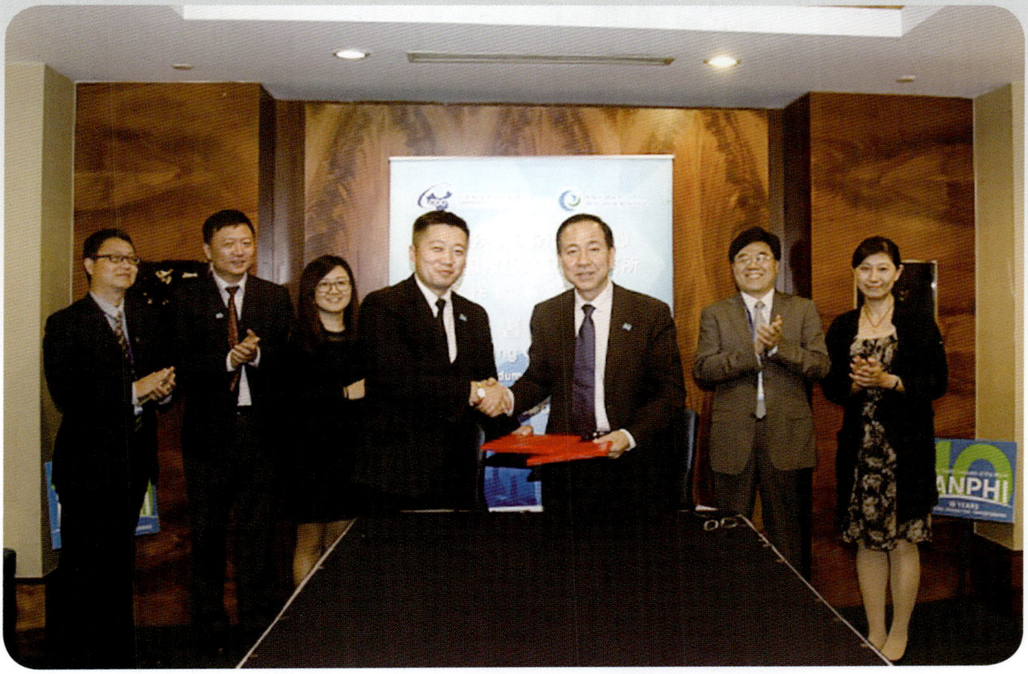

国家级公共卫生机构国际联盟 2016 年会在上海召开

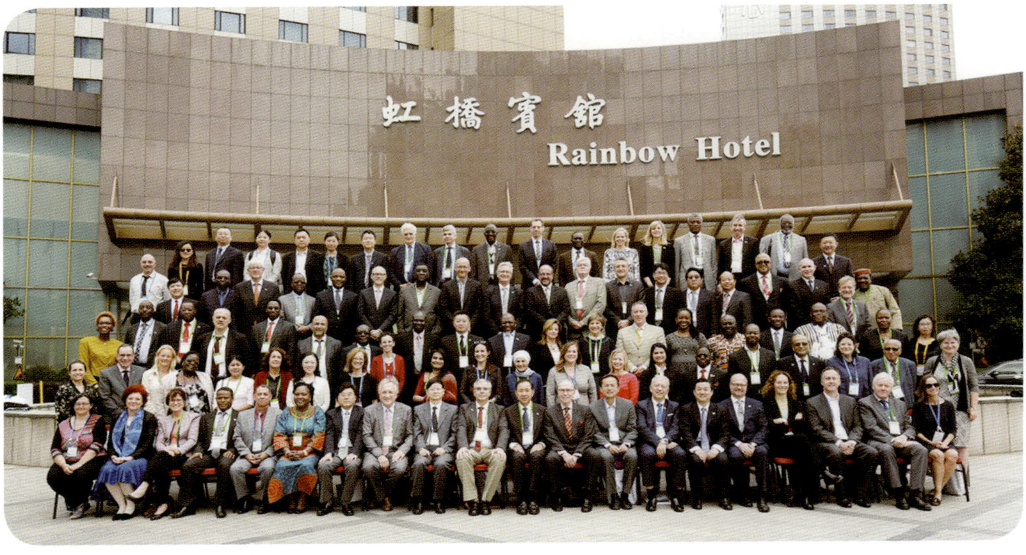

2016 年国家级公共卫生机构国际联盟年会合影

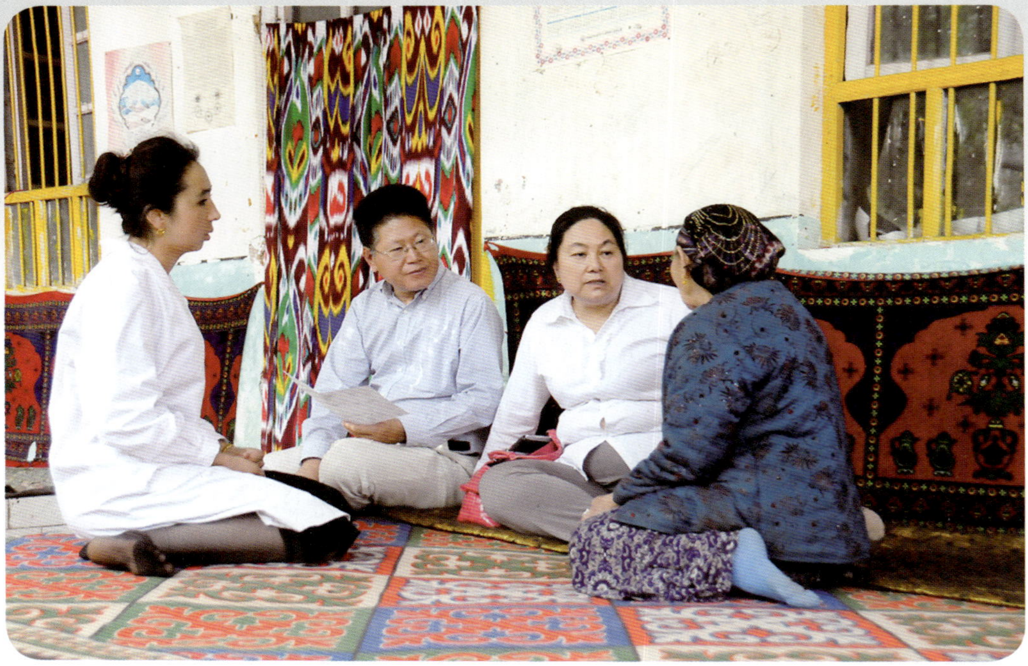

2016 年中国疾控中心南疆工作站第二任站长张彦平走访结核病患者

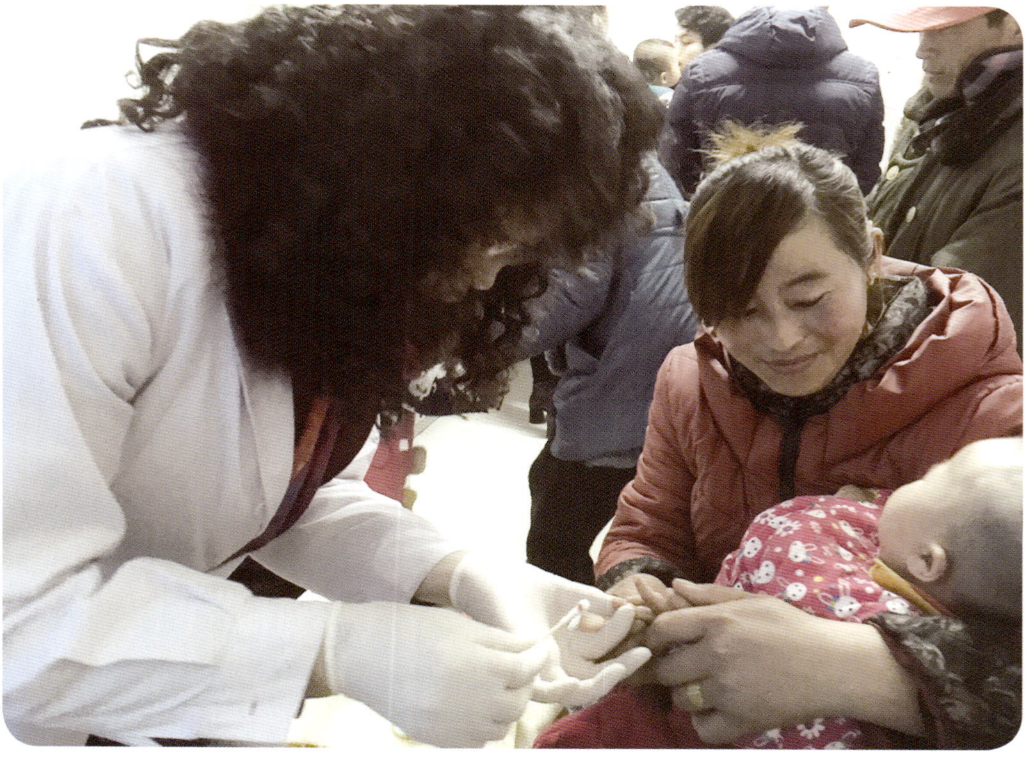

营养与健康所“慧育中国：儿童早期养育试点和评估工作——甘肃华池行”——营养与健康所

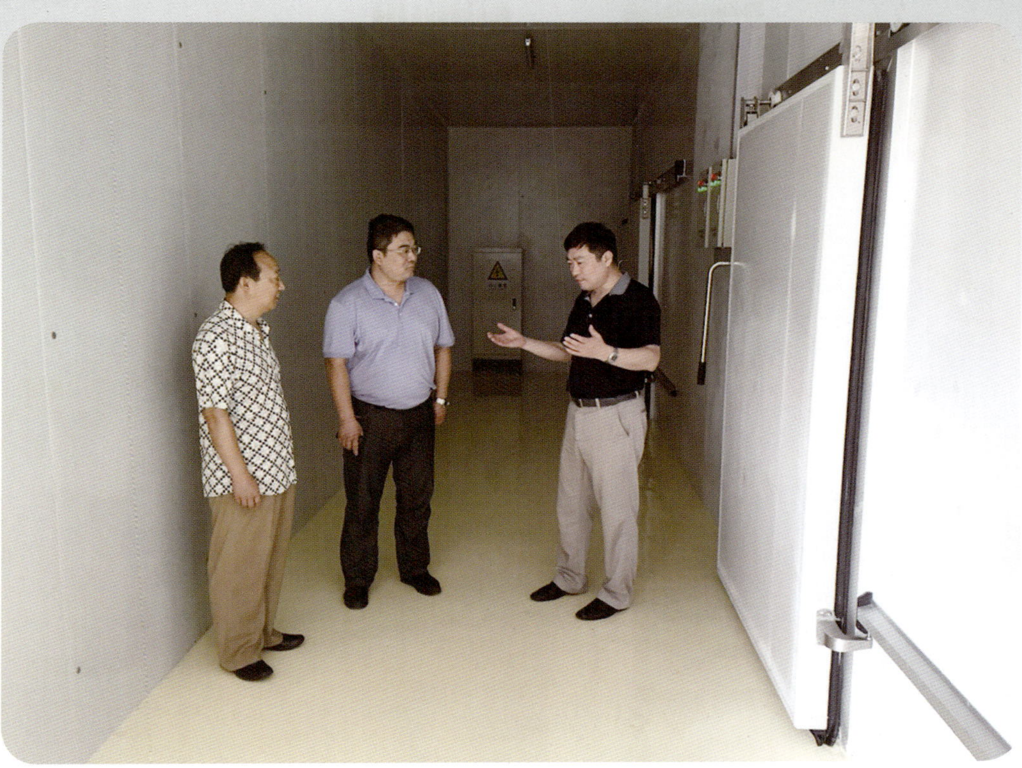

2016 年 7 月，中国疾控中心应急冷库启用

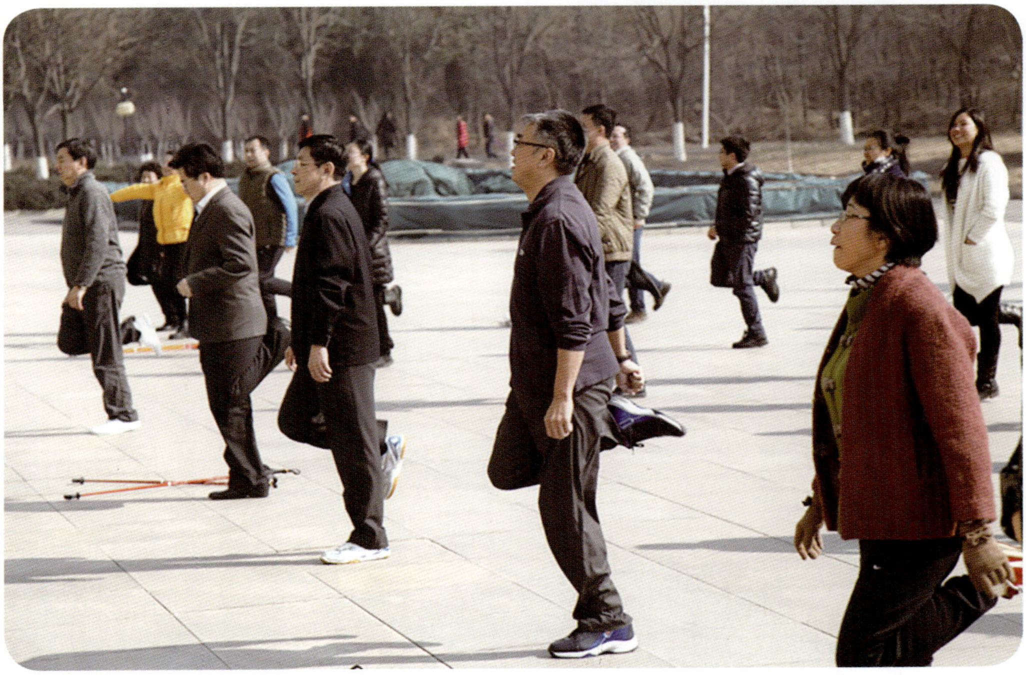

2016 年，中心机关健走活动

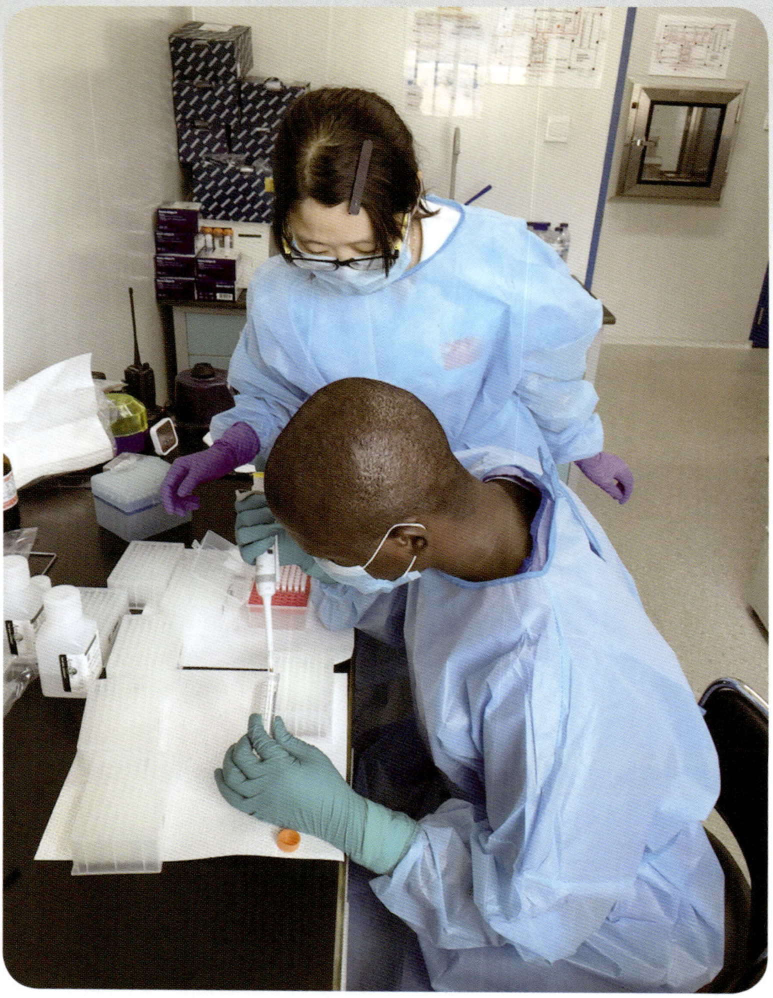

中国疾控中心专家指导塞拉利昂技术人员进行埃博拉实验室检测工作

目　录

第一部分　重要会议及讲话

开拓创新　永不停步
推动中国疾控中心事业全面发展
——在2016年中国疾控中心工作会议上的讲话提纲

中国疾控中心主任　王　宇

（2016年2月3日）

同志们：

今天会议的主要任务是：认真学习贯彻党的十八届五中全会和2016年全国卫生计生工作会议精神，总结回顾2015年各项工作，分析形势，明确任务，形成共同努力推动中心事业创新协调发展的主体思路，研究部署2016年重点工作。下面我讲三个方面的内容，供大家讨论。

一、攻坚克难，开拓进取，2015年各项工作成效明显

2015年中心按照国家卫生计生委各项工作部署，积极开展“三严三实”专题教育，积极配合委巡视工作，认真落实巡视整改意见，不断推进中心各项工作健康发展，深入参与全球卫生合作，初步建立新型收入分配制度，落实了绩效工资，大家的专业成就和获得感明显提升，在全体职工的共同努力下，圆满完成了各项工作任务。

（一）多措并举，疾控应急工作有新成绩

一是突发公共卫生事件应急处置和卫生保障能力明显提升。中心以卫生应急能力建设和突发公共卫生事件应急处置为重点，开展突发公共卫生事件监测与风险评估，形成日报告、周会商、月评估工作模式，加强突发急性传染病监测和应对准备。积极组织并参与尼泊尔地震、新疆皮山地震、天津港“8·12”特别重大火灾爆炸事故等突发事件的公共卫生应急处置，及时有效地参与处置局部地区人感染H5N6和H7N9等禽流感、炭疽、MERS等疫情，第一时间完成首例输入性MERS标本实验室检测工作。参与完成“九三”大阅兵等大型活动卫生应急保障任务。

二是重点传染病防控工作有序开展。做好艾滋病监测，准确研判疫情，把握疫情新特点，继续推动各地扩大检测。开展重点人群肺结核发病率调查，积极探索提出医防结合管

理结核病患者新模式，结核临床中心完成全国结核病定点医疗机构现况调查。完成重点省份血吸虫病传播控制达标评估，编制完成消除血吸虫病工作规范。继续推动与上海市共建中国热带病研究中心，完成全国人体重点寄生虫病流调现场工作。分析完成全国乙肝血清流行病学调查数据。系统部署、现场指导登革热防控工作，在云南瑞丽建立中国疾控中心登革热和疟疾工作站。性麻中心组织专家对云南和广西全面启动的梅毒综合防治工作提供技术支持。

持续加强传染病常规监测与预警，开展重点传染病和病媒生物主动监测和重点传染病疫情风险评估。建立了基于病原菌分子分型的实验室监测网络。推进扩大国家免疫规划常规接种监测；协助开展脊灰灭活疫苗（IPV）试点；及时有效控制麻疹疫情；加强疑似预防接种异常反应监测。

三是慢性病防控通过“四个加强”稳中有进。加强政策支撑，完成《中国慢性病防治规划2012—2015》中期评估，组织起草《中国慢性病防治中长期规划（2016—2025年）》。加强数据分析，协助国家卫生计生委编写《中国居民营养与慢性病状况报告（2015年）》，发布营养技术标准和疾病负担研究结果，与美国华盛顿大学健康测量与评价研究中心合作成立中国疾病负担研究合作中心。加强监测管理，顺利启动2015年中国成人慢性病与营养整合监测；完善并扩大伤害监测；作为项目办公室，继续推动全民健康生活方式行动和慢病综合防控示范区工作。加强综合干预，淮河流域重点地区癌症综合防治、山东减盐等重大项目推进顺利；营养工作体系和农村义务教育学生营养改善等干预不断加强，动态开展工作效果评估；为北京市实施室内公共场所全面禁烟条例提供技术支持；实施农村妇女“两癌”筛查，制定完善人类辅助生殖技术相关规范；与地病中心合作开展地方病学专题研究；与儿少中心合作制定全国学校卫生调研方案；精神卫生中心开展了全国精神病流行病学调查；老年中心开展老年疾病防控研究和实践。

四是健康危害因素监测与干预不断扩大。继续推进空气污染对人群健康影响监测，监测点由2014年的77个扩展至106个；生活饮用水卫生监测网络覆盖31个省和新疆生产建设兵团316个地级市和2570个区县；农村饮用水监测水样采集实现计划任务量的113.6%；医院消毒与感染控制监测范围扩大到16个监测点54家医院；落实2015年度全国重点职业病监测与职业健康风险评估方案制定、组织实施及专题培训，配合疾控局完成《职业健康检查管理办法》制定、《职业病危害因素分类目录》和《化学品毒性鉴定管理规范》修订；完成了全国医用辐射防护监测、职业性放射性疾病监测与职业健康风险评估哨点、食品放射性监测与风险评估工作和全国放射工作人员个人剂量监测登记等工作任务。

（二）丰富载体，业务支撑平台建设有新亮点

一是卫生援非和全球卫生合作内涵不断丰富。2015年对于中心在国际公共卫生舞台上逐渐崭露头角是里程碑式的一年，我们担负起了援非抗击埃博拉的国家任务，积极提议并推动非洲疾控中心和中塞病原和热带病防治研究中心建设，国际多边科研合作取得重大进展。中心自2011年起探索尝试疾控任务“走出去”战略，多年来不断追求和积累，开展具备国际化视角和能力的人才培养，注重应急准备，强化战略意识，主动服务于国家利益和国家战略，赢得了阶段性的成果，得到党中央国务院和有关部门的充分认可。加强慢病防控领域合作、合作建设非洲疾控中心和帮助高风险国家防范、发现和应对传染性疾病威胁等3项工作被列入习近平主席访美的49项成果清单。

二是科研教育和实验室平台建设抓质量重实效。健全科研管理体制，加强学术道德和生命伦理制度建设，制定科技发展规划，获准重大专项、卫生公益性行业专项、国家自然科学基金25项，获国家科学技术进步一等奖1项，全年共发表SCI文章338篇。不断提高办学质量，加大教育培训宣传推广力度，招收各类研究生204人，毕业授予学位研究生163人，中国现场流行病学培训项目32名学员毕业；积极推进公共卫生医师规范化培训相关工作，进一步拓展现场流行病学培训项目。扎实开展实验室安全管理工作，编制生物安全四级实验室项目建议书，大力推进中心病原微生物菌（毒）种保藏中心申报和启用，鼠布基地国家鼠疫菌种吉林保藏中心建设项目已完成土建工作。

三是信息化建设加速推进。重点加强信息化统一整合，完成全民健康保障信息化工程疾控业务信息系统规划设计；稳步推进重大信息化建设项目，深入开展区域人口健康信息平台公共卫生应用试点；加强网络运维，信息安全顺利通过公安部等联合检查；提高信息服务质量，完成流行病学动态数据采集平台升级改造；加强信息综合利用，建立中国居民健康状况评估指标体系和技术规范，指导各省开展健康状况评估。

四是媒体沟通与健康传播工作科学有效。积极适应新形势的媒体沟通与健康传播工作，开展媒体对中心相关报道的日监测、月分析、年评估，进一步规范专家接受媒体采访制度；举办媒体沟通会2次，组织专家参与国家卫生计生委在线访谈9次；主动组织媒体报道中心参与援非抗疫先进事迹，赴喀什采访和报道疾控人员扎根南疆先进事迹及工作站成绩，弘扬疾控正能量；全年媒体对中心的报道数量约1600次。免疫规划中心网站成为首个通过WHO认证的疫苗安全信息传播中文网站。推进全国12320体系建设，各地热线受理量307.08万次，较2014年增长11.4%。继续加强中心学术期刊规范化管理，大力拓展图书和文献编译出版工作。

五是对口支援工作增点拓面。支持南疆工作站高效运转，完成了站长的轮替，为全疆开展远程培训16次；建成中国疾控中心援疆专家库。选派传染病所李振军作为第16批中组部博士服务团成员开展援藏工作；支持西藏自治区疾控中心BSL-3实验室建设；参与援藏技术能力需求调查。全年援疆援藏累计派遣专家220人次，现场培训约1700人次，远程培训3000余人次。为山西吕梁地区生活饮用水检测和赣南苏区结核病防控提供技术支持。继续为委艾滋病防治重点联系点提供技术支持并长期派员驻点工作。落实国家领导和国家卫生计生委指示，在四川甘孜建立包虫病防控工作站，组织针对藏区包虫病重点防控。

（三）规范建设，内部管理工作有新成效

一是结合实际，不断加强干部人才队伍建设。结合中心三定规定的修订，制定上报直属各单位领导班子成员配置标准和机关处级干部职数并得到批复，成为干部选任的依据；加强培养教育，制定干部教育培训实施细则并组织实施；强化监督，制定干部因私出国（境）管理办法，严格出差审批制度和流程，认真落实干部个人有关事项报告和兼职清理规范工作；加大对优秀人才的推荐选拔力度，努力为人才成长发展创造条件。

二是精心谋划，全面实施绩效工资。落实绩效工资是中心全体职工的共同期盼，是中心收入分配制度改革的一次重大突破和创新尝试。中心从年初就开始为积极稳妥地实施绩效工资精心谋划、做好各方面准备，力求在政策把控、研究测算、动员解释、组织保障等各方面既符合国家政策，又最大限度保证职工利益，得到干部群众充分理解与支持。绩效工资的实施，职工收入显著提高，财政人员经费保障部分的人均增资达66%，规范了全中心职工的津贴补贴范围和标准，有力推动了绩效考核的科学化管理进程。同时，中心完成养老险并轨等改革，初步建立了新型规范的收入分配制度。

三是创新形式，深入开展“三严三实”专题教育。领导班子带头学习，深刻领会“三严三实”内涵；主要领导带头主讲党课，紧扣主题举办专题辅导，创新学习研讨形式，广泛交流学习心得；以书面和座谈会形式充分征求意见，中心领导班子和班子成员主动认领问题、认真撰写对照检查材料；召开专题民主生活会，班子成员在会上认真对照检查发言、开展严肃的批评与自我批评；继续严格执行中央八项规定有关要求，认真落实办公用房清理整改。

四是掷地有声，巡视整改反馈意见落到实处。委巡视办向中心通报巡视反馈意见后，中心领导班子高度重视，诚恳接受并认领反馈意见中指出的问题，认真分析、逐条梳理，理清责任归属，明晰整改要求，从落实整改和加强防范两个层面，制定了共 104 项具体措施的整改工作方案并逐级签订责任书；积极探讨领导干部任职期限、考核管理、岗位交流新机制，促使干部保持高昂的工作热情和谦虚严谨的工作作风。机关处室和直属各单位立行立改，在委相关司局的帮助指导下稳步推进整改落实。

五是严格要求，加强中心规范化建设和内控管理。制定印发《中国疾控中心工作规则》等规定；电子档案归档系统正式上线运行，妥善解决了协同办公平台实施 5 年来电子文件归档问题。严格执行预算管理责任制，坚持通报和督促预算执行进度；严格执行“三公”预算；组织开展存量资金清理消化工作；接受审计署、委巡视组、中心内部等各项专项审计检查 113 项（次）。加强规范中心内部审计，完成各项审计工作涉及资金量 33 亿，继续坚持审计委派制度；开展中心下属企业清查整改；依法合规完成采购任务，共完成各类采购项目 101 项，采购合同总金额 1.37 亿元，资金平均节约率 14.5%。

六是以点带面，推动疾控文化建设。通过主题知识竞赛、培训等方式，强化干部职工法制观念；举办中心职工图片征集评选活动；开展系列青年志愿者服务活动，全年累计讲课 32 课时、讲座 16 场，近百人次志愿者参与，累计培训接近 3000 人；搭建老干部微信交流平台，开展离退休干部书画交流活动，认真落实离退休干部的“两项待遇”，帮助解决老干部的实际困难。

七是因小见大，营造良好的工作环境和氛围。在各单位、各处室的理解和大力支持下，中心克服时间短、预算紧的困难，顺利完成南纬路办公区室外管线更新改造和 27 号楼、29 号楼修缮改造工程，潘家园科研楼修缮工作也顺利开展，在南纬路办公区开设母婴室，使得城南各办公区域旧貌换新颜，显著改善了工作环境。二期工程项目建议书报发改委审批受理并完成评估。通过“五抓五强”措施，中心整体安全防范水平显著提升。探索性开展后勤运营管理改革，组建运管中心，整合机制，逐步提高服务能力；后勤运营服务于一线工作，出色完成赴西非地区 93 人回国后医学观察任务；昌平园区 2015 年通勤班车实现安全行驶 83.4 万公里。结合中心业务特点，发放应急药包和急救药盒；启动中心工作场所防癌抗癌项目建设，在工作场所内采取以防治癌症为主的慢性病综合干预措施，形成促进职工健康的氛围；中心机关和部分直属单位开展“职工健走”活动；以中心机关为例，第一阶段从 7 月下旬开始共 501 人参加，100 天活动时间里共计行走 2.7 亿公里，相当于绕赤道 6801 圈，消耗 112 682 千克脂肪，切实提高了职工身体素质和健康水平。

同志们，2015 年，在全体干部职工的共同努力下，中心圆满完成各项工作任务，得到了上级部门的充分肯定和社会各界的普遍认可，涌现了一批先进集体和个人。中心作为应对埃博拉出血热疫情联防联控工作机制的重要成员，在埃博拉出血热的国内防控和援非抗疫工作中作出贡献，2015 年 2 月，国家卫生计生委党组对西非埃博拉出血热疫情防控工作先进集体和先进个人进行奖励，病毒病所记大功，26 名同志记功，11 名同志给予嘉奖。11 月，人力资源和社会保障部、国家卫生计生委等七部委授予应急中心和病毒病所埃博拉出血热疫情防控先进集体，18 位同志获得埃博拉出血热疫情防控先进个人；信息中心和寄生虫病所疟疾室获全国疾控工作先进集体，2 位同志获得全国疾控工作先进个人；6 个单位获委直属机关先进基层党组织，30 名同志获委直属机关优秀共产党员，10 名同志获委优秀党务工作者。中心领导班子获得了国家卫生计生委党组 2015 年度考核优秀。

我们的成绩来之不易。这是国家卫生计生委正确领导和高度信赖的结果，是中心全体干部职工凝心聚力、努力拼搏的结果。可以说，中心聚集了一大批专业人才，但并没有完全走精英路线，而是靠着每一颗普通的螺丝钉，完成了大量高水平、开拓性的任务。在此，我代表中心领导班子，向辛勤工作的全体干部职工表示崇高的敬意和衷心的感谢！

二、认清形势，深刻剖析，不断增强紧迫感和责任感

近几年来，党中央国务院对疾控工作始终给予高度关注、重视和支持，刘延东副总理在埃博拉表彰大会上充分肯定了 2003 年取得抗击非典的重大胜利以来，疾控体系建设的巨大成就。党的十八届五中全会就推进“健康中国”建设作出决策部署，国家卫生计生委提出要促进“以疾病为中心”向“以健康为中心”的转变，我们要认真学习，深刻领会，把握实质，自觉运用创新、协调、绿色、开放、共享的发展理念，进一步推进中国疾控中心事业的全面发展。

（一）中心建设面临的新形势

随着我国医改的不断深化，国家战略层面正在不断释放出对疾控事业发展有利的信号，机会稍纵即逝，必须牢牢把握。我们要深刻剖析自己，认真思考国家疾控中心在国家战略发展中的定位，需要发挥什么样的作用，如何更好地发挥作用，我们要结合中心近年来的发展进行认真分析、总结经验、查找不足、适应新形势发展的需要。

一是党风廉政建设要求不断提高。多年来中心不断加强党风廉政建设，铸牢内控管理的大堤，制定完善并贯彻“三重一大”制度，严格实行预算管理，对“三公”经费进行事前审核、定额管理，全面杜绝“小金库”，在经费最困难时仍然坚持不懈，得到了广大干部职工的理解和配合，在全年 113 次检查和审计中没有出现大的纰漏。事实证明，这些内控管理措施有效地规避了风险，保障了中心工作的健康发展，也充分保护了我们的干部职工。

二是机构和职能逐渐调整与完善。近年来，中心的“公益性”和“专业性”特点更加明确，一方面受到机构调整的影响，中心部分职能和部门划转，编制减少；另一方面，国家癌症中心、国家心血管中心、食品安全风险评估中心等机构的成立，需要对中心的业务开展方式进行调整。我们必须在表象下深层剖析，深刻理解中心在十多年的发展过程中，业务逐渐细分，任务逐步增多，需求不断提高，地位日渐重要的事实，同时也要坚定信念，像开展淮河肿瘤、山东减盐等项目一样，在不同的业务领域坚守阵地，将工作抓实抓好，抓出成效。

三是全球卫生合作和国际化的需求不断深入。这些年，我们锲而不舍，迎难而上，探索创新，形成了疾控工作国际化的良好开端，中心未来要谋求新的发展，必须要通过总结提高和开展合作，理顺机制，完善功能，逐渐转变成为国际化的疾控中心。我们在援外任务实

施过程中，最直接地感受到国际卫生合作的复杂性，各级管理部门认识不统一，中心资源有限、人才缺乏的矛盾凸显。要不断加强对公共卫生援外和国际合作复杂性的认识，边摸索、边实践、边推动，在优化资源配置、加强适宜人才选拔培训、提高派出团队素质、统筹协调管理机制等方面改进和提高。

四是珍惜单位谋求发展的良好氛围。中心一直致力于搭建平台，创造人人机会均等的环境和氛围，每个人各得其所、各尽其能，鼓励创新、鼓励出成果，构建良好的疾控中心氛围和学习发展型的组织，对于工作中出现的分歧和问题，要善于沟通，团结互助，不断努力创造中心事业发展和个人职业发展协调共进的双赢局面。

（二）中心建设发展面临的巨大压力和挑战

我们清醒地认识到，中心的建设与发展正面临着前所未有的机遇，逆水行舟，不进则退，这也给我们带来了巨大的压力和挑战。我们必须要高度重视存在的问题和困难，增强紧迫感和责任感，认真分析、研究和加以解决。

一是国家编制政策收紧。中心虽然进行了多种渠道和形式的沟通、反映和争取，但短期内增加编制的可能性仍然很小，当前必须科学地规划人才配置，全中心统筹兼顾，合理调配使用，最大限度盘活用好现有编制。

二是人才队伍建设受到限制。虽然中心已经通过一系列措施加大保障力度，但人才队伍发展仍然面临困境，人才引进、培养缺乏政策和经费支持，现有知名专家和具有影响力的学科带头人相对较少，存在业务骨干外流现象，高层次人才和一些紧缺、稀缺专业门类人才引进困难，难以适应国家疾控事业对中心专业发展的需求。

三是内部管理和业务管理亟待精细化。2016 年中心作为财政部绩效考核试点单位，设立了单位总体支出绩效目标，需要各单位、各部门结合指标体系，加快预算执行进度的同时提高执行效果；对于人员的绩效考核，各单位要在中心的统一安排下，结合自身特点创造性地开展工作，充分体现“优绩优筹，奖勤罚懒”的原则；在业务发展方面，要谨小慎微、谨言慎行，加强重大决策的社会风险评估，杜绝“兰菌净”等类似事件的发生。

三、科学谋划，稳中求进，切实做好 2016 年工作

2015 年中心在业务拓展和内部发展上都取得了巨大的成绩，但我们不能满足于此，停步不前。2016 年，中心要始终把各项工作围绕于服务卫生计生工作大局，找准方向，带动全国疾控中心的可持续发展，结合医改，积极探索创新，寻找切入点，充分体现公共卫生机构在“健康中国”建设中的地位以及在经济社会发展中的基础性作用；切实落实全国卫生计生工作会议要求，按照各业务领域工作会议部署，在继续深入参与全球公共卫生事务的同时，不断完善内部机制，创造各尽其能、合作共赢的疾控中心。

（一）探索中心内部人员管理新机制

一是继续加强干部人才队伍建设。加强干部队伍管理，探索能上能下的管理机制，试行直属单位领导班子成员任期制，探索处级干部内部轮岗交流。统筹规划人才队伍建设，继续完善和申报中心人才工程建设预算项目，做好实施前准备工作。

二是探索建立和完善绩效考核制度。绩效考核是一项系统工程，要制定中心绩效考核指导意见，指导中心本级和直属单位开展绩效考核。尝试建立符合中心实际的量化考核与定性评价相结合的绩效考核指标体系。

三是按照国家卫生计生委批复的三定规定和中心业务拓展需求，进一步做好规范化建设，开展中心内设机构调整和整合，逐步形成符合中心未来发展方向的格局。

（二）巩固专题教育活动和巡视整改成果

不断巩固群众路线教育实践活动和“三严三实”专题教育成果，对照整改清单，认真落实整改措施，防止反弹；及时向干部群众通报整改落实情况，主动接受监督。以巡视整改为契机，进一步加强中心的作风建设、制度建设、纪律建设，通过整改把“两个责任”落实到位，严格各项财政、预算管理制度，保障疾控事业平稳、健康、有序发展。

（三）进一步加强全球卫生合作

紧密围绕国家卫生外交战略，切实落实国家领导人各项承诺，重点推进以支持非洲疾控中心建设、中塞病原和热带病防治研究中心建设为亮点的两大援非旗舰项目，力促中美疾控中心在非洲的实质性合作，扩展中国—中东欧传染病合作网络、夯实中日韩传染病论坛机制，探索和开发“一带一路”相关传染病技术国际合作平台等。

（四）扎实开展疾控应急业务工作

一是提高卫生应急工作能力。继续做好鼠疫、人感染禽流感等突发急性传染病和各类突发事件的监测、准备和处置工作，完善突发公共卫生事件监测手段，提高监测水平和预警能力；推动应急作业中心建设，提高应急管理水平，加强应急队伍建设。

二是加强传染病监测和防控。落实李克强总理“将艾滋病疫情持续控制在低流行水平”的总体要求，调整抗病毒治疗标准及后续衔接机制，以男性同性性行为人群和青年学生为重点，探索经性途径传播的网络干预措施，试点并推广互联网＋自我检测模式；开展全国结核病综合防治服务模式试点，强化结核病监测信息分析利用和督导调研，关注重点地区和重点人群的防控；继续做好传染病常规监测、预警分析与反馈，组织实施流感、手足口病、包虫病等重点传染病专题调查研究，为传染病防治提供科学依据；继续推动中国热带病研究中心挂牌。做好灭活脊灰疫苗（IPV）和2价脊灰活疫苗（bOPV）使用转换及脊灰病毒封存，加强EV71疫苗上市后评价及免疫策略研究。切实加强传染病监测与防控技术支撑，储备应急技术。

三是做好慢性非传染性疾病防控工作。强化死因监测等常规工作数据质量控制，加强慢病科研和数据分析；启动全民健康生活方式行动第二阶段工作，开展慢病预防示范区动态考核管理，进行省部联合减盐防控高血压、淮河流域癌症综合防治等项目效果评估；加强特殊人群营养不良的预防与改善工作；推进控烟立法工作，加强全国控烟网络建设；开展老年人、学生健康及口腔问题相关影响因素研究；加强农村妇女“两癌”检查项目及农村地区宫颈癌监测试点项目；开展农村饮用水水质监测和农村环境卫生监测。

四是做好健康危险因素监测和卫生监督管理。全力推进空气污染（雾霾）对人群健康影响监测和全国城乡饮用水卫生监测工作；推动新时期农村爱国卫生运动各项工作；着力推动重点职业病监测和健康风险评估工作，力求取得初步成果，加强中毒救治基地体系管理和工作规范化建设，提升中毒咨询、防控和救治能级；进一步加强辐射危险因素监测与风险评估工作，完善放射卫生信息网络直报平台，继续做好核事故医学应急和专业培训工作。

（五）继续推进业务支撑平台建设

继续探索科研教育体系发展。做好科研项目申报、管理与质控，规范中心伦理审查，加强科研诚信督导和培训。进一步推动中心研究生教育教学改革，在国家卫生计生委领导下推进公共卫生医师规范化培训工作，拓展现场流行病学培训项目，重点提高中西部薄弱地区现场流行病学调查能力；筹办中国《疾控周报》；加强实验室监管，积极推进中心生物安全四级实验室建设，加快病原微生物菌（毒）种保藏中心申报和启用。

积极推进疾控业务信息化建设和健康传播。充分依托国家全民健康保障信息化工程，整合业务信息资源，提高数据采集质量和利用率；提高中心内部管理信息化水平，优化调整应用系统部署，加强网络信息安全加固管理；开展中国居民健康状况评估指标体系和技术规范应用试点，探索多数据源信息综合分析方法，促进信息情报和数据资源开发应用；进一步挖掘社会媒体服务潜力，发挥12320热线、网站、微博、微信等新媒体作用，做好健康教育核心信息、社会热点以及卫生政策信息的传播与解读，在突发事件应对工作中做好舆情监测和大众风险沟通工作。

找准切入点，积极参与推进深化医药卫生体制改革向纵深发展。加快建设疾病预防控制业务应用信息系统并实现互联互通；参与论证"十三五"期间基本公共卫生服务项目扩展项目库，以及新版基本药物目录增补疾控防控药品目录；倡导健康行为，推动健康社区建设；探索推广重大传染病和慢性病的医防结合综合防治模式。

保持南疆工作站、包虫病防控工作站等高效运转；筹建驻西藏疾控中心工作站；开展革命老区的对口支援工作；为委艾滋病防治重点联系点提供技术支持并长期派员驻点工作。

（六）加强内部规范化、精细化管理

继续完善财务相关制度，早谋划、早行动，加大财务制度执行力，强化预算执行效果评价，保障中心单位总体支出绩效目标的实现；加强预算管理，督促预算及时精准执行；严格落实"三公"经费的实施；推进中心资产管理信息化建设，提高资产管理科学化、信息化水平；加继续完善中心内审制度；加强中心纪检监察组织建设，明确职责与分工。

（七）着力营造健康有序的工作环境

继续大力推进中心防癌抗癌工作场所建设和开展职工健走活动，打造健康园区，促进职工身心健康；加强服务意识，提高主人翁精神，进一步提升后勤运营管理水平，对园区设备设施开展检查维修，有力保障中心工作顺利开展；强化责任意识，加强各类矛盾纠纷排查化解，妥善解决职工群众反映的突出问题；强化安全意识，健全完善消防、治安、后勤等各类安全管理制度，及时消除隐患、堵塞漏洞，确保重点要害部位安全措施到位；加快推进二期工程建设。

（八）大力发展精神文化建设

继续注重以疾控文化塑造疾控形象，发挥疾控文化对职工的价值导向、内心凝聚、正面激励和自我规范作用；发挥群团组织桥梁纽带作用，践行社会主义核心价值观，成立志愿者协会，营造"爱疾控，享健康，促发展"的和谐氛围；关注职工思想动态，畅通利益诉求渠道；提高服务意识，为老同志办实事、解难事。

同志们，今年的疾控发展任务依然繁重，让我们按照上级的要求，统一思想认识，坚定工作信心，转变新作风，发展新理念，强化工作执行力，提高服务意识和水平，开拓创新，永不停步，全力完成2016年各项任务，推动中国疾控中心全面快速发展。

春节将至，预祝新春愉快，猴年大吉！

坚持从严治党　践行三严三实
为疾控事业发展提供政治保障
——在2016年中国疾控中心工作会上党的工作报告

中国疾控中心党委书记　梁东明
（2016年2月3日）

同志们：

现在，我代表中国疾病预防控制中心党委，向会议作工作报告。报告的题目是：坚持从严治党　践行三严三实　为疾控事业发展提供政治保障。

一、2015年工作回顾

2015年是“十二五”胜利收官之年，中心党委在国家卫生计生委党组的正确领导下，在委机关党委的关心指导下，团结带领中心各级党组织和全体党员，全面贯彻党的十八大和系列全会精神，学习贯彻习近平总书记系列重要讲话精神，落实全面从严治党的要求，扎实开展“三严三实”专题教育，认真履行党风廉政建设主体责任，抓好巡视反馈意见整改落实，坚持把基层党建工作与处置MERS等新发传染病疫情及各类突发公共卫生事件，鼠疫、艾滋病、结核病、难点寄生虫病等重大传染病防控相结合，与全国慢性病防治、环境污染、职业健康、辐射防护、营养状况等公共卫生监测相衔接，在疾控重点任务特别是援非抗疫、尼泊尔震灾防病、组建非盟疾控中心等国家援外任务中，充分发挥基层组织和党员骨干的示范带头作用，使党建工作与各项业务工作深度融合、相互促进。

（一）着力加强理论武装工作，深化学习型党组织建设

中心党委始终将思想建党放在首位，认真组织党员干部学习党的最新理论成果。一是深入学习中央重要会议精神。组织开展党的十八届四中、五中全会精神学习宣传，邀请委体改司领导作专题讲座，为做好“十三五”时期各项工作，推动医改疾控任务落实，打牢思想理论基础。组织中心领导班子成员参加委党组中心组五中全会精神学习报告会和五中全会精神培训班。年初，组织中心干部职工认真学习全国“两会”精神。全国政协委员、中心主任王宇同志作专题辅导，引导中心党员干部从疾控工作实际出发，准确把握全国“两会”对疾控工作提出的新观点、新要求。全国政协委员、中心驻塞工作队队长董小平研究员为援非抗疫一线队员解读全国“两会”精神，使身处异国他乡援塞抗击埃博拉疫情的全体队员切身感受到祖国和力量。二是创新开展主题党日活动。为隆重庆祝中国共产党建党94周年和纪念抗日战争胜利70周年，结合“三严三实”专题教育，组织中心党员代表160余人分别前往北京怀柔、天津蓟县、河北高碑店、山东德州4个基层疾控机构，开展“走基层、知民情、强党性”主题党日活动，“听”基层党建情况介绍、“讲”中心援非抗疫心得、与基层同志座“谈”、“看”爱国主义教育基地，在“听、讲、谈、看”的过程中，进一步增强党员宗旨意识和服务意识，巩固和拓展党的群众路线教育实践活动成果。组织党员干部120余人到毛主席纪念堂开展主题教育，缅怀革命先驱、重温入党誓词，增强党员意识、提升党性修养。三是组

织各类学习活动。开展“守纪律、讲规矩、促成长”主题征文活动，择优推荐37篇征文，在委直属机关的遴选中获得良好成绩，其中改水中心夏云婷撰写的《榜样的力量》一文还被推荐到中央国家机关工委并获一等奖。读书活动收到征文30余篇，并推荐2名作者参加委“读讲一本书”活动。全年安排6名处级干部参加委司处级干部进修班，进一步提高党员领导干部的马克思主义理论素养。

（二）大力加强组织建设，不断提高中心党建科学化水平

中心党委始终紧紧围绕疾控业务，坚持不懈做好基层党建工作，突出领导班子建设，夯实基层组织，加强日常管理，积极推动服务型党组织建设。一是加强领导班子建设。研究制定中心党委会和常委会议事规则，提升集体决策科学化、规范化、制度化水平；坚持执行“三重一大”事项集体讨论决定制度，全年中心召开党委常委会8次、主任办公会11次，研究“三重一大”事项107项。坚持党委常委党建联系点制度，中心领导既负责分管单位业务工作，也负责联系单位党建工作，真正做到“一岗双责”。组织领导干部定期参加委党组中心组学习和“面对面大讲堂”等，全年共计58人次。二是推进基层党建工作。按照国家卫生计生委相关要求，印发《党建述职评议考核工作方案》，严明党的纪律，坚持问题导向，促进党内制度建设和工作考核规范化、实效化。强化党务知识培训，全年举办2期专兼职党务干部培训班，提高中心党务干部的整体素质和党务工作水平。坚持做好援非抗疫一线临时党支部组建和赴非党员教育培训工作，指导一线临时党支部及时完成换届，在生死考验面前培养和锻造党的新生力量，充分发挥党支部和党员作用。关心支持离退休支部和学生支部工作，定期向老同志通报中心工作，做好新老党员参观学习、走访慰问等受教育工作；向入学新生宣传党的组织纪律，指导开展以“研究生对党建工作认识”为主题的党性教育，增强学生党员的党性观念和党组织意识。三是强化组织管理和党员服务。按照中央和上级党组织要求，规范党费收缴使用和管理。2015年，中心党费收入310 233.37元，支出195 919.44元。截至2015年底，中心党费账面结余187 454.31元。四是改进党务信息管理办法，不断完善党员和党组织数据库建设，保证了党内统计数据的准确性和上报的及时性。截至2015年底，中心共有基层党组织85个，党员2016人，其中在职党员1104人、学生党员171人、离退休党员591人（其他党员150人）。本科及以上学历党员1595人，35岁及以下青年党员650人，女党员1118人。按照控制总量、优化结构、提高质量、发挥作用的总要求，严控党员发展质量，确保党员队伍的纯洁性和先进性。2015年，中心共发展预备党员28名，转正预备党员27名。组织参加委直属机关“两优一先”评选，在规定的评选范围内，坚持条件、把握标准，切实做到好中选优、优中选强，中心共有6个先进基层党组织、30名优秀共产党员、10名优秀党务工作者荣获表彰。

（三）按照中央要求，扎实开展“三严三实”专题教育

按照中央的要求和国家卫生计生委的统一部署，结合中心事业发展和疾控工作实际，中心党委印发了《开展“三严三实”专题教育的实施方案》，在中心处级及以上干部中扎实开展“三严三实”专题教育。一是中心党委书记、直属各单位党委（总支）和机关两总支书记紧扣主题，围绕和联系疾控工作，以及党员干部思想、工作、生活和作风实际，带头讲党课，发挥了带学促学作用，中心两级党组织共举行党课报告会14场，听课人数超过700人次。二是邀请中纪委、中科院、国家行政学院的领导为党员干部进行学习辅导，提高了党员领导干部对“三严三实”内涵的理解和认识。为丰富学习内容，中心党委还统一发放了《习近平谈

治国理政》、《习近平关于党风廉政建设和反腐败斗争论述摘编》等书目，印制了专门的学习记录本。三是印发了中心专题教育学习研讨实施方案，组织中心党员领导干部开展三个阶段的专题研讨，认真查找自身“不严不实”问题。中心两级共开展学习研讨30次，积极探索“分组命题、现场问答、交互点评”的研讨新模式，切实增强了学习的针对性、实效性和互动性。四是组织召开高质量的领导班子专题民主生活会。中心领导会前进行深入学习、征求意见、谈心谈话、查摆剖析、撰写材料。先后2次向直属单位和机关处室征求意见，与直属单位党政主要负责人，民主党派代表、青年专业骨干、基层支部书记进行座谈交流，共征求各方面意见建议78条，经逐一梳理分类，汇总为3大类共37条意见建议。中心领导班子成员主动认领意见建议，在会上认真开展批评与自我批评，在会后积极落实整改措施。中心领导还深入到直属单位指导民主生活会，全面提升二级班子民主生活会质量。

（四）按照委党组的统一部署，大力开展巡视整改工作

中心党委积极配合委巡视组工作，深入学习委领导重要讲话精神，深刻剖析巡视组反馈问题和整改意见，严格落实整改措施。一是成立中心落实巡视反馈意见领导小组，党政主要负责人任组长，领导班子其他成员任副组长，并设立办事机构，健全工作机制。二是组织制定中心整改工作方案，6次征求各方面意见，明确了104项具体措施。中心党政主要负责人专门向王国强副主任、陈瑞萍组长和委巡视办汇报了中心整改工作进展，得到委领导和巡视办的充分肯定。三是对巡视反馈意见中提出的14个问题进行认真分析和逐条梳理，制定了《巡视情况反馈意见分解认领表》，从落实整改和加强防范两个层面，要求实事求是认领问题、举一反三防范风险。中心党政主要负责人与直属各单位主要负责人逐一进行谈话，明晰整改要求。各责任人和责任单位（部门）在《巡视反馈意见落实整改分解认领责任书》上签字背书，明确整改任务。四是按照中心的统一部署和要求，直属单位和机关处室立即展开整改落实行动。直属各单位分别成立领导小组，组织召开专题会议传达学习委领导讲话精神，制定各自整改方案，有序推进整改措施落实。

（五）落实主体责任，推进党风廉政建设

中心党委认真学习贯彻十八届中央纪委历次全会和全国卫生计生系统2015年纪检监察工作会议精神，深入分析中心所面临的党风廉政建设和反腐败工作形势，切实履行党风廉政建设主体责任。一是中心党委全面落实党风廉政建设责任制，制定关于全面从严治党、落实“两个责任”、学习贯彻新颁布的党内两项法规等具体方案，成立党风廉政建设和反腐败工作领导小组，开展党风廉政建设责任制暨惩防体系建设情况检查考核。二是加强选人用人工作，严格规范程序选拔任用干部，任前征求纪检监察部门书面意见，任后开展廉政谈话和党性党风党纪教育。全年，中心共提拔使用处级干部15名，还有12名同志进入委党组研究审批等环节，共向中心纪监室征求意见17人次。中心纪委对新任职的16名处级干部分三批进行了严肃认真的集体廉政谈话，并向每位新任职干部发放了干部廉政教育读本。中心健全领导干部离京报备制度、领导干部因私出国境制度等，组织全体处级以上干部填报个人事项，完成处级以上干部兼（任）职清理规范工作。三是大力支持纪委落实“三转”，以委巡视反馈意见整改工作为契机，推动直属单位纪委书记专职化和支部选配纪检委员工作。至2015年底，直属单位均已设置纪检审计室，并配备专职工作人员35人。有计划地安排纪检监察干部培训，全年选派70余人次参加驻委组局组织的集中脱产培训。开展多种形式的警示教育，中心纪委坚持在重要时间节点向党员领导干部编发廉政短信，全年共编发

27 条；组织开展有针对性的警示案例与行为规范宣传教育讲座，全年共计 5 场次，受教育人数约 2000 人次；联合北京市卫计委纪委，分别在中心机关和南纬路办公区举办了医药卫生领域警示教育展览。对信访举报问题均能做到事事有回应、件件有落实，全年召开案件线索集体排查会议 4 次，对 65 封群众来信及委巡视组移交的 18 个问题线索和信访举报材料逐一进行会议集体排查，协助配合上级调查核实了 5 件举报信反映的问题。

（六）加强文明文化创建，带动全系统思想政治工作

中心党委始终将思想政治工作放在突出位置，坚持以人为本，坚持与疾控业务工作相结合，加强精神文明创建，践行社会主义核心价值观，引领全国疾控系统思想政治工作创新，积极营造和谐稳定的工作环境。一是坚持不懈地抓好精神文明建设。组织编印《关于加强精神文明建设工作的意见》，进一步强化对中心精神文明建设工作的指导，提高群众性精神文明创建活动水平。支持中心团委开展青年志愿服务，深入贫困山区、基层社区开展健康教育，城乡基层受众达 2000 人次。二是推动行业思想政治工作。充分发挥中国卫生政促会疾控分会示范引领作用，组织会员单位深入学习全国“两会”精神，深刻领会“四个全面”战略布局；组织开展以“深入学习贯彻党的十八届三中、四中全会精神，做好新常态下疾控系统思想政治工作”为主题的征文活动；举办援非抗疫先进事迹报告会，弘扬疾控战士无私奉献、大爱无疆的高尚情怀；组织参观侵华日军南京大屠杀遇难同胞纪念馆，共同悼念在南京大屠杀中死难的同胞，激发爱国热情。三是不断培育疾控文化内在活力。举办疾控系统和中心内部的摄影作品展、书画作品展，展示疾控人昂扬向上的精神风貌，倡导“不畏艰苦、甘于奉献、救死扶伤、大爱无疆”的卫生计生职业精神。在全国疾控系统开展“医生微视界”和 2015 健康传播大会，传播疾控新文化、倡导健康新理念，全国卫生服务热线的微博、微信公众号分别获得“全国政务微信优秀公众账号”和“全国十大医疗卫生微博”的荣誉称号。

（七）充分发挥群团组织作用，维护和谐稳定大局

中心党委大力支持群团组织工作，发挥其桥梁纽带作用，活跃职工文化体育生活，完善职工合理诉求渠道，推动中心民主参政议政管理，达到了聚人心、构和谐、促发展的效果。2015 年，中心工会累计组织了累计 4000 多人次参加的各类文体活动，获得委第一届职工运动会的特殊贡献奖。中心职代会接待受理职工利益诉求 67 人次，组织参与单位安全保卫检查、内部运营管理听证会、职工就医诊疗管理等维权活动。2015 年，中心获得“全国模范职工之家”、“全国青年文明号”、“全国三八红旗集体”等荣誉称号，荣获委直属机关优秀工会组织 1 个、优秀工会干部 12 名、工会积极分子 24 名。贯彻落实中央统战工作会议精神，调动中心各民主党派成员建言献策的积极性。中心现有 6 个民主党派成员共计 147 名，全年协助 4 个民主党派完成 3 名职工入党和 2 名职工培养考察工作。

二、下一步工作

2016 年是“十三五”规划的开局之年，是协调推进“四个全面”战略布局、贯彻落实五大发展理念的关键之年。中心党委将全面贯彻党的十八大和系列全会精神，深入学习习近平总书记系列重要讲话精神，以落实全面从严治党要求为主线，以创新、协调、绿色、开放、共享的发展理念为指引，不断加强中心党建各项工作，为深化医改和完成疾控各项任务提供坚强政治保证，引领并激励中心干部职工为保障人民群众健康、推进“健康中国”建设做出新的贡献。

（一）强化思想建设，坚定理想信念

一是要组织开展“两学一做”学习教育。按照中央统一部署，今年将要在全体党员中开展“学党章党规、学系列讲话、做合格党员”学习教育。学习教育的核心是用习近平总书记系列重要讲话精神武装头脑、指导实践、推动工作，以学习和尊崇党章、党内法规为基本要求，采取自学原著与集体研讨相结合、单向灌输与互动交流相结合、传统教育与现代方式相结合的办法，把学习贯彻习近平总书记系列重要讲话精神进一步引向深入。中心各级党组织要按照委党组的要求，落实领导责任，发挥组织优势，结合疾控实际，加强分类指导，注重典型引路，坚持以上率下，确保学习教育在中心取得实实在在的效果。

二是要加强党员干部教育培训。要进一步发挥好两级党委中心组的示范带动作用和各类学习品牌的促进作用，以强化能力建设为目标，以中心组理论学习扩大会为抓手，分类制定学习计划，拓展学习辐射范围，提高中心党员干部教育培训质量。中心党委常委坚持发挥带学促学作用，采取个人研读、集中研讨、基层调研等形式，完成全年 4 个季度的专题学习和 1 次专题辅导，与日常的“三会一课”制度有效衔接。以建立高水平党务干部队伍为目的，加强专兼职党务干部特别是基层党支部书记的学习培训，推动中心主题党日活动与时俱进。围绕推进健康中国建设和促进人口均衡发展两大主题，结合纪念中国共产党成立 95 周年和红军长征胜利 80 周年，开展系列活动，在全中心营造重视学习、崇尚学习、坚持学习的浓厚氛围。

三是要深入推进学习型党组织建设。全面贯彻《关于推进学习型党组织建设的意见》，紧紧围绕加强党的执政能力建设、先进性和纯洁性建设这根主线，开展学习教育活动。组织开展《中国共产党廉洁自律准则》和《中国共产党纪律处分条例》专项学习，教育中心党员干部牢记廉洁自律要求，坚守党的纪律底线。直属各单位要结合各自实际开展《准则》和《条例》的知识竞赛和主题征文活动，中心党委将择优向上级党组织推荐。继续开展“荐好书”活动，激发中心党员干部“学理论、用理论、讲理论”的积极性。结合委“读讲一本书”活动，适时举办演讲比赛或培训，培养党员“能干会说”的意识和能力。积极开展法制教育，践行“全面依法治国”理念，引导党员干部既学《宪法》《民法》《突发事件应对法》等综合法律法规，也学《传染病防治法》《职业病防治法》《母婴保健法》等卫生法律法规，为“七五”普法开好局、起好步。

（二）坚持从严治党，转变作风建设

一是要坚持不懈抓好专项整治工作。巩固和扩展“三严三实”专题教育和巡视整改工作的成果，推进深化整改，在抓常抓细抓长上下功夫，对需要协调解决的，要明确牵头人、责任人，限期完成。要增强回头看意识，适时组织对直属单位和机关处室整改情况开展专项检查。直属单位党政主要负责人要切实承担起第一责任人职责，深入一线、靠前指挥，抓好关键动作，带头改进作风，整改清单兑现情况要采取适当方式在一定范围公开，接受党员群众监督。

二是要推进作风建设常态化。落实全面从严治党的要求，严格执行党政领导干部廉洁自律各项规定，把作风建设放在重要位置，加强对遵纪守规情况的监督检查，强化正风肃纪，狠抓执纪监督，养成纪律自觉，用纪律和规矩管好全体党员。要组织广大党员干部认真对照《准则》和《条例》中的“四个必须”、“八条规范”、“六大纪律”的要求，查摆自身不足，特别是领导干部还要重视家风建设，廉洁修身、廉洁齐家。要用好批评与自我批评这个武器，使之成为每个党员干部的必修课。

（三）强化组织功能，夯实组织基础

一是要健全党的组织体系。全面贯彻《机关基层组织工作条例》，坚持“三会一课”、双重组织生活会等制度，加强中心基层党组织建设。按照委直属机关党委的要求，在今年5月底之前，中心党委将指导传染病所党委和机关两总支完成换届选举工作。继续落实《关于加强基层服务型党组织建设的意见》，履行党组织服务改革、服务发展、服务群众、服务党员的职责，健全服务网络、丰富服务载体、拓展服务内容、创新服务方式。全面开展党建工作述职评议考核，探索和完善党建工作和业务工作统一考核、综合评价的新途径，推动考核结果与年度考核、干部选拔任用等挂钩，加强考核结果的运用。

二是要抓好干部队伍和党务队伍建设。坚持党管干部原则，贯彻落实《党政领导干部选拔任用工作条例》和《事业单位领导人员管理暂行规定》，发挥党组织在选优配强领导班子中的主导作用，提高选人用人公信度，建立健全干部选拔、任用、培养、考核、管理和监督的科学机制，结合中心发展规划和实际工作需要，加大培养选拔优秀年轻干部的力度，不断优化干部队伍结构。以能力建设为目标，加强专兼职党务干部培训，不断提升党务干部的政治素养、理论功底、法治思维和履职能力。围绕基层党建工作业务知识、支部工作法等内容，开展党支部书记培训，着力建设一支党性强、素质高、作风硬、评价好的基层党支部书记队伍。围绕廉洁自律主题，组织专兼职党务干部和党员代表开展主题党日活动，继续加强党建特色品牌的培育和创新。

三是做好培养发展和党员教育管理。持续推进基层党组织党内生活正常化、规范化，不断增强基层党组织的凝聚力和战斗力。按照《中国共产党发展党员工作细则》要求，认真执行发展党员计划申报和工作汇报两项制度，严格中心党员发展条件和程序，明确责权、控量提质。关心青年职工成长，主动发现和培养优秀专业技术骨干，加强经常性教育和谈心谈话，做好培养教育考察发展工作。完善党内关怀、帮扶机制，做好对老党员、困难党员和援外援藏援疆党员的走访慰问。

（四）落实两个责任，抓好廉政建设

一是要深入推进“两个责任”落实。认真贯彻《落实党风廉政建设“两个责任”实施意见》，充分发挥党风廉政建设和反腐败工作领导小组的作用，健全完善责任分解、检查考核、倒查追责工作机制，分析党风廉政建设现状，解决突出问题。完善廉政风险防控机制，继续推动反四风向深度和广度延伸，坚决打击违反中央八项规定精神的违纪违规行为。要结合工作总结、党建述职评议考核、惩防体系检查等工作，一并检查落实“两个责任”情况，将考核结果作为评价党政领导工作业绩、奖励惩处和选拔任用的重要依据，推动“两个责任”落到实处。按照上级要求，制定中心《党风廉政建设责任追究实施办法》，对违纪和腐败案件实行“一案双查”。

二是要强化反腐倡廉教育。坚持关口前移，深入开展党风廉政教育，提高党员干部勤政廉政意识，大力营造风清气正的廉政文化氛围。加强纪律和规矩意识教育，使中心党员干部在思想上政治上行动上与党中央保持高度一致。深入学习《习近平关于党风廉政建设和反腐败斗争论述摘编》，筑牢党员干部拒腐防变的思想道德防线。今年将组织党员干部到保定监狱开展警示教育，积极发挥正面倡导和反面警示的作用，引导党员把党章党规党纪铭记在心。

（五）发挥群团作用，促进精神文明

一是要推动群团工作改革创新。落实中央群团工作会议精神，加强对群团工作的领导，支持群团组织创新组织体制、运行机制、活动方式，工作方法等，增强群团工作的政治性、先进性和群众性。紧密围绕中心工作，组织开展摄影比赛、心理疏导、厨艺大赛等活跃职工生活的文体活动。学习贯彻习近平总书记在中央群团会议上的讲话精神，结合"五四"青年节，组织青年到中央团校参观，继续推动"与信仰对话"的品牌升级，开展"青年专家走基层"活动，有计划地实施健康科普志愿服务。完善中心职代会制度，在明年一月召开第一届职工代表大会第三次全体会议。加强中心妇女组织建设，积极开展家庭助廉活动，推进和普及巾帼建功。

二是强化思想政治工作。贯彻落实《关于加强和改进卫生计生系统思想政治工作指导意见》，关心职工成长与诉求，针对职工关心的难点热点问题，加强思想教育和疏导。切实执行维稳工作制度，做好稳定值班和思想维稳工作。发挥好中国卫生政促会疾控分会作用，强化思想政治研究与交流，引领全国疾控行业的思想政治工作与时俱进。深入贯彻《关于培育和践行社会主义核心价值观的意见》，以全国文明单位考核为抓手，深化中心精神文明创建活动。加强党外干部培养和关心，建立与人事、纪检部门共同参加的联动机制，充分调动党外人士建言献策、民主监督的积极性。通过走访、座谈、电话等方式加强与离退休老同志的联络，支持离退休老同志继续发挥余热、老有所为。

同志们，让我们在党的十八届五中全会精神和习近平总书记系列重要讲话精神的指引下，按照中央和国家卫生计生委的决策部署，团结一致、主动担当，凝心聚气、奋发有为，扎实做好 2016 年党建各项工作，为疾控事业科学发展，推进"健康中国"建设作出新的更大贡献。

把握形势　统一认识
积极推动疾病预防控制事业健康发展
——在2016年全国疾控中心主任工作会议上的报告

王　宇

（2016年7月11日）

同志们：

早上好。今天，我们召开2016年全国省级疾控中心主任工作会议。会议的主要任务是：认真学习和领会国家卫生计生委有关会议精神和委领导指示，总结和回顾近期重点工作，认清形势，把握实质，统一认识，一致步调，积极推动疾控事业健康发展。一年来，各级疾控中心按照党中央、国务院和国家卫生计生委的决策部署，凝心聚力，攻坚克难，各项工作有序推进，细细盘点，工作有收获，有损失。下面，我讲3方面意见，供大家讨论。

一、审时度势，充分认识面临的形势与环境

一直以来，党和政府高度重视保障和改善民生，有力地推动医改不断深化，取得了巨大的成效。但医疗卫生领域发展过程中的最基础、核心问题和矛盾已经突出显现，不仅表现在临床医疗方面，也逐渐扩展波及了疾病预防控制方面。在这样一个大社会环境背景下，我们一定要正确认识和理解面临的形势和问题，深谋远虑，为下一步的发展方向奠定坚实的基础。

（一）全球经济一体化背景下的公共卫生

随着全球经济一体化进程的加快，交通日益便捷，人员和物资的国际交往也日益频繁，为传染病、新发传染病的跨越国境传播创造了条件。2003年SARS疫情暴发并扩散至东南亚乃至全球，以及后来暴发的H5N1禽流感、甲型H1N1流感、中东呼吸综合征、埃博拉病毒病和寨卡病毒感染等疫情，均造成了世界范围内的传播和流行，MERS对韩国、寨卡对巴西都产生了巨大、严重的经济、社会和政治负面影响。在这一过程中，全球卫生的概念也应运而生，而且从公共卫生、健康领域扩展到了全球政治、经济和外交领域。

十余年来，中国疾控体系建设快速发展，新的形势需要我们不仅要能够应对国内新发突发传染病疫情，也要能担负起参与国际公共卫生事务的责任。公共卫生“走出去”战略是中国实施大国外交，应对负责国际形势的需要，迫切需要新的突破点。2015年6月，中美两国卫生部门续签的新发和再发传染病合作项目谅解备忘录将双边合作扩展至共同支持第三国，这是三方合作的政策突破；2015年9月，习近平主席访美达成的49项共识与成果中有2项涉及公共卫生及全球卫生安全；2015年12月，习近平主席出席中非合作论坛峰会期间提出的未来3年同非方重点实施“十大合作计划”之一就是公共卫生合作计划；2016年6月，“第七届中美人文交流高层磋商”120项成果清单中也包括中美疾控中心三方合作的3项要点；今年9月即将召开的G20峰会中也可能会专门强调在公共卫生领域开展密切合作。因此，积极探索实施公共卫生任务“走出去”战略已经成为中国公共卫生发展的必然趋势。

全国疾控系统的所有中坚力量都是国家疾控整体实力的重要组成部分，特别在援非抗击埃博拉等国际任务中，形成了整体合力，向外界展现了整体实力。自2015年6月以来，已组织派出由国家、省、市和军队疾控中心的3批共35名专家编队组成的检测队伍，赴塞拉利昂固定P3实验室执行每期半年的检测任务和前沿的科研项目，为塞国埃博拉疫情的解除做出重要贡献，得到国际的广泛肯定，成为了国家的一支可依托的国际化力量；截至目前，已组织派出5批10人次赴非盟参与非洲疾控中心筹建相关活动，西非热带病研究与防治中心建设工作也已经起步；自2015年以来，与商务部在华协办12期援非公卫管理与疾病防控研修班，为33个非洲国家的263名学员举办为期3～6周的培训，为非洲公共卫生体系的加强奠定人力基础。从公共卫生援非开始，我国疾控体系发生了深刻变化，疾控工作正在与国家的外交战略深度融合，我们正在逐步走上国际公共卫生舞台并扮演重要角色。

（二）深化医药卫生体制改革环境下的公共卫生

在党中央、国务院的领导下，各有关部门和各地区政府同心协力推进医改，顶层设计不断完善，聚焦在重点难点问题攻关，不断推动医改向纵深发展。然而，我们必须清醒地认识到，不断加大的看病就医需求，是社会发展的必然趋势，深化医改是一项复杂的系统工程，有着深刻的社会经济因素。体制性、结构性的深层次矛盾突出显露，不仅仅体现在医疗领域，已经逐渐扩展、波及在深化医改以来处于边缘化的疾控领域。我们对此要有更加客观的认识，要深入分析疾控体系面临的深层次矛盾和问题，避免就事论事而忽视了系统内长期存在的隐患，因为这些隐患一旦有特殊事件诱发，将会波及全国，对全国疾控系统产生重大影响。

发生于今年春天的“山东非法经营疫苗系列案件”是我国疾控体系自SARS以来不断发展过程中遇到的第一次巨大挫折，在社会上产生了不良影响，也使我们自身队伍遭到伤害。我们应很好地总结和反思，不能回避。二类疫苗流通和服务环节存在商业机制和利益的问题是深层次原因，本质是疾控机构和疫苗接种单位经费保障不到位，需要依靠二类疫苗收入补偿人员和工作经费。疫苗事件对我们疾控系统的业务层面和管理层面形成了双重压力：首先，在应用环节公众对疫苗接种服务体系和接种医生产生了不信任，并非是按世卫的概念单纯对疫苗本身产生的“疫苗犹豫”，原本在群众心目中实施政府公共服务公益职能的疾控领域事实上也出现了医患关系的边缘事件。疫苗事件对正常的预防接种工作造成了严重冲击，根据对有关省开展的快速调查显示，今年3—4月，一类疫苗接种率比去年同期下降28%，导致“免疫空白”现象的大量存在，传染病暴发和流行的风险大幅增加。在管理层面，随着新的《疫苗流通和预防接种管理条例》的出台，长期以来省市县级疾控中心通过二类疫苗创收弥补经费不足的机制将完全终止。根据新《条例》第十五条：县级疾病预防控制机构向接种单位供应第二类疫苗可以收取疫苗费用以及储存、运输费用。疫苗费用按照采购价格收取。第三十条：接种单位接种第二类疫苗可以收取（接种）服务费、接种耗材费。按照国家深化医改的核心举措，医院将取消药品加成，完全切断以药补医机制。但县级疾控中心和疫苗接种单位二类疫苗的工作与收入挂钩，是现在公立医疗卫生领域内仅有的医药挂钩的保留部分。区县级疾控中心作为政府举办的承担政府公共服务职能的公益一类事业单位，仍然存在着公益免费和商业收费两种机制并存的巨大隐患。今年4月29号《科学》杂志也专文指出，“只要疫苗有销售利益，就存在不良操作的空间”。

免疫接种是疾病预防控制中最为经济有效的技术干预手段，是我国几十年来取得最伟大成就的政府公共服务措施之一。我们要最大力地推动免疫接种，包括一类和二类疫苗，使之不断健康发展。在现阶段，免疫接种问题处理不好，会出现严重后果，特别要注意以下几点：一是接种和受种双方积极性下降，导致疫苗接种率下降且难于恢复和提高。二是疫苗企业正常经营严重受挫，疫苗生产、销售长期萎靡会影响各类疫苗正常供应。三是疫苗使用的地区差异扩大，卫生不平等会加剧。四是疫苗可预防疾病重点疫情地区的应用得不到培植，有效的针对性疾病预防措施难于开展。五是对新疫苗研发造成负面影响，阻碍我国公众及时享用国际最新生物医学研究成果。

前面我们一起分析了面对的新形势、新任务。在整个大环境、大气候特点下，我们要及时调整发展思路，适应形势要求，尽量减少损失和不利影响。特别是，大家要认真学习、研究新《条例》，这是日后出现任何问题时的责任追究依据，而不是我们的任何其他理由的解释。但我们也坚信，经过各种严峻考验的疾控人，虽然面对国内、国际瞬息万变的局势，在党和国家需要的时候，一定能够站得出来、冲得上去，在遇到重大挑战的时候，一定能够担得起来、放得下去，在面对关键事件的考验时有勇气、有作为、有担当。

二、稳扎稳打，圆满完成各项疾病防控任务

一年来，在卫生计生委的领导下，全国各级疾控中心紧密联系、团结协作，圆满完成了各项工作任务。由于时间关系，在此不对各项业务工作全面汇报，仅就某些突出和亟须沟通的重点工作进行简要回顾。

（一）开展突发事件应急准备和应对工作

今年入汛以来，我国长江中下游沿江地区及江淮、西南东部等地区出现持续暴雨天气，导致江苏、安徽、江西等 11 个省份遭受严重洪涝灾害。全国各级疾控机构高度重视此次洪涝灾情，认真贯彻党中央国务院领导的重要指示批示精神，坚决落实国家卫生计生委相关要求，积极开展本辖区的灾害卫生应急工作，确保灾区无聚集性传染病疫情和突发公共卫生事件报告，并尽最大可能满足受灾群众的公共卫生需求。湖南、湖北、安徽等重灾省份疾控机构灾后迅速启动应急响应，开展灾区灾后传染病风险评估，并根据实际需求组织专家和应急队赴现场指导开展灾后卫生防疫工作。未受灾省份则持续关注灾情动态和气候气象预测预报信息，积极开展本省灾害应急预案和技术方案梳理、相关技术人员培训、应急物资采购储备等灾害应急准备工作。在下一阶段，防汛抗洪救灾防病和卫生应急任务依然很重，我们要继续保持高度的紧张和关注，确保大灾之后无大疫。

今年虫媒传染病输入和本地传播的风险较高。2 月 2 日，WHO 宣布小头畸形及其他神经系统疾病聚集性病例构成“国际关注的突发公共卫生事件”，并指出这些疾病可能与寨卡病毒疫情有关。各级疾控中心迅速响应，积极做好国内疫情防控准备。除夕当天，江西省发现了首例输入性寨卡病例，当地迅速启动突发公共卫生事件应急响应机制，并在各地市采取强化蚊媒监测等措施，迅速、妥善地处理了疫情，充分反映出全国疾控中心近年来综合专业能力、水平的提高。2 月，世卫通报安哥拉暴发黄热病疫情，3 月，北京市确诊我国首例自安哥拉输入的黄热病病例。按照国家卫生计生委应对黄热病疫情联防联控工作机制安排，我们组派援安哥拉公共卫生专家组一行 4 人协助当地开展黄热病疫情防控工作，指导当地中资企业和中国公民做好自我防护和蚊媒控制等，做到“关口前移”，降低输入我国病例的风险。在这一轮的输入性传染病防控中，北京、上海、浙江、福建、江西、广东等地疾控中心及时、有力、科学做好寨卡、黄热病输入病例的调查、处置工作，均未发生后续传播。

自2013年发生人感染H7N9禽流感疫情以来，今年疫情较前三年同期有较大幅度下降，虽然6月份在北京、天津、河北、辽宁发生了散发病例，但总体疫情形势较为平稳。需要注意的是，近年来我国陆续发现新亚型禽流感病例，如H5N6、H10N8，H9N2病例也时有报告，需要我们继续做好禽流感的监测工作，密切监视病原学特征、持续开展风险评估，做好大流行应对的技术准备工作。

（二）认真做好重点传染病防控

艾滋病和结核病“医防结合”的工作思路正在逐步推动落实，管理机制也在发生变化。按照性艾中心的建议，6月由国家卫生计生委医政医管局主导印发了《关于调整艾滋病免费抗病毒治疗标准的通知》，提出“对所有艾滋病病毒感染者、患者均建议实施抗病毒治疗”的新标准。结核病健康管理服务目前已纳入基本公共卫生服务项目，社区实施结核病患者健康管理工作正在逐步规范，针对耐多药结核日益成为群众健康的威胁，近期，我们正在向委科教司和医政医管局申请开展耐多药病人短期治疗方案的研究。

近年来，党中央和国务院高度重视西部藏族地区包虫病的防治工作。今年，我们在四川省甘孜州设立包虫病防治甘孜州工作站，联合当地疾控机构重点推动四川省甘孜州石渠县包虫病综合防治试点工作；印发了《全国包虫病监测方案》，在全国有包虫病流行的新疆、四川等9个省、自治区和新疆建设兵团设立140个监测点，全面启动包虫病监测工作。国家卫生计生委今年也首次派出司局级干部到甘孜州挂职，下半年还将采取对口援藏的方式，对西藏全区74个县开展包虫病流行病学调查工作。

免疫规划方面近期工作任务比较重，按照国家卫生计生委部署，各地开展了预防接种规范管理专项活动并完成脊灰灭活疫苗试点工作；制定全国脊灰疫苗免疫策略转换技术方案，开展脊灰三价疫苗回收封存及转换证实；完成EV-A71和CV-A16血清学监测，发布肠道病毒71型灭活疫苗使用技术指南；基于多年对全国手足口病发病监测大数据，提出了适于高覆盖接种的重点地区接种方案，并加强疑似预防接种异常反应监测；加强预防接种信息化建设，6个IPV试点省省级平台已实现与国家平台的对接和数据交换。

（三）慢性病防控不断深入

完成中国成人慢性病与营养监测14.8万人（包括6709名孕妇）的指标测定，完成《中国居民营养与慢性病状况报告2015》。农村义务教育学生营养健康状况监测已覆盖中西部22个省的191万学生。顺利启动中国儿童与乳母营养健康监测工作。

出台慢性病示范区建设与管理细化指标，截至目前全国共建成国家级示范区265个，省级示范区506个。正式启动第二阶段全民健康生活方式行动。省部合作的山东减盐控制高血压项目完成终末评估，“控油减盐在厨房，美味家庭促健康”健康厨房试点正式启动。这个项目自2011年启动以来引起了国际同行的关注，世卫、美国疾控中心等积极参与，其阶段总结报告将在全球健康大会报告。积极推动国家控烟立法，今年4月，国务院将《公共场所控制吸烟条例》列入力争年内完成的立法项目；推进城市立法和执法，目前我国已有18个城市制定了接近世界卫生组织《烟草控制框架公约》要求的地方性无烟环境法规、规章。

去年开始，国家、上海疾控中心启动工作场所防癌抗癌项目建设，在工作场所内采取以防治癌症为主的慢性病综合干预措施，通过环境改善、全面禁烟、健康饮食、促进锻炼、癌症筛查等环节，努力打造健康工作环境样板间，争取在今年通过“CEO抗癌黄金标准”认证，并为工作场所防癌抗癌工作在全国疾控系统和机关、企事业单位推广提供借鉴。

（四）环境与健康问题日益凸显

面对当前严峻的环境污染形势，疾控机构工作任务要及时进行调整，需要从过去以环境健康危害因素监测为工作重点向以环境健康危害因素监测、环境对人群健康影响监测与评价、环境健康防护指导与评价三位一体工作方向的转变。一年多来，我们与各省疾控中心共同启动编制新一轮《环境与健康行动计划（2016—2020）》，继续推进空气污染（雾霾）对人群健康影响监测、城乡居民饮用水监测、农村环境卫生监测，启动公共场所健康危害因素监测试点项目以及国家人体生物监测项目，协助天津做好天津港“8•12”事故的应急处置和健康危害评价以及全国重点地区环境与健康专项调查，参加国务院教育督导组组织的常州外国语学校环境污染事件调查，持续关注塑胶跑道的环境健康风险评估。

（五）促进疾控信息系统和数据使用规范化

全民健康保障信息化工程疾控信息系统建设工作进展顺利，即将进入项目实施阶段。全国疾控信息化系统建设不断推进，《公共卫生信息系统建设实施方案》《全国疾病预防控制信息管理工作规范》等指导性文件正在编制。

疾控系统信息安全防护水平进一步提高。网络直报单位用户双因子认证和虚拟专网全覆盖持续推进，已在13个省份关闭了对中国疾病预防控制信息系统的公网访问。地方自建疾病预防控制信息系统安全管理更加规范，各级疾控机构信息系统建设运行管理责任不断明确，信息安全管理和隐私保护、安全保护定级备案和测评整改等重点工作进展顺利；配合中央网信办完成卫生计生行业网络安全抽查和福建、湖北两省的现场抽查。

数据分析利用不断加强。基于区域人口健康信息平台的公共卫生大数据已成为国家健康大数据的基础分支。平台和医院信息系统的数据交换工作稳步开展，自浙江宁波实现传染病报告自动数据交换，4个省市也启动了传染病、死因报告数据交换测试。《中国居民健康状况报告技术手册（试用版）》（健康白皮书）正式发布，完成省级专项培训。截至目前，全国已有北京、上海、天津、浙江、辽宁、黑龙江、湖北、福建、四川等省份和厦门、济南、宜昌等地级市正式发布或开展了居民健康状况报告工作，部分省份近期也将开始相关工作。北京市已在全国首先发布了18岁以上户籍居民健康期望寿命，目前中国疾控中心也启动了不同来源数据健康期望寿命估算模式的技术试点。

（六）教育培训工作有新拓展

积极落实中美首脑共识成果，开展双边密切合作，中国现场流行病学西部培训项目（CWFETP）拓展取得重大进展。财政经费支持启动了第一期9个月学制西部地区现场流行病学培训项目。2016年招收了西部地区12个省份和海南省疾控机构学员40人，扩大招收了第十五期2年学制CFETP招生规模，美国疾控专家近期正在赴西部项目省份开展授课培训。新疆疾控中心积极响应，在自治区内开办了短期培训。

（七）承担委卫生监督部分职能

6月8日，国家卫生计生委党组召开会议，对卫生监督中心职能进行调整，将原来由监督中心承担的卫生标准管理、国家卫生计生行政许可和资质认定相关工作职能分别划转到中国疾控中心、食品评估中心、医管中心和统计信息中心，工作交接将在7月底之前完成。根据委党组要求，有3项具体职能划转到中国疾控中心承担：一是传染病等10个公共卫生专业的标准管理工作，中国疾控中心将成立专门部门负责，今后各省疾控中心在地方标准的制修订管理中也可能会逐步发挥更大的作用。二是消毒产品和涉水产品行政许可相关工作，将由公卫处承担。三是计量认证卫生评审组日常管理工作划转，国家级和省级卫生检验检测机构资质认证将由实验室处负责。

三、有备而战，积极应对各种新挑战

疾病预防控制是维护人民群众健康的一项基础性工作，历来受到党中央，国务院的高度重视。党的十八大以来，中央领导同志多次就做好疾病预防控制工作发表重要论述并作出指示批示，为新时期做好疾控工作提供了基本遵循。下半年中央将时隔20年后，在深化医改的关键时刻再次召开全国卫生与健康大会，充分体现了国家对卫生工作的重视，也必将为今后医疗和疾控工作提出更高要求。大家一定要深刻领会中央领导和委领导的重要指示精神，在委党组的领导下，自觉指导防控工作实践，在认真完成突发公共卫生事件应急处置、传染病防控、慢病防控和公共卫生危害因素监测等各项职能基础上，还要做好准备重点应对以下任务和挑战。

（一）联手协作，深入开展全球卫生合作

援助西非抗击埃博拉疫情以来，我们公共卫生的全球卫生合作从单一的国家和地区逐步扩大到援助非洲大陆的公共卫生体系建设；从单一的传染病防控扩大到常规疾病监测和应急能力的合作；从零星人员派出扩大到组团式的援助模式；从短期派员项目到长期派驻的技术合作。合作的形式不断扩展，从学术交流到公共卫生基础设施建设应急疫情处置乃至发展援助都有涉及，合作时间从数天到数年不等。

在国家卫生计生委、商务部、外交部和财政部的领导支持下，我们将继续以支持“6+1”两大卫生旗舰项目为重点，即非洲疾控中心和5个区域合作中心建设、塞拉利昂热带病研究中心建设项目以及拓展卫生试点项目；将协调中美、中英以及与世卫、世界银行等多边、双边伙伴资源，促进非洲国家公共卫生体系和能力建设的合作共赢创新机制。

在公共卫生发展援助中，我国仍然面临诸多挑战，如对非洲国家的公共卫生援助需求和受援状况认识不足；具有全球卫生外交经验的公共卫生专家稀少；缺乏公共卫生援非人员激励机制、待遇标准低、保障不足等诸多挑战。为此，需要进一步开展全球卫生合作的政策研究和技术探讨；向中国驻非盟使团、非盟总部等派出公共卫生专业官员，掌握非洲大陆的公共卫生体系现况和中非公共卫生合作的契合点；推动国家疾控中心与各地疾控中心编队参与非洲各国的公共卫生合作项目，共同加强公共卫生发展援助能力建设。

（二）统筹规划，加快疫苗全程追溯系统建设

“山东非法经营疫苗系列”案件使得我国疾控系统的公信力受到一定影响，需要我们积极采取适当措施尽快恢复疾控体系信誉，重建公众对预防接种的信心是我们的当务之急。

上周，国家卫生计生委刚刚召开了免疫规划管理暨脊灰疫苗免疫策略调整动员工作会议，要求建立疫苗采购使用全程可追溯管理机制。新的《条例》中规定国家建立疫苗全程追溯制度，要求药品监督管理部门会同卫生计生主管部门制定统一的疫苗追溯体系技术规范和疫苗全程追溯协作机制，如实记录疫苗的流通、使用信息，实现疫苗最小包装单位的生产、储存、运输、使用全过程可追溯。

药监部门原来建立的电子监管码体系和我们的预防接种信息系统，都不能满足疫苗全程追溯的要求。根据新《条例》划定的责任，要求我们从技术的角度体现职责，对实现全程追溯的信息系统建设提出建议方案。实行全程可追溯，是将疫苗出厂后物流信息和到达接

种点后的儿童接种信息流进行有机整合；需要制定追溯体系的技术规范和信息标准，面向疫苗生产企业或第三方提供疫苗生产和物流信息服务企业开放接口，最终实现疾控机构和接种单位从疫苗采购到预防接种服务全程追溯的信息管理；需要统筹中央与地方建立国家预防接种服务与疫苗追溯管理信息系统，政府主导引入社会资源，构建覆盖全国业务应用云平台；以省为单元、以县为节点，数据集中、应用下移，满足国家、省、市、县、接种单位分级追溯信息管理。

除了疫苗追溯系统建设外，由于《条例》刚修订完成，许多地区正探索将二类疫苗纳入省级公共资源交易平台，在西部特别是人口较少、交通不便的地区，可能会出现物流的可及性问题，也就是企业可能不愿意配送二类疫苗到用量比较少、交通不便的县级疾控中心，造成新的卫生不平等（二类疫苗只用在交通条件良好、人口较多的地区），出现疫苗接种的鸿沟；当然也会面临由于地处偏远，信息网络不易覆盖，疫苗接种信息不能及时录入上传，造成区域信息鸿沟等问题。这些都需要我们充分论证、评估和报告并协调解决。

（三）防患未然，做好信息和数据安全工作

近年来，疾控行业信息化快速发展有力地支撑了业务工作的开展，但信息安全形势也日趋严峻。2015 年发生的非法盗卖国家严重精神障碍信息系统、国家人口死亡信息登记管理系统数据事件，以及今年 5 月发生的济南免疫规划信息系统 20 万儿童接种信息泄露事件都反映出信息安全方面存在的隐患。一方面，健康相关的医疗卫生数据受到越来越多的关注，窃取个人隐私数据日益专业化，有组织攻击行为显著增加，2015 年仅中国疾控中心即处理信息安全事件二十余起。另一方面，信息安全战线已延伸到疾控工作的各个领域，但各级疾控机构信息安全的观念、管理、经费、人力仍显不足，相关技术能力、技术储备和技术措施都存在显著差距，缺乏独立应对网络信息安全事件的能力。

信息安全是信息化建设的前提和基础，各级疾控机构要重视信息安全，做到坚持信息安全与规划同步、与系统建设同步、与运行管理同步的“三同步”原则，建立“谁主管谁负责，谁运营谁负责，谁使用谁负责”的安全责任长效机制；特别要慎重在地方建设有个案信息的数据库，加强网络信息安全管理和隐私保护，做好系统日常安全监控，加强用户登录双因子认证和与互联网隔离的安全网络建设，推进实现虚拟专网全国覆盖；做好信息系统安全保护定级备案和测评整改，强化保障信息系统安全的基本条件，落实信息采集电子签名、数据传输和存贮安全加密、用户访问控制身份电子认证和信息利用隐私保护的网络安全要求。

同志们，在新的形势下，疾控工作将面临更大的任务和挑战。我们一定要牢记全心全意为人民健康服务的初衷，勇于担当，不断调整角度，找准工作的着力点。加强全国各级疾控机构的密切合作、资源共享，形成业务网络。一是要着眼于健康中国的建设，在医改不断深入把整个卫生工作推向一个新的发展阶段的过程中，坚持“预防为主”，脚踏实地做好最基础和最重要的疾病预防工作；二是要着眼于公共卫生国际化与国家的大国担当新理念、新战略的契合，在更大的范围、更多的领域开拓视野、发挥作用、积累经验；三是要着眼于改革创新，对于难破解的问题要探索更新的模式，构建更新的机制，提供更优质的服务，使老百姓的健康素养得到保障，健康质量得到提升；四是要着眼于加强自身队伍建设和内涵建设，提高责任意识和担当精神，更加充分地体现出疾控人的职业素养、疾控人的职业追求和疾控人的职业尊严。

我们相信，有全国疾控队伍的倾心协力，攻坚克难，开拓进取，尽职奉献，就一定能发挥更大的整体效能，开创疾控工作的新局面，为保障人民群众的健康做出更大的贡献。

谢谢大家。

第二部分　工作进展

传染病控制

【开展西藏自治区包虫病流行情况调查工作】 按照国家卫生计生委疾控局要求，为加强对四川省甘孜州特别是石渠县包虫病综合防治试点工作支持力度，推进试点工作顺利开展，传染病处积极推动中国疾控中心甘孜州包虫病防治工作站开展各项工作，在拉萨设立中国疾控中心西藏包虫病流调办公室，为流调工作提供全面技术指导。2016年1月11日，我中心印发了《中国疾病预防控制中心关于成立包虫病甘孜州工作站的通知》。2016年2月，成立了包虫病防控甘孜州工作站专家组，由国家、省、市疾控和医疗机构27名专家组成，将参与包虫病防控的技术指导和督导考核。2016年5月，组织制定并印发了《全国包虫病监测方案（2016年版）》，在全国140个监测点开展监测工作。2016年8月，在国家卫生计生委疾控局和西藏卫生计生委的组织领导下，我中心成立中国疾病预防控制中心西藏包虫病流调办公室，派出专人驻拉萨全程协调、支持流调工作，会同对口援藏17个省市专家和当地专业人员共同努力，顺利完成现场调查，并与西藏病控中心共同撰写完成《西藏自治区包虫病流行情况调查报告》，制订《西藏自治区包虫病综合防控工作方案（2017—2020年）》，为西藏自治区下一步防控工作提供技术支持。

【积极推动援助塞拉利昂西非热带病研究与防治中心的建设工作】 根据国家卫生计生委与商务部有关部署，2016年2月，传染病处组织编写了援助塞拉利昂建设西非热带病研究与防治中心（暨塞拉利昂国家疾病预防控制中心）的建议报告，2016年4月，成立了西非热带病研究与防治中心建设筹备技术支持工作组，以保障筹建工作的有序、有力推进。2016年7—8月，派出2名专家赴塞拉利昂进行筹建工作可行性调研。2016年10—11月，组织专家对西非热带病中心的实验室设备购置进行研讨并形成建议报告。

【传染病处牵头开展寨卡病毒病防控技术支持工作】 中国疾控中心传染病处迅速应对全球突发疫情，成立专家组，追踪、解读国际研究进展及技术指南，为国家卫生计生委《寨卡病毒病防控方案（第1、2版）》《寨卡病毒病诊疗方案》的编写提供技术支持。在此基础上，该处撰写了《寨卡病毒病公众防护问答》，并为中国疾控中心官方网站寨卡病毒病专栏提供更新维护，帮助大众提高寨卡病毒病的防治认识。2016年5月23日，该处组织召开了寨卡病毒病国际学术会议，邀请中外专家共180余名代表参会，为提升我国寨卡病毒病的科研水平与防控能力做出了重要贡献。

【持续开展全国传染病疫情监测和重点传染病和病媒生物监测工作】 本年度将基于39种法定传染病疫情监测年度数据分析的《中国法定传染病发病与死亡报告》和基于全国1700余个监测点开展主动监测的年度数据分析报告，《中国重点传染病和病媒生物监测报告》的编写工作进行合并，形成《2015年中国传染病监测报告》，于2016年7月完成并发放至各省。

【加强传染病常规监测方案制修订工作】 中国疾控中心传染病处持续开展全国重点传染病和病媒生物监测、住院严重急性呼吸道感染病例监测和手足口病试点监测工作，组织制定与印发《全国包虫病监测方案（2016版）》《全国疟疾媒介监测方案》《全国人体重点寄生虫病监测方案》《狂犬病预防控制技术指南（2016版）》，并完成《全国布鲁氏菌病监测方案（2016年版）》修订工作。

【牵头开展多种自然疫源性疾病防控工作】 为加强传染病防控工作技术支持，传染病处于2016年多次组织开展狂犬病、布鲁氏菌病、炭疽、克雅氏病等重点病种的全国专题防控技术培训工作。在国家卫生计生委的领导下，与病毒病所、传染病所及地方相关卫生计生疾控机构配合，成功处理登革热、炭疽、布鲁氏菌病等多种自然疫源性疾病的多起暴发疫情。

【召开2015—2016年度全国住院严重急性呼吸道感染病例监测工作年会】 中国疾病预防控制中心传染病处于2016年11月2日在江西省井冈山市召开2015—2016年度全国住院严重急性呼吸道感染病例（SARI）监测工作年会。全国25个省（自治区、直辖市）的哨点医院和网络实验室相关工作人员约100余人参加了会议。本次会议在SARI监测网络扩展运行一年后及时总结了工作进展，对提升监测质量、推进临床与公共卫生的紧密结合、加强我国呼吸道传染病监测防治工作起到积极推动作用。

【强化国际学术交流】 2016年5月21—29日传染病处专家陈秋兰作为中国代表团医学顾问赴瑞士日内瓦参加第69届世界卫生大会。

（任翔、王丽萍、冯录召、李中杰、余宏杰）

卫生应急

【监测预警与风险评估】 按时、保质完成重点传染病疫情及突发公共卫生事件系统及媒体的常规监测分析。2016年共完成突发公共卫生事件监测日报366期、周报52期、月报12期、季报4期和年报，完成媒体监测日报366期，完成2016年春节、国庆假期旅行卫生提示。开展风险评估日会商251次、月度风险评估12次。及时组织开展了人禽流感、寨卡病毒病、欧亚类禽H1N1猪流感病毒、黄热病、组织胞浆菌病、中东呼吸综合征、洪涝灾害、全国两会、杭州G20峰会、2022年冬奥会等专题风险评估近30次，编写应急快报30余期。日常做好全国突发公共卫生事件监测系统业务管理，在系统中增设可对不同病种和细类事件发出预警短信功能。7月21日，卫生应急中心在成都召开由全国省级业务管理员参加的突发公共卫生事件监测年会，国家和省级突发系统业务管理员40人参会，会议就突发公共卫生事件报告管理进行交流，并对现行的突发公共卫生事件相关信息报告管理规范进行讨论。

9月19—23日，国家卫生计生委应急办在南京举办2016年突发事件公共卫生风险评估省级师资培训班，卫生应急中心负责制定培训方案、组织编制培训教材、组建师资队伍和承担部分授课任务。

【寨卡病毒疫情防控】 2016年2月1日，世界卫生组织（WHO）宣布寨卡病毒和其他神经系统疾病为国际关注的突发公共卫生事件。2月4日，中国疾病预防控制中心启动寨卡病毒疫情三级应急响应，各部门依照职责分工，积极做好疫情监测、风险评估、实验室检测、风险沟通等各项防控工作，加强对各地防控工作的指导。2月9日，江西省赣州市赣县报告我国首例输入性寨卡病毒病病例。2016年，我国内地累计报告寨卡病毒病输入病例24例，所有病例均得到及时、有效的调查处置，没有发生续发疫情。根据全球寨卡病毒疫情防控形势的变化，11月18日，WHO宣布寨卡病毒和其他神经系统疾病不再构成国际关注的突发公共卫生事件，转为长期性监测和防控。12月22日，国家卫生计生委宣布终止寨卡病毒疫情联防联控工作机制运行。2017年2月14日，该中心终止寨卡病毒疫情三级应急响应，并根据国家卫生计生委的总体安排，调整寨卡病毒疫情防控状态为常态管理模式，继续按照职责分工做好寨卡病毒疫情监测、检测、防控和相关技术准备工作。

【防汛抗洪卫生应急】 2016年7月，我国长江中下游及华北地区出现大范围持续强降雨天气，导致部分省份遭受严重洪涝灾害影响。根据国家卫生计生委的要求，中国疾病预防控制中心迅速响应，先后派出梁晓峰副主任、冯子健副主任等14人分赴湖北、湖南、安徽、河北等重灾省份指导当地开展灾后卫生防疫工作。同时，组织相关专家制定更新了一系列洪涝灾害灾后卫生防疫相关工作方案和技术指南，为受灾地区规范科学的开展灾后卫生防疫工作提供了技术支持。7—9月，启动洪涝灾区传染病疫情及突发公共卫生事件日报和周报，共完成监测日报62期，监测周报8期。派出专家参加在线访谈节目，指导公众在洪涝灾害期间如何预防传染病的发生。此外，该中心从应急机动经费中紧急向湖北等12个受灾省份拨付795万元，支持当地灾后卫生防疫工作。

【新发和再发传染病防控】

1．黄热病防控。2016年2月，WHO通报安哥拉暴发黄热病疫情。中国疾病预防控制中心启动应急响应，积极落实各项防控措施。及时追踪和分析国际疫情态势，动态开展风险评估；组织制定黄热病防控方案和调查方案；参与我国首例输入性黄热病例现场调查和处置；及时开展专业人员培训；通过网站、媒体等多途径宣传黄热病防治知识，加强公众健康宣教。5 月 3—29 日，按照国家卫生计生委要求，该中心组派公共卫生专家组一行 4 人，赴安哥拉支持当地做好黄热病疫情防控工作。专家组在安期间，多次与 WHO、美国疾控中心、欧盟疾控中心等交流，及时掌握安黄热病疫情情况和防控措施落实情况；实地了解安卫生部门防控工作需求；对在安中资机构进行现场考察，并对中资企业员工和使馆工作人员开展防控知识培训，受到我驻安哥拉大使馆的高度评价。这是我国继 2014 年援助西非抗击埃博拉出血热后，又一次公共卫生援非抗疫活动，既践行了习总书记加强中非公共卫生合作的要求，同时体现了我国政府对海外华人健康安全的深切关怀。

2．人感染禽流感疫情应对。持续关注人感染高致病性禽流感、H7N9 禽流感疫情并进行数据整理、分析，持续关注人感染 H5N6/H9N2 等亚型禽流感疫情，完成《人感染新亚型流感病毒预防控制技术指南》以指导我国新亚型流感疫情的防控工作。实时研判我国人禽流感疫情进展并开展风险评估，为国家的防控决策提供依据。

3．鼠疫防控。2016 年 5 月 10 日，卫生应急中心在太原市召开 2016 年全国鼠疫监测工作会议，总结 2015 年全国鼠疫监测工作，分析全国鼠疫疫情形势，通报 2015 年度鼠疫监测工作考核结果，部署 2016 年鼠疫监测工作。2016 年全国共报告人间鼠疫 1 起，发生在云南省景洪市普文镇；内蒙古、青海、西藏、甘肃、新疆、四川、云南、浙江等 8 省（区）34 个县（市、旗）和新疆生产建设兵团 4 个团场发生动物鼠疫疫情，发生疫情的县数比 2015 年减少 3 个。

4．中东呼吸综合征（MERS）防控。实时追踪国际疫情进展，收集相关病例信息，对重要技术内容进行翻译，更新风险评估报告，开展每月风险评估，并针对关于 2016 年我国赴沙特朝觐活动开展了专题风险评估。此外，参加了由国家卫计委牵头、国家质检总局等联合组织的中东呼吸综合征防控工作督导，配合国家质检总局、宗教局等部门进行技术方案及文件修订等。

5．西尼罗病毒病监测。2016 年 7—10 月，中国疾病预防控制中心继续在新疆喀什地区开展西尼罗病毒病监测工作。截至 2016 年 10 月 10 日，共收集西尼罗热监测病例标本 616 份，西尼罗脑炎 / 脑膜炎病例脑脊液标本 150 份，血清 26 份。

【其他重要突发事件公共卫生应对】

1．G20 峰会卫生保障。2016 年 8 月，中国疾病预防控制中心启动 G20 峰会期间传染病和突发公共卫生事件风险评估日会商；参与制定场馆区域及其周围环境的病媒生物监测与防控方案；派出实验室专家指导当地相关实验室病原学检测工作，对一些罕见病原的检测流程提出具体建议，提供检测试剂并开展相关培训。

2．横纹肌溶解综合征现场调查。2016 年 8 月，根据国家卫生计生委的要求，中国疾病预防控制中心组织赴江苏、安徽两省开展小龙虾致横纹肌溶解综合征现场流行病学调查工作。该中心在江苏南京组织召开调查工作研讨会，制定《小龙虾相关横纹肌溶解综合征病例调查方案》，随后赴安徽芜湖、马鞍山、铜陵等地开展调查，并正式向国家卫生计生委上报调查结果。

3．协调北京市疾控中心送检的 1 例疑似输入性裂谷热病例标本检测，为该病例的确诊提供了依据；参与河北人感染 H7N9 禽流感，云南聚集性不明原因肺炎病例，湖北松滋霍乱疫情，广西布鲁氏菌病疫情，广东、福建登革热暴发疫情，江苏省常州市外国语学校周边环境污染事件，兰州市榆中县小康营学校部分学生尿汞超标事件，江苏埤城电镀园火灾事故群体性混合性气体中毒等事件的现场处置。

【应急准备与应急能力建设】

1. 编制并印发《中国疾病预防控制中心突发事件卫生应急作业管理办法》，规范应急作业相关工作机制和工作流程，明确应急响应启动后的职责分工，促进该中心应急管理水平的提升；继续推进应急作业中心（EOC）建设，完成该中心卫生应急作业管理信息系统需求分析，完成应急指挥中心视频会商室升级改造工作。

2. 启动国际卫生应急队伍申报。中国疾病预防控制中心积极筹备世界卫生组织开展的国际公共卫生应急队伍（PHRRT）申报工作，组织制定队伍申报方案，完成队伍组建，重点加强综合保障能力和实验室检测能力等方面建设工作。同时，积极参与 WHO 关于国际卫生应急队伍建设标准的制定工作。9 月 13—14 日，中国疾病预防控制中心举办了国际公共卫生应急队伍培训和移动帐篷实验室应急演练活动，一百多名队员参加了培训演练。

3. 继续开展不明原因肺炎监测系统评估。2016 年，完成了在安徽省六安和阜阳的两家医疗机构为期 3 个月的不明原因肺炎监测系统评估预实验项目。通过调查，了解到两家医疗机构该期间住院急性呼吸道感染病例中符合不明原因肺炎病例定义的病例数，所有病例的流行病学调查病历记录信息和监测人员访谈信息，以及临床医生及医院专家组对符合病例定义的患者以不明原因肺炎病例报告或不报告的原因，为将来的监测方案的调整提供证据。

4. 开展食品安全事故应对准备。做好食物中毒类突发公共卫生事件的监测分析，共向国家卫生计生委报送季报 4 期、年报 1 期和专题分析报告 1 期。2016 年 9 月 6—9 日，在甘肃兰州举办全国食品安全事故现场流行病学调查培训班，共培训全国省级疾控机构和甘肃各地市、县级疾控机构业务骨干 150 余人。参加国家卫生计生委食品安全法实施条例、国家食品安全事故应急预案、食品安全事件调查处理办法、食品安全国家标准管理办法、食品安全标准与监测评估“十三五”专项规划、卫生计生基层机构食品安全工作指南的制、修订工作。编写了食源性疾病诊断报告指南和流行病学调查培训教材。

5. 推进突发饮水安全事件应对准备。修订完善突发水污染事件应急处置技术指南，开发突发水污染事件案例。

6. 加强自然灾害卫生应急准备和应对能力。2016 年 8 月，对中国疾病预防控制中心重大自然灾害卫生应急先遣队（以下简称“先遣队”）人员进行调整补充，目前两队共有 8 名队长，32 名队员。组织先遣队开展洪涝灾害救灾防病、灾后快速评估培训。9 月 2—6 日，联合新疆疾控中心、喀什地区疾控中心、克孜勒苏柯尔克孜自治州地区疾控中心在喀什举行先遣队卫生应急飞行拉练，中国疾病预防控制中心共 15 名先遣队员参加了此次拉练。

7. 加强卫生应急保障。做好包括综合保障车、电力保障车、饮水保障车、应急方舱、冷藏车等 10 多台应急车辆的日常维护保养；做好卫生应急临时库房的日常管理，保障支持了各类应急队伍开展的培训与演练活动；采购卫生应急服装补充应急物资储备。

【规范性技术文件的制定】 组织编写《人感染新亚型流感病毒预防控制技术指南》《自然灾害灾后公共卫生风险评估技术指南》《卫生应急工作规范化建设指导意见》《洪涝灾害饮水卫生和环境卫生技术指南》《洪涝灾害灾区临时集中安置点卫生管理方案》等，修订《突发事件公共卫生风险评估技术指南》《疾控机构突发水污染事件卫生应急处置指南》等，参与

《食品安全法实施条例》《国家食品安全事故应急预案》《食品安全事件调查处理办法》《卫生计生基层机构食品安全工作指南》和国家卫生计生委《突发急性传染病防治“十三五”规划》《食品安全标准与监测评估“十三五”专项规划》编写。

【国际交流与合作】

1. 完成《饮水安全事件卫生应急响应关键技术研究》课题的结题和验收。

2. 继续执行重大专项项目《高分疾病预防控制遥感监测与评估(一期)》，已基本完成高分遥感洪涝灾害卫生应急需求评估模型、高分遥感地震灾害医疗资源损失监测评估模型的建立、现场数据收集、验证、系统集成等相关技术工作。

3. 开展联合国儿童基金会合作项目《中国中西部地区减轻灾害风险示范区建设项目》。根据2016年项目要求，完成示范区灾害风险基线调查活动并撰写完成基线调查报告。

4. 中美新发和再发传染病项目2015—2016年度共支持了10个非研究项目和11个研究项目。2015—2016年度完成监测系统建设4项、实验室样本检测14 214份、海外交流12人次、国内培训1167人次、外国技术专家来华访问15人次、开发技术方案和指南11个、开发教材或培训材料14篇、发表国际和国内文章15篇、参加国际学术会议累计28次。主要项目成果包括加强新发和再发传染病监测能力，加强干预设计和提高干预效果，加强公共卫生专业能力建设，通过开发技术指南和培训教材等方式支持政策研究，利用项目平台联合美国援助非洲疾控中心建设，通过项目通讯和项目年会的方式进行项目成果的分享。2016年12月12日在北京召开项目合作委员会年度会议，会议听取了2015—2016年度项目进展和经费执行情况，审议通过了2016—2017年度工作计划，并讨论了项目执行的重大事项。合作委员会成员单位一致认为，2016年作为该项目第三个五年周期的开局之年，项目在应对新发再发传染病能力建设等方面取得了显著成效，已成为中美卫生安全合作的典范。12月12日下午至13日，召开项目2016年年会。参会的项目执行机构代表和专家就抗生素耐药、寨卡疫情防控与应对、呼吸道传染病应对等专业议题进行了深入交流。国家卫生计生委国际司、应急办、疾控局、医政医管局、科教司、中国疾控中心、中国医学科学院，以及美国卫生和公众服务部、美国疾控中心等合作委员会成员单位和有关省市项目执行单位的代表约150人参会。

5. 2016年3月，卫生应急中心2人赴位于埃塞俄比亚首都亚的斯亚贝巴的非盟总部，为非盟筹备非洲疾病预防控制中心建设提供现场技术支持，与美国疾病预防控制中心专家联合对非盟选拔招聘的非洲疾病预防控制中心工作人员进行应急监测培训。

6. 2016年5月，卫生应急中心1人作为中国代表团的顾问赴瑞士日内瓦出席第69届世界卫生大会，为国家卫生计生委相关司局领导就实施《国际卫生条例(2005)》、大规模突发事件响应、流感大流行、G20国家卫生部部长应急演练等方面问题提供技术支持。

(李群、倪大新、张彦平、王琦)

结核病预防控制

【《全国结核病防治工作规划》指标顺利完成】 截至 2016 年 12 月 31 日，全国登记报告活动性肺结核患者 778 472 例，去年同期登记新涂阳肺结核患者治愈率 91%（192 396/210 553）（目标值 85%）；涂阳肺结核患者密切接触者筛查率 99%（568 468/571 959）（目标值 95%）；报告肺结核患者和疑似患者总体到位率 91%（974 348/1 103 045））（目标值 90%）；转入患者到位信息反馈率 95%（6631/6953）（目标值 90%）；非户籍肺结核患者治疗成功率 93%（154 091/166 551）（目标值 80%）；耐多药肺结核高危人群筛查率 91%（32 317/35 694）（目标值 60%）；艾滋病（HIV）流行重点县（市）新登记结核病患者 HIV 筛查率 88%（89 097/100 490）（目标值 70%）。

【发挥专业优势，提供技术支持】 结控中心组织实施全国结核病分级诊疗及综合防治服务模式试点工作。参与“十三五”结核病防治规划等系列技术文件的制订与报送工作。配合国家卫生计生委组织开展漏报调查工作，累计发现专报系统未录入的耐多药肺结核患者 2000 余例。完成“十二五”规划评估报告撰写并递交国家卫生计生委；组织完成系列培训教材、规范、质量保障手册等文件的编辑、出版工作，完成了 2016 年版结核病防治核心信息，并于 2016 年 4 月 11 日由国家卫生计生委办公厅向全国发布。

【配合国家卫生计生委开展全国督查工作】 针对新型结核病防治服务模式推进过程中出现的涂阳患者下降等问题，结控中心配合国家卫生计生委起草了全国结核病防治重点工作交叉互查方案，累计派出 31 人次对 27 个省份开展督导，并起草全国督查报告。

【全国结核病分级诊疗和综合防治服务模式试点工作全面启动】 2016 年 11 月 16 日—12 月 2 月，为全面推动全国结核病分级诊疗和综合防治服务模式试点工作顺利实施，进一步落实试点地区的工作任务，结控中心配合国家卫生计生委疾控局分别在江苏省镇江市、湖北省宜昌市和陕西省西安市举办了全国结核病分级诊疗和综合防治服务模式试点工作分片区培训班。来自全国 31 省（直辖市、自治区）及新疆生产建设兵团卫生计生委、疾控中心等代表 300 余人接受了培训工作。

【组织专题性全国会议，总结经验，布置工作】 2016 年，结控中心组织召开全国性业务工作会议 9 次。其中全国结核病防治工作会议通过总结 2015 年结防工作、交流防治经验、部署 2016 年重点工作等内容，强化了全国医防结合，提高了结核病防治工作质量。

【2016 年全国省级结核病防治所长会顺利召开】 2016 年 3 月 1 日全国省级结核病防治所长会在北京辰茂鸿翔酒店召开。来自国家卫生计生委、中国疾控中心、中国防痨协会、中国疾控中心结核病临床中心领导和相关人员，以及来自各省（自治区、直辖市）和新疆生产建设兵团疾病预防控制中心（结防所）主任（所长）/ 分管主任（副所长）和结防科长、各省（自治区、直辖市）和新疆生产建设兵团结核病定点医院院长 / 主管院长以及卫生计生委疾控处领导，共计 140 余人参加了会议。

【2016 年世界防治结核病日主题宣传活动在京举行】 2016 年 3 月 22 日，由国家卫生计生委、北京市人民政府和中国疾控中心共同主办的世界防治结核病日主题宣传活动在北京举行。世界卫生组织结核病 / 艾滋病防治亲善大使彭丽媛应邀参加了活动，并给进城务工人员发放了健康包，慰问了现场参加义诊的医务人员和进城务工人员。2016 年 3 月 24 日

是第21个世界防治结核病日，我国的宣传主题是“社会共同努力，消除结核危害”。

【中国结核病疫情估算方法研讨会在珠海市召开】 2016年4月25—26日，中国疾控中心在广东珠海市组织召开了中国结核病疫情估算方法研讨会，参加会议的代表有国家卫生计生委疾控局、世界卫生组织、美国华盛顿大学、中国疾控中心、复旦大学、上海疾控中心等相关领导和专家。

【强化专业培训，提升人员业务能力】 2016年，结控中心累计举办规划管理、统计监测、儿童结核病防治、结核病预防性治疗等培训25期次，累计培训各类人员2000余名，通过各类培训的举办，成功的提高各级结核病防治人员的业务能力。

【加强结核病疫情监测及督导】 每个季度定期分析全国疫情进展及主要指标完成情况，编写完成4期《中国结核病控制监测信息季度分析报告》和2015年结核病监测信息分析年度报告。按照世界卫生组织的要求，完成了2016年度监测信息数据的收集和上报工作；通过开展技术交流、现场培训等工作，规范日常监测数据质量；针对性开展督导、调研工作，涉及规划督导、联合督导、重大专项课题督导、国际合作项目督导、学校突发事件应急处置等，督导调研覆盖全国31个省（直辖市、自治区）。

【多种形式开展健康促进活动】 全力配合、顺利完成国家卫生计生委2016年3.24世界防治结核病日大型主题宣传活动，成功启动“十三五”百千万志愿者结核病防治知识传播活动。积极探索利用微信、微博等新媒体形式开展健康教育相关活动。

【加强实验室质量控制工作】 进一步加强全国实验室网络建设，强化质量监控工作。积极推广使用《结核病实验室检验操作规程》，强化质量监控；开展新技术相关培训，并为全国实验室及突发疫情的应急处置提供各项技术支持；组织开展全国结核病耐药监测的实施，完成全国耐药监测报告的编撰。完成2016年度全国结核病实验室药物敏感性试验，累计向全国2300余个实验室发放熟练度测试标准物质；累计完成4300株耐药菌株分型及复核工作。

【科学研究】 牵头“十二五”重大专项课题3项，“结核病流行与干预模式研究”“我国分枝杆菌耐药性、流行的时空动态分布特征以及新型诊断技术的应用性评估研究”“涂阴肺结核患者免疫治疗干预研究”。参与“十二五”重大专项课题1项，“结核病快速高通量检测技术与产品的研发”。承担国家自然科学基金课题1项，“早期诊断耐多药结核病的适宜技术研究”。承担国家重点基础发展规划项目（973）一项，“空间环境诱变病原菌产生致病性改变的机制研究”。按研究计划完成本年度课题调查验收、培训、强化督导、数据录入、整理分析，及研究报告的框架编写工作。获得“十三五”重大专项课题滚动申请资格，积极组织开展申请工作。

其他组织实施的课题研究包括组织申请世界卫生组织西太区实施性研究课题、热带病研究和培训特别课题，研究领域涵盖结核病监测系统评价、结核病患者营养状况、儿童结核诊断和治疗评价等。

【文章发表】 本年度结控中心发表科研论文19篇，其中英文论文6篇，发表SCI文章6篇，平均影响因子2.06。

【加强国际合作项目和交流】

1. 国际合作项目。中盖项目三期（2016—2018年）已于2015年11月20日申请成功，三期项目以提高中国结核病控制为目的，在3个省推广新型结核病防治模式，项目总经费

1760 万美元。2016 年 11 月，中盖国家项目办分别组织在浙江、吉林和宁夏召开了中盖结核病项目三期结核病综合防治模式试点启动会暨培训班。各省（区）卫生计生委、财政、人社、民政，以及各级结核病防治机构参加了会议，在启动仪式上各省（区）分别与所辖地市签署了项目工作委托协议，明确了工作职责和工作内容，也标志着中盖结核病项目在三省（区）全面启动。

此外，中心还承担其他国际合作项目如梅里埃基金会、礼来基金会、美国疾控中心结核病感染控制等项目实施管理。

2. 国际交流

（1）2016 年 3 月 8—11 日，由日本国际协力机构（JICA）支持的国家级公共卫生政策规划管理项目结核病防控交流活动在北京和湖北宜昌进行，JICA 总部和中国事务所、日本结核病研究所的代表和专家与中国结核病防治专家一起圆满完成了此次交流活动。

（2）2016 年 10 月 26—29 日，中国疾控中心副主任刘剑君、结控中心主任王黎霞等共 7 人参加了在英国利物浦举办的国际防痨与肺病联盟第 47 届世界肺部健康大会，研讨终止全球结核病策略和解决与肺部健康有关的问题。

2016 年度结控中心组织因公派出参加会议和学术交流 17 批 35 人次，出访国家 / 地区共 12 个。接待外宾来访 10 批 26 人次。

【加强队伍建设，提升中心凝聚力】

1. 加强团队建设。截至 2016 年 12 月底，结控中心有 37 名在编职工（其中硕士及以上学历占 84%，副高及以上专业技术职称占 73%）。此外，利用各类合作项目经费聘任人员为 7 名，共计 44 名。进一步完善中心规章制度、规范工作流程；制订年度工作计划，落实工作目标，坚持例会制度，加强进度监控；明晰分解职工岗位职责、弘扬爱岗敬业精神；鼓励持续学习，通过内部培训、进修、出国学习、学历再教育、学术讲座、互访交流等形式，提高员工综合素质；建立分省联系机制，执行领导责任制、部门包干、责任到人。开展中心人文环境建设，组织召开 3 次全体人员会，多次党员民主生活会。

2. 加强预算执行。严格遵守财务制度，运行防范“小金库”及其他财务违规行为的承诺机制。截至 2016 年 12 月 31 日，中心中央经费执行率达到 96.9%。

3. 高效运行协同办公系统。截至 2016 年底完成协同办公系统公文签批落实 2548 件。

【援疆援藏工作】 结控中心陈伟同志作为南疆工作站副站长前往喀什工作一年。利用礼来、梅里埃等国际合作项目以及远程培训系统加强新疆地区培训工作，累计培训学员 300 余名。针对新疆耐药、TB/HIV、实验室等多个领域开展 12 次督导及技术指导。

针对西藏全区举办结核病规划培训班，来自西藏全区各级的 60 余名结防工作人员接受了培训；针对西藏地区开展结核病重点工作督查。

（王黎霞、陈明亭、赵雁林、张慧）

免疫规划

【全国顺利实施脊髓灰质炎疫苗策略转换】 作为2016年工作重点，中国疾控中心在脊髓灰质炎疫苗策略转换前多次召开专家论证会，并举办全国师资培训班进行解读答疑。2016年4月29日，根据国务院批复，国家卫生计生委紧急下发《国家卫生计生委关于停用三价脊髓灰质炎减毒活疫苗的通知》(国卫发明电〔2016〕34号)，中国疾控中心随后印发《三价口服脊髓灰质炎减毒活疫苗回收销毁技术指南》和《脊髓灰质炎疫苗转换核查认证技术方案》，并在中心网站发布脊灰疫苗转换工作宣传沟通常见问题解答，全国各级于5月1日前将所有库存三价口服脊髓灰质炎减毒活疫苗进行清点、回收、封存和销毁，全国顺利完成脊髓灰质炎疫苗策略转换。转换后，中国疾控中心连续动态收集各省脊髓灰质炎疫苗每周采购供应进展情况，并向疾控局报告，提供决策依据。

【免疫规划中心开展中国乙型肝炎病毒表面抗原(HBsAg)阳性母亲新生儿免疫后血清学监测(PVST)试点项目】 为探索中国HBsAg阳性母亲新生儿PVST模式，评价儿童乙肝母婴阻断效果，进一步完善中国乙肝母婴阻断策略，免疫规划中心于2016年成功申请了中国—世界卫生组织2016—2017年双年度合作项目——中国HBsAg阳性母亲新生儿PVST试点项目，项目执行周期为2年，项目现场为浙江、福建、重庆、江西四个省的8个试点县，项目现场工作于2016年10月全面启动。

【以实验室为基础的细菌性疫苗可预防疾病监测体系建设】 在前期申报和准备基础上，免疫规划中心成功申请到了国家卫生计生委“以实验室为基础的细菌性疫苗可预防疾病监测体系建设”预算库项目，制定了《以实验室为基础的细菌性疫苗可预防疾病监测体系建设项目方案》和项目实施计划。2016年启动项目工作，开展细菌性疫苗可预防疾病哨点监测工作。通过项目，将加强项目省细菌性疫苗可预防疾病监测和实验室检测能力。

【山东济南非法经营疫苗系列案件应对处置工作】 2016年，中国疾控中心协助国家卫生计生委，开展“山东济南非法经营疫苗系列案件”中涉案疫苗使用情况调查，起草涉案疫苗接种对象后续处置方案，为修订《疫苗流通和预防接种管理条例》提供技术支持。2016年4月23日，国务院颁布《国务院关于修改〈疫苗流通和预防接种管理条例〉的决定》。为配合《疫苗流通和预防接种管理条例》的实施，2016年12月，国家卫生计生委发布《预防接种工作规范(2016年版)》及《国家免疫规划儿童免疫程序及说明(2016年版)》，为此，中国疾控中心提供了技术支持。

【发布全国2015年预防接种异常反应监测信息概况】 受国家卫生计生委委托，完成全国2015年预防接种异常反应监测信息概况的撰写，并于2016年9月29日，与国家药品不良反应监测中心联合在中国疾控中心网站上进行了发布，保证了预防接种异常反应监测信息的公开和透明。

【加强AEFI监测处置能力建设】 2016年6月举办了全国AEFI监测培训班，对AEFI监测和鉴定工作、因果关联评估、免疫状况评估、典型案例诉讼和保险补偿机制等进行专题讲座。在WHO的帮资助下，8月底至9月初举办了部分省份免疫规划风险沟通培训班，介绍了全球免疫规划沟通工作进展、免疫规划风险识别与沟通策略、中国免疫规划宣传沟通进展等内容。

【印发《肠道病毒71型灭活疫苗使用技术指南》】 2015年12月，我国两家疫苗企业自主研发的预防用生物制品1类新药——EV71灭活疫苗（EV71疫苗）通过国家食品药品监督管理总局生产注册审批。为指导疾病预防控制专业人员和预防接种人员合理使用EV71疫苗，做好受种儿童家长沟通与咨询，中国疾病预防控制中心通过对科学文献进行评估，并组织疫苗检定机构、药品审评机构、医院及各级疾控中心专家论证基础上，制定了《肠道病毒71型灭活疫苗使用技术指南》，并于2016年6月8日正式印发给各省疾病预防控制中心，并在中国疾病预防控制中心官网公布。

【编写《2016版国家免疫规划儿童免疫程序及说明》】 受国家卫生计生委疾控局委托，中国疾病预防控制中心组织专家起草了《国家免疫规划儿童免疫程序及说明（2016年版）》，对儿童用国家免疫规划疫苗接种程序做出解释和说明。2016年3月底，免疫中心组织召开了相关领域的专家研讨会，对起草的文件进行了论证，并于4月份将起草的文件正式上报疾控局。2016年12月6日，国家卫生计生委正式印发国家免疫规划儿童免疫程序及说明（2016年版）（国卫办疾控发〔2016〕52号），并在官网公布。

【免疫规划信息管理系统终验通过】 中国疾控中心对免疫规划信息管理系统进行安全升级及系统应用改造，下发《关于开展2016年度中国免疫规划信息管理系统各级用户备案工作的通知》，完成2016年度系统用户权限清理和省级管理员及本级用户备案，完成了免疫规划信息管理系统2016年用户编码维护。2016年10月中旬在湖北宜昌完成免疫规划信息管理系统功能测试，12月中旬完成了系统终验。

【全国预防接种规范管理专项活动顺利完成】 为进一步落实《疫苗流通和预防接种管理条例》、《预防接种工作规范》要求，规范预防接种行为，提高预防接种服务水平，2016年继续在全国开展预防接种规范管理专项活动。2016年8月，中国疾控中心制订了“预防接种规范管理专项活动考核评估方案”（中疾控免疫发〔2016〕14号），组织专家分5组对10个省份专项活动开展情况进行了现场抽样考核评估，考核评估了10个省（自治区、直辖市）疾控中心、17个市（地区、州、盟）疾控中心、20个县（区、市、旗）疾控中心和县综合医院、44个接种单位（含13个社区卫生服务中心、25个乡镇卫生院、1个社区服务站、5个村卫生室）。全国各地通过认真部署，扎实推进专项活动各项工作，圆满完成了培训、自查、整改和考核评估等工作，全国预防接种规范管理专项活动取得了较好的效果。

【启动新周期联合国儿童基金会加强常规免疫项目】 2011—2015年期间，国家卫生计生委和联合国儿童基金会（UNICEF）于部分省份开展的加强常规免疫项目。为了推广和借鉴项目取得的经验，加强免疫规划工作较为薄弱地区的常规免疫服务能力，增强公众对预防接种工作的信任，国家卫生计生委和UNICEF于2016—2020年继续合作，在贵州省、云南省、西藏自治区、甘肃省、新疆维吾尔自治区的14个县开展新周期项目。中国疾控中心于2016年10月31日—11月3日在新疆维吾尔自治区伊犁哈萨克自治州召开了加强常规免疫及流动儿童免疫规划促进项目总结暨新周期合作项目启动会。会议强调了新周期项目应注意及时总结项目经验，重点做好大众健康教育，进一步规范项目地区预防接种等工作，并宣布新周期项目名称为：UNICEF提升预防接种服务水平和公众信任度合作项目。

【开展2016年全国儿童预防接种日宣传活动】 在“山东非法经营二类疫苗事件”影响下，中国疾控中心免疫规划中心协助国家卫生计生委疾控局、宣传司开展了2016年4月25

日“全国儿童预防接种日”系列宣传活动。活动内容包括：向全社会征集宣传日主题活动，并最终确定主题为“依法预防接种，享受健康生活”；设计开发主题宣传海报2幅，供全国疾控系统印刷使用；协助参与中央电视台《焦点访谈》——疫苗之旅节目录制；组织专家访谈；组织媒体记者到疫苗生产企业，疾控中心和接种门诊参观，深入了解疫苗生产、流通和使用过程；创作免疫规划宣传公益动漫视频；撰写科普文章，解读国务院新修订的《疫苗流通和预防接种管理条例》，宣传预防接种工作取得的成绩，消除山东非法经营疫苗事件对免疫规划工作的负面影响等。

（肖奇友、尹遵栋、王华庆）

公共卫生政策研究与健康传播

【工作概况】

1. 公共卫生政策研究。完成省级疾控中心奖励性绩效工资实施情况研究，与卫生发展研究中心合作开展疾控人员流动情况研究，开展全国省级疾控系统文化建设调查，参与疾控局省级疾控中心规范化建设评价工作。

2. 健康教育。举办2016全国疾控系统健康科普大赛，组织开展全国疾控健康教育技能培训，制作登革热等宣传材料，并通过网站、微博、微信等途径开展健康传播；举办2016年度中心的疾控纪实摄影大赛，开展健康教育研究项目，完成公卫医师规范化培训健康教育部分细则及题库建设工作。

3. 媒体沟通和新闻宣传。受理媒体采访98次，开展援疆、援藏记者深度走基层；维护运营中国疾控动态微信公众号，2016年发布文章363篇；完成2015年省级疾控机构媒体沟通能力建设与评估及全国疾控系统两微排名发布，并被疾控局纳入省级疾控中心规范化建设指标之一；组织开展全国疾控系统媒体素养培训；完成《中国疾控中心报》12期编辑工作、编印《中国疾控与健康传播》季刊4期。

【开展我国疾控人员流动现状研究】 与国家卫生计生委卫生发展研究中心合作开展了我国疾控人员流动现状研究，选择32个省级疾控中心和155个县级疾控中心作为研究样本，并赴四川省、辽宁省和浙江省等地区召开座谈会进行现场调研，深入分析疾控人员流动的特征及原因，进行流入和流出人员的特征对比分析，提出人才建设的策略与建议。

【开展全国省级疾控机构文化建设调查】 通过问卷调查全国各省（自治区、直辖市）省级疾控中心，计划单列市疾控中心，以及结核病、皮肤病、职业病、血吸虫病等省级专病防治机构2013—2015年的文化建设情况，共回收65个单位调查问卷，以及各单位开展文化建设活动的照片600余幅，视频数十个。在此基础上，完成调查报告并制作文化活动展示画册。

【编印我国省级疾病预防控制中心交流材料】 为促进各省疾控中心业务交流，展示中国疾病预防事业发展成果，收集全国32个省级疾控中心单位简介、历史沿革和业务成就等材料，制作完成画册形式的交流材料在全国范围进行交流。

【举办2016全国疾控系统健康科普大赛】 在全国疾控系统范围内，与清华大学共同举办2016全国疾控系统健康科普大赛，共收到来自全国25个省（自治区、直辖市）疾控机构作品963个，经组织专家进行两轮评选，最终评选出获奖作品28个，评出优秀组织奖5名，并组织开展获奖机构交流研讨。

【举办2016年度中心纪实摄影大赛】 在中心内部各部门举办了2016年度图片征集评选活动，共征集到单幅照片350幅，组照122组。经组织摄影专家进行两轮评选，评选出获奖作品77个，组织奖5个，并举办颁奖和总结会。将获奖作品收集整理，设计制作成中心报特刊在中心内部发放。

【组织全国疾控健康教育技能培训】 在全国疾控系统内，举办健康教育人员培训。聘请健康教育领域知名专家，针对健康教育人员目前的需求，开展包括健康教育技能以及健康传播技能现场培训2次，共有来自全国32个省市75人参加。

【开展健康教育研究项目】 与北师大昌平附校合作，在学生当中开展干预实验研究活动，开展《不同参与模式对儿童获得核心健康生活方式知识的认知情况的影响》研究。

【组织首次全国疾控系统媒体素养培训】 在全国疾控系统内，举办首期媒体素养培训，来自全国25个省（自治区、直辖市）疾控中心的相关人员参加了培训，通过专家授课和桌面实战演练，对应对媒体采访以及风险沟通方面的技能进行重点培训，有效提高了各地疾控系统与媒体打交道的能力。

【开展疾控系统媒体沟通能力建设与评估】 与清华大学国际传播研究中心合作开展2015年全国疾控系统媒体沟通能力评估研究，全年通过X-GOT舆情监测软件，百度、中搜、搜搜等网络搜索工具收集媒体报道4814篇，通过对报道趋势、主题、信源、关键词等指标的定量分析，反映疾控机构媒体沟通总体效果；选择十年疫苗报道回顾议题作为典型案例的研究对象，总结经验、吸取教训，提出舆情引导重点和疾控系统媒体沟通的建议。

【开展疾控典型事迹宣传】 组织新华社、健康报等中央权威媒体赴新疆喀什地区对南疆工作站、结核病防控及免疫规划等工作进行采访；赴西藏拉萨对西藏BSL-3实验室建设、西藏包虫病流调工作等进行采访。对中心援疆、援藏干部张彦平、李振军、郑灿军等专家进行正面宣传报道。

（陈浩、郭浩岩）

公共卫生监测与信息服务

【中国疾病预防控制信息系统全面实现虚拟专网医疗卫生机构全覆盖】 11月1日零时，网络直报系统（含20余个子系统）关闭互联网访问出口，十余万用户全部通过虚拟专网登录系统，标志着中国疾病预防控制信息系统全面实现了与互联网安全隔离。

【《基于文献计量学的中国疾病预防控制中心学术影响力分析报告》出炉】 以2006—2015年间WOS数据库核心合集收录的中国CDC论文为研究对象，运用文献计量学方法进行统计分析，并分别与国内外相关疾控机构进行对比分析，编写《基于文献计量学的中国疾病预防控制中心学术影响力分析报告》。该报告有助于了解中国疾控中心近10年学术水平以及与国内外相关疾控机构间的优势与劣势。

【编制全民健康保障信息化工程一期疾控系统初设投资概算】 配合国家卫生计生委规划与信息司，编写全民健康保障信息化工程一期疾控6个系统初步设计文档，编制投资概算。

【参与省级疾病预防控制中心规范化建设现场评价】 配合国家卫生计生委疾控局，制订和完善疾控机构信息化能力建设评估量表，用于对全国31个省级疾控机构的规范化建设评估，派出信息管理专家3人赴现场调查。

【疾控信息化建设情况调查】 配合国家卫生计生委疾控局，提供疾控信息化建设情况调查技术支持，撰写《全国省级疾控信息化建设调查分析报告》，在2016年全国疾病预防控制信息化建设研讨会暨疾病预防控制信息化工作年会上印发各省级卫生计生委和疾控中心。

【中国疾病预防控制中心信息化建设与发展需求研讨】 组织中国疾控中心机关各处室、直属各单位召开信息化建设与发展需求研讨会，听取信息化需求，分析存在的问题。会后梳理各部门业务需求67项，形成需求调研报告。

【信息安全风险评估与整改】 配合中央网信办、公安部、北京市公安局的网络安全检查、信息安全等级保护检查4次，全面开展网络信息安全加固工作。完成中国疾病预防控制信息系统、免疫规划信息管理系统、协同办公平台3个重要信息系统等级保护测评。中心成为北京市公安局网络与信息安全通报机制成员单位，建立工作通报机制。积极配合应对艾滋病信息诈骗事件，并以此为契机，开展安全整改，全面梳理和评估网络直报系统22个子系统的安全风险，完成各业务系统安全等保调整定级备案的论证与确认工作。

【数据共享服务】 公共卫生科学数据中心注册用户达11.16万人，新增1659万条，2GB数据；提供数据服务56次。

【科技情报服务】 面向机关各处室、直属各单位开展针对科技文献数字资源及服务需求的问卷调查，回收367份有效问卷，产出科技文献数字资源保障及服务情况调查报告。2016年引进和维护科技文献数据库22个。出具查新查引报告166份。编写信息资源目录1份。“公共卫生学术热点追踪”微信号发布89期，355篇内容，关注用户已达10223个。

【业务信息系统运行维护】 维护34个信息系统正常运行，重要业务系统可用率达99.87%。协同办公系统累计流转公文总数突破100万份。中心网站全年浏览量达431万次。管理和维护数据中心约2000台/套设备、32条虚拟专网隧道、34条SDH专线、3条互联网接入线路稳定运行。

【数据中心运行维护】 管理和维护数据中心约2000台/套设备、32条虚拟专网隧道、34条SDH专线、3条互联网接入线路稳定运行。

【数字证书更新】 完成新型数字证书的全面测试，更新中心本级461个新型个人数字证书、38个单位证书，更新证书驱动。

【流行病学动态数据采集平台（EDDC）推广应用】 全年使用EDDC为疾控局和中心内部处室提供技术支持5次，涵盖传染病、教育培训、信息化建设、科技情报等多个领域。

【新疆、西藏疾控信息化人员短期培训】 11月，组织为期80天的疾控信息化人员短期培训，新疆、西藏自治区，新疆生产建设兵团，喀什地区疾控中心共8人参加培训，培训内容涵盖信息化规划建设、数据中心和信息系统维护管理、科技情报应用、地理信息系统（GIS）和流行病学动态数据采集平台（EDDC）应用等。

【参与塞拉利昂援建预算编制】 配合国合处编制完成援建设塞拉利昂疾控中心的基础信息网络建设预算，配合基建处编制援塞拉利昂西非热带病研究与防治中心网络设备预算。

【为非洲疾控中心提供公共卫生信息技术培训】 3月提供1名师资参加非盟和非洲现场流行病学网络组织的培训，在埃塞俄比亚培训9人，介绍公共卫生信息学概念、方法和实际应用场景，并进行了H7N9和登革热的空间案例分析和上机实习。

【教学工作】 全年完成卫生信息技术、生物医学信息两门研究生课程共120学时的教学任务。1名硕士研究生通过答辩毕业。

（马家奇、苏雪梅、傅罡、戚晓鹏）

公共卫生管理

【指导天津市开展天津港"8·12"瑞海公司危险品仓库特别重大火灾爆炸事故环境健康影响评估工作】 按照国家卫生计生委的总体部署，我中心组织环境所、职业卫生所制定了"事故"环境健康评估工作技术方案、指导天津开展资料收集与现场调查工作并撰写评估工作技术报告上报国家卫生计生委。

【国家卫生计生委王国强副主任调研中心职业卫生和放射卫生等相关工作】 2016 年 4 月 26 日，国家卫生计生委王国强副主任赴职业卫生所和辐射安全所调研，实地了解和指导职业卫生、放射卫生工作。王国强副主任一行参观了两所实验室、动物房以及卫生应急设备，之后就职业卫生与放射卫生能力建设情况与两所展开了座谈。王国强副主任听取了两所目前开展的工作及存在的问题的专题汇报后，首先充分肯定了两所在相关业务工作中取得的成绩，同时指出，面对日益严峻的国内职业卫生形势以及不断凸显的放射卫生可持续发展的压力与挑战，两所应更加重视加强自身建设，多方努力、多措并举，扩大、深化专业优势和特色：逐步加强专业机构对企业（特别是对中小微企业）的技术支援和指导能力；重点加强以检验检测为核心的实验室"一锤定音"能力，整体提升核和辐射、化学中毒专业性综合应急处置的效率和能级；持续强化各类职业危害基础研究和健康风险评估能力；继续完善各类法规标准为主体的职业病法规体系；不断提升职业危害因素监测与信息化水平，力争将国家所建成中国乃至亚洲职业卫生、放射卫生的信息中心和技术基地。

【举办新疆维吾尔自治区放射卫生技术培训班】 根据中心援疆工作安排，于 2016 年 9 月在伊犁州举办培训班。培训班针对放射卫生基础知识及 2016 年放射卫生领域中央转移支付项目介绍及工作要点对来自自治区各地、州卫生计生委、疾控中心的放射卫生工作负责人及业务骨干共 74 人进行了培训。

【举办青海省职业病防治业务管理能力培训】 为提升西部基层公共卫生人员业务能力，2016 年 10 月在青海省西宁市举办"青海省职业病防治业务管理能力培训"。培训对象为青海省市县三级疾控中心相关专业业务骨干和有关领导，重点内容为职业病防治工作现状与形势，和职业健康风险评估、职业病危害因素识别等领域内重点工作的基本知识。

【开展全国"饮用水和环境卫生监测"督导调研】 受国家卫生计生委疾控局委托，根据国家卫生计生委办公厅《关于进一步做好 2016 年传染病防治等工作的通知》（国卫办疾控函〔2016〕1034 号）有关要求，为了解饮用水和环境卫生监测各任务落实情况，于 12 月组织全国"饮用水和环境卫生监测"督导调研工作。采用省级疾控中心自查和现场抽查相结合的方式。督导组由中国疾控中心公卫处、环境所、改水中心、学校卫生中心相关领导担任组长，分 6 个组赴河北、内蒙古、黑龙江、上海、江苏、福建、江西、河南、广西、重庆、云南、陕西等 12 个省（区、市），通过听取汇报、工作访谈和材料审查等形式，了解各省饮用水卫生监测、空气污染（雾霾）对人群健康影响监测、农村环境卫生监测、公共场所健康危害因素监测、国家人体生物监测、学生常见病及健康危险因素监测等任务的开展情况，并填写工作考核表。其余省份由省级疾控中心根据工作考核表内容组织自查。

（刘东山、孙维哲）

慢性病防治与社区卫生

【协调推进中国居民慢性病与营养监测工作】 根据2016年中国居民慢性病与营养监测现场工作安排，对2015年中国成人慢性病与营养监测现场调查组织收尾、后续样品检测和数据清理分析工作。启动2016年中国儿童与乳母营养健康监测现场工作，我处组织召开了全国启动会及技术培训班。截至2016年底，基本完成成人监测样品检测和数据清理工作，并产出主要数据结果；全国29个省启动了儿童乳母监测现场工作，国家级完成了相应的现场督导任务。

【出版《中国居民营养与慢性病状况报告（2015年英文版）》】 综合利用我国近年来国家大型监测调查数据，开展数据综合分析，发布我国居民膳食营养、体格发育、主要慢性病死亡、发病、患病、危险因素流行等核心信息。我处组织专家编写了《中国居民营养与慢性病状况报告（2015年英文版）》，由人民卫生出版社正式出版。

【淮河流域癌症综合防治项目】 2016年稳步推进死因监测、出生及出生缺陷监测、农村居民饮用水水质卫生监测三大常规监测工作，在重点县区开展环境水体样品采集与检测现场工作和前瞻性队列研究现场工作，组织开展肿瘤防治宣传周活动、高危人群干预、癌症专刊编写等综合干预工作。完成淮河流域重点地区癌症综合防治进展报告（2007—2015），完成淮河重点流域癌症综合防治技术实施方案初稿（2016—2020年），完成淮河流域重点地区生活饮水状况地图集（初稿），完成淮河流域重点地区消化道肿瘤防治再评估工作。2016年底组织召开淮河流域癌症综合防治工作年会。

【全民健康生活方式行动】 截至2015年12月31日，全国启动全民健康生活方式行动的县（区）数达到2547个，占全国县（区）总数的81.87%。全国完成各类健康支持性环境建设（健康社区、健康单位、健康食堂、健康餐厅 / 酒店、健康学校、健康步道、健康加油站 / 健康小屋、健康一条街、健康主题公园等）累计47 877个。行动第一阶段期间，全国利用全民健康生活方式行动日、高血压日、糖尿病日开展系列宣传活动和健康讲座次数共计116 576次，媒体报道36 129次。全民健康生活方式行动不断深入学校和社区，全国有2419所学校开展了快乐10分钟活动，全国培训健康生活方式指导员共36.7万名。

全民健康生活方式行动国家行动办公室组织专家编写2016—2025年工作方案，确定将“减盐、减油、减糖、健康口腔、健康体重、健康骨骼”的三减三健专项活动列入第二阶段工作重点，起草专项活动技术工具包。

【第五届中国健康生活方式大会】 2016年8月18日，由中国疾病预防控制中心主办，国家卫生计生委疾控局和中华预防医学会支持的第五届中国健康生活方式大会在北京召开。来自国家卫生计生委、中华预防医学会、世界卫生组织、国家体育总局、教育部、全国老龄办、中国健康教育中心、中国疾控中心等公共卫生与健康促进领域领导和专家齐聚一堂，围绕“三减加三健，十年续新篇”主题，共同为全民健康生活方式行动第二阶段工作献计献策。

本次大会既有国内外慢病防控领域理论实践和最新进展报告，又有来自部分省市的行政领导进行现场经验介绍，在专业的学术交流与讨论之余，现场“全民健康生活方式行动倡议活动”、“全民健康生活方式行动专家”颁奖仪式、健骨操互动等活动丰富，寓教于乐，让与会者亲身感受到践行健康生活方式的乐趣。

【申报“CEO 抗癌黄金标准”认证】 CEO 抗癌黄金标准是基于工作场所的健康认证项目，提倡将健康有机纳入到中心文化，促进员工形成健康生活方式，最终达到降低癌症相关风险，促进癌症早期筛查，及确诊后获得优质医疗。2016 年按中心要求，协调相关部门于打造健康工作环境，推动工作场所健康促进，通过领导承诺、环境改善、健教宣传、全面禁烟、健康饮食、促进锻炼、体重管理、疫苗接种、癌症筛查和患者关怀等 10 个方面做出了全面改进，并顺利通过“CEO 抗癌黄金标准”认证。

【搭建区域间慢性病防控信息交流平台】 开展亚专资“搭建区域间慢性病防控信息交流平台”项目，贯彻“一带一路”精神，促进亚太地区信息交流，分享慢病防控有效策略和实践，推进亚太区域合作并形成慢病防控合力。

【协调推进 2016 年学校卫生、学生常见病及健康危险因素监测工作】 举办全国学校卫生工作培训，促进疾控系统能力建设，交流各地学校卫生先进工作经验。为做好中央财政转移支付地方重大公共卫生项目“学生常见病及健康危险因素监测试点”工作，了解学生健康状况，指导各地开展学校卫生工作，受国家卫生计生委疾控局委托，中国疾控中心作为技术支撑，编制并印发《学生常见病及健康危险因素监测试点技术方案》，参与各地的技术指导、现场督导及数据清理等工作。

【出版《中国儿童伤害报告》】 我处组织专家编写了《中国儿童伤害报告》，由人民卫生出版社正式出版。以全国或省（市）代表性较好的儿童伤害相关调查和监测资料为基础，分析了中国儿童伤害流行现状及近年的变化情况。探讨了伤害的主要危险因素，并提出了政策建议。

【老年人认知障碍预防与控制管理项目】 分析总结认知障碍预防控制的策略措施，制定老年人认知障碍预防与控制管理方案，在试点地区辽宁省丹东市开展基线认知障碍风险评估，并对管理方案进行试用并对管理效果进行评估，最终形成完善管理方案。

【召开 2016 年全国疾控系统慢性病防控与营养工作年会】 2016 年 5 月 19—20 日，中国疾控中心慢病社区处在陕西西安组织召开了全国疾控系统慢性病防控与营养工作年会。国家卫生计生委疾控局常继乐监察专员、中国疾控中心梁晓峰副主任、国家卫生计生委慢病处吴良有处长、国家癌症中心王明荣副主任、陕西省卫生计生委陈昭副主任、全国各省（市、自治区）和计划单列市疾控中心分管慢性病及营养工作主任、慢病科所长和营养科所长，中国疾控中心慢病社区处、慢病中心、营养健康所、控烟办负责人及特邀嘉宾共 140 余人参加了会议。

本次会议报告对指导全国疾控系统开展慢性病与营养工作具有较高的实际价值，进一步强调了本年度的几项重点工作，首先死因监测作为重中之重，一定要引起各级领导的高度重视，并在适当时间公布相关数据；慢性病与营养监测也是工作重点，本年度主要工作包括成人监测的数据反馈和开展儿童乳母监测；同时积极开展心脑血管事件报告，进一步推进慢病综合示范区创建、全民健康生活方式行动等；慢性病防控与营养工作要加强宣传力度，推出能够打动人心的案例。

（吴静、翟屹、殷召雪、石文惠）

流行病学应用与实践

【工作概况】

1. 流行病学应用研究。发布《中国居民健康状况报告技术手册（试用版）》，探索健康状况评价指标体系标准化研究；启动基于不同数据来源和现状的健康期望寿命估算模式试点；完成高温健康脆弱性评估指标体系和脆弱性指数研究；开展慢性病防控经济学评价文献质量研究，开展大棚作业人群肌肉骨骼系统疾患功效学监测和干预。

2. 流行病学能力建设。完成研究生流行病学和卫生统计学相关 10 门课程共 636 学时教学管理和授课；探索参与式教学模式，开展流行病学教学体系改革；完成第十期流行病学应用与实践系列培训；支持中心完成六期援疆援藏远程视频培训；普及、推广卫生经济学评价方法和技术。

3. 流行病学学术交流和传播。组织参与《中国大百科全书 . 现代医学 . 流行病学》编写，推广及传播流行病学基础知识；完成《宫颈癌专刊》《HPV 疫苗专刊》，为疾控系统提供肿瘤防治知识和技能；参与职场女性健康知识读本编写，提高女性群体健康知识水平；开展理性饮酒健康知识传播，支持"关爱成长非成勿饮"全国理性饮酒周宣传活动。

4. 流行病学技术支持。多次为中心各个专业领域的工作提供咨询、培训等技术支持，完成健康 2030 传染病疾病负担预测；与公共卫生领域有关杂志，联合开设方法学讲座或专栏，提供方法学指导；为"淮河流域癌症综合防治项目"提供信息支持工作，参加项目方案设计和实施、数据分析和培训、效果评估。

【居民健康状况综合评价研究】 建立中国居民健康状况评估指标体系，发布《中国居民健康状况报告技术手册（试用版）》，探索健康状况评价指标体系标准化研究；完成技术手册省级骨干专项培训和全国健康白皮书应用情况调查；利用大数据技术探索数据质量评价和自动化清洗技术，基于区域人口健康信息平台试点居民健康状况电子化报告；完成湖北、山东、山西、青海居民健康状况分析现况专项调研，在全国范围内推进了居民健康状况报告编撰和发布工作，促进疾控系统数据的综合分析和利用。

【健康期望寿命估算模式研究】 开展健康状况综合评估方法的系统分析，完成全国健康期望寿命估算需求和现况调研，启动基于不同数据来源和现状的健康期望寿命估算模式试点，截至目前，共收集包括基于 WHO 自报健康调查结果、欧盟最小健康模块和 EQ-5D 健康量表计算健康期望寿命的分析实例，并启动计算规范和应用实例编撰工作。

【流行病学教学体系改革】 探索参与式教学模式，增设博士选修课"流行病学高级方法应用与实践"，通过共同探讨和深入思考，加深学生对流行病学思维和方法的理解，提高自主学习和思考能力。截至目前，中心流行病学已形成涵盖基本理论和方法、疾控工作实践、宏观思维三个模块，以"流行病学基本原理与方法""流行病学基础方法应用与实践"和"流行病学高级方法应用与实践"三门课为主，课下讨论、专题报告为辅的教学体系，内容层层递进，教学方式也从教师为主的讲座式教学逐渐向以学生为主的参与式学习的方式递进。

【疾控系统流行病学能力建设】 顺利完成第十期流行病学应用与实践系列培训。培训以省级技术骨干为主，采用专题讲座、案例分析及小组讨论结合的参与式培训，帮助学员了解相关理论和分析方法，开阔流行病学视野，提高流行病学专业素养和能力。支持中心完成六期援疆援藏远程视频培训。培训选题清晰、务实，讲解深入浅出，针对基层实际工作问题，结合当地专业需求和技术能力现况，针对性提高基层疾控人员流行病学与卫生统计学的应用能力。

【疾控系统卫生经济学评价能力建设】 联合卫生经济学、卫生政策等领域专家，通过专题培训、学术沙龙等形式，在疾控系统普及、推广卫生经济学评价方法和技术。组建涵盖疾控各领域骨干的技术团队，完成以北上广等发达地区为主的专项培训，为公共卫生项目评价的发展提前进行专业和人才布局。启动慢性病防控经济学评价文献质量研究，对以高血压为代表的中国慢性病经济学评价文献进行查阅、甄选和质量评价。

【健康科普推广】 参与职场女性健康知识读本编写，以浅显易懂的语言和配图为职场女性提供健康知识，提高女性群体健康知识水平，并通过全国总工会和妇联联合推广，促进社会对女性健康问题的关注。开展理性饮酒健康知识传播：联合中国酒业协会，以科普专栏、专家讲座、健康知识折页等形式，引导饮酒者、家长及酒业从业人员，开展相关健康知识传播工作，支持“关爱成长，非成勿饮”全国理性饮酒周宣传活动，得到新华网、人民网、凤凰网等媒体广泛关注。

【流行病学与卫生统计学方法学专栏】 与公共卫生领域有关杂志，包括《中华流行病学杂志》《中华预防医学》《中国防痨杂志》等联合开设方法学讲座或专栏，针对专业人员能力现况和需求，分别讲解基本理论和方法、应用拓展和最新理论技术，普及和推广流行病学与卫生统计学相关技术。组稿方法学专栏文章 7 篇，针对性解决不同层次专业技术人员的流行病学技术问题。积极参与《中国大百科全书·现代医学·流行病学》编写，推广及传播流行病学基础知识，提供大众获得流行病学知识的途径。

【淮河流域癌症综合防治技术支持】 为“淮河流域癌症综合防治项目”提供文献信息支持工作，参加项目方案设计和实施、数据分析和培训、效果评估，多次为项目省市县提供流行病学技术咨询。完成《宫颈癌专刊》《HPV 疫苗专刊》，并发送到全国及中心各有关处室，为疾控系统提供肿瘤防治知识和技能。

（王琦琦）

控 烟 工 作

【推进国家控烟立法】 在各界的共同努力下，2016年《公共场所控制吸烟条例》列入国家一类立法计划，力争年内完成。控烟办组织多轮专家讨论，推动国家出台的条例符合世界卫生组织《烟草控制框架》要求。同时开展城市执法工作调研，总结了控烟执法工作中出现的经验和问题，为国家立法提供了支持。

【推动地方控烟立法和执法】 与上海市人大领导交流沟通，推动了上海市完成控烟修法工作，实现室内公共场所全面禁烟。与云南省人大、政府法制办、卫生计生委及专家交流研讨，使云南省进入控烟立法轨道。对广东、西安、鞍山、兰州、杭州等省市的控烟立法和修法工作提供技术支持。

【开展第29个世界无烟日活动】 2016年5月31日是第29个世界无烟日，由国家卫生计生委、北京市人民政府共同主办的"无烟北京，健康中国"2016年世界无烟日暨《北京市控制吸烟条例》实施一周年宣传活动在北京国家体育场（鸟巢）举行。来自国家卫生计生委相关司局、中国健康教育中心、中国疾病预防控制中心、北京市爱卫会、北京市卫生计生委、世界卫生组织驻华代表处、北京市控烟协会等单位代表，以及有关控烟机构和国际组织的代表和专家、首都各界控烟志愿者代表、媒体代表等共约500人参加了活动。中国疾病预防控制中心控烟办公室被授予"首都无烟环境建设"特别贡献奖。在这个会议上王宇主任启动了"2016健康北京戒烟大赛"。

【启动省级代表性烟草流行调查工作】 为获得省级代表性的烟草流行数据，结合中央补助地方烟草控制项目，中国疾控中心控烟办公室启动了省级代表性烟草流行调查工作，该项目以掌上电脑作为数据采集工具，前期完成了调查方案设计，赴5省市开展了现场调查培训，随后启动了现场调查工作。

【完成2015年中央补助地方烟草监测项目】 该调查的现场工作于2015年11月—2016年4月进行，共完成调查82 242份。控烟办对数据进行了清洗、加权和数据分析，完成了2016烟草调查监测报告。

【开展中国城市成人烟草调查项目】 2015—2016年，在美国佐治亚州立大学资助下，中国疾病预防控制中心控烟办公室在重庆、武汉等五个城市开展城市地区代表性的烟草调查。调查目标人群为15岁及以上城市地区常住人口，共12 347名调查对象参与。此项目对于掌握我国重要城市的烟草流行特征、指导当地控烟政策及措施制定具有重要意义，也为全国控烟立法提供参考。

【出版《2015中国成人烟草调查报告》】 2016年3月中国疾病预防控制中心控烟办公室出版《2015中国成人烟草调查报告》。本报告详细描述中国烟草流行状况、估测烟草使用对公共卫生及经济的影响、评估控烟政策的有效性，对我国五年烟草流行趋势变化进行了分析。

【建设全国戒烟门诊体系】 为搭建全国戒烟门诊服务体系，加强控烟能力建设，在全国31个省（自治区、直辖市）及新疆生产建设兵团持续支持戒烟门诊创建工作，2016年中国疾病预防控制中心控烟办公室在全国举办4期戒烟门诊培训班，培训近300人次，截至

2016年底全国共创建戒烟门诊256家。2016年完成了8000余例戒烟者干预，1个月戒烟成功率达30.7%，进一步完善了我国戒烟门诊服务能力建设，促进了我国戒烟服务的发展。

【创建无烟政府机关】 为推动地方控烟工作，2016年，中国疾病预防控制中心控烟办公室推动和指导广西、河北开展省级无烟政府机关创建工作。活动中，中国疾病预防控制中心控烟办公室指导当地制定无烟机关单位的标准、协助设计项目活动、提供无烟单位创建和戒烟培训，活动取得圆满成功，有力推动了当地政府机关无烟环境建设。

（姜垣、杨焱、杨杰、肖琳、冯国泽、王聪晓、王继江、南奕、刘仁慧）

12320 全国公共卫生公益电话建设与管理

【工作概况】

1．全国 31 个省（区、市）初步实现全覆盖目标。2016 年新增贵州省、浙江省嘉善县开通 12320 卫生热线，至此，全国 31 个省（区、市）均已开通 12320 卫生热线，初步实现全覆盖目标。2016 年 1—12 月受理量约 336.85 万人次。

2．分类指导逐步深入，创新探索初现成效。全年共计赴 9 省开展调研指导，调研主题覆盖 12320 信息化建设、提供权威健康信息及监管不正确信息传播、发展规划及新开通指导等，指导各地按照 12320 考核评价指标逐项自查和交叉互查，发现存在问题，提出改进建议。组织各地开展 2016 年全国 12320 现状调查，全面掌握各地 12320 管理与建设现状。

为推进 12320 十年转型升级，指导各地以“12320+”为指导思想开展创新探索，以卫生信息平台为支撑，以优化医疗卫生服务为导向，建立全流程医疗健康服务平台，对接区域卫生信息平台，连接远程会诊，打造公众健康服务平台，在辽宁、江苏南京、山西太原、浙江嘉善等地成效初现。

3．舆情监测分析延伸至五级目录，数据利用更加深入，信息化建设逐步推进。开展全国 12320 信息化建设调查，了解各地信息平台建设现状及与全国 12320 信息录入系统对接情况和存在问题。正式投入使用全国 12320 信息录入统计分析系统，全国 12320 受理数据网络直报与填报并存。召开信息化建设研讨会，修订全国 12320 信息平台建设方案，讨论 12320 信息化建设发展方向。

在全国范围内启用新的业务数据结构报送数据，每月对数据进行整理分析，形成舆情监测月报，涵盖 67 个一级目录、278 个二级目录及 502 个三级目录，12320 舆情监测报告更为详实，数据利用更加深入。

4．电话和短信综合戒烟服务效果明显，热线戒烟服务稳固推进。2016 年，继续推进中央转移支付地方戒烟服务重大专项，2015 年 10 月至 2016 年 6 月 30 日，29 个省份 12320 卫生热线共计招募戒烟者 5636 人，共计受理戒烟咨询电话 20 159 件次，外拨戒烟干预电话 21 862 件次。29 个省份制定了具体戒烟实施方案，开展戒烟干预经验交流 150 人次，开展热线戒烟宣传活动 359 次。

在 5 个省市试点探索 12320 电话和短信综合戒烟服务模式，初步开发了与 12320 电话戒烟干预相匹配的 12320 戒烟短信库，项目共计纳入 825 名戒烟者作为研究对象，最终提供戒烟服务 691 人次，电话和短信综合戒烟组在 1 个月、3 个月和 6 个月的持续戒烟率（分别为 41.11%、31.03%、16.71%）均显著高于单纯电话戒烟组（分别为 26.43%、19.75%、11.15%）。效果评价的结果证实 12320 电话和短信综合戒烟服务提高了戒烟依从性，提升了戒烟干预效果，提高了 12320 戒烟服务能力。此外，还积极探索使用微信等新媒体方式开展戒烟服务，探索 12320 戒烟干预信息化平台建设，以及探索 12320 戒烟热线与社区、戒烟门诊、三甲医院综合联动戒烟服务模式。

举办“中国戒烟管理教育项目”12320 戒烟热线系列培训会 5 次，进一步提高 12320 戒烟干预服务能力。

5. 携手百度探索网络健康科普信息监测与指导，正式成立12320健康科普志愿者队伍，健康科普步入新台阶。与百度战略合作携手共促权威健康科普信息广泛传播，先期选取15个疾病类贴吧（包括肿瘤吧、骨科吧、肝病吧等），探索做好网络健康科普信息的监测与指导，为公众提供正确、权威的医疗卫生健康信息，提高网民对不实健康信息的识别能力，提升全民健康素养水平。正式成立12320健康科普志愿者队伍，第一批纳入临床相关领域专家40位，2个月内组织专家撰写科普稿件30余篇。

对现有全国12320健康信息资源库中的疾病预防控制、公共卫生、妇幼保健、生活方式、人口和计划生育、寻医问药等方面的3134条健康信息进行修订更新，更新字数约194万。

6. 微信平台统一12320预约挂号入口，新媒体服务发展迅速。继续通过12320官方微博和官方微信加大健康知识、卫生政策信息等的传播力度。全年官方微信发布图文信息1467条，单条图文阅读人数最高达1.6万人次；整合已开通12320网站和微信预约挂号的多个省市，统一入口，逐步打造广覆盖、多功能的预约挂号服务平台。发布微博10 698条，开展微活动9次，在人民日报、联合政务风云榜联合发布的2016年第一季度微博影响力报告中，位居“全国十大医疗卫生微博”榜首，在每月政务指数卫计委系统微博排行榜中，连续多次排名第一，粉丝总数625万。非法疫苗经营案件应对期间，将权威预防接种知识以漫画形式在官方微博微信上进行发布，微博单条阅读量近17万人次，微信图文阅读人数近5000人次。

受宣传司新闻处委托，开展国家卫生计生委官方网站链接的全国12320官方网站公众健康信息查询服务开发项目，组织完成了建设方案与数据收集模板的编制，召开了开发需求研讨会，提出了下一步开发需求与建设重点难点。

7. 非法经营疫苗案件应对成效突出，应急应对再创佳绩。应急监测方面，今年非法经营疫苗案件、寨卡疫情发生后，均迅速启动应急响应、开展舆情监测、编制口径信息、开展舆论引导，能够做到早感知、快反应、广联动、勤报告，突显12320应对优势。自3月18日至4月25日，29个省市12320卫生热线共受理非法经营疫苗案件相关咨询54 236件次，占人工受理公众咨询总量的13.2%，日最高受理量达16 420件次。在此期间，共完成监测日报35期和阶段性报告2期，详细分析各地12320受理公众来电咨询量、咨询热点及变化趋势，提出不同阶段舆论引导的重点方向，为有针对性地开展科普宣传、正确引导舆论导向提供来自公众“第一手”的舆情支持。

继续开展日常卫生舆情监测工作，完成《12320卫生热线舆情月报》12期、《12320卫生热线节假日舆情专报》7期、《工作简报》12期。

8. 培训管理人员和骨干咨询员近450人次，规范服务逐步加强。开展管理人员和骨干咨询员各类培训4次，培训学员近400人次，内容涵盖医改、新媒体、舆情监测与大数据应用、公众咨询热点、沟通技巧、压力管理等。此外，继续强化培训基地建设，组织完成7批次51名学员赴培训基地开展标准化轮训。组织召开12320制度建设与考核评价研讨会，进一步推进12320卫生热线制度建设与考核评价的科学化、标准化和规范化。

9. 继续在全国范围开展系列宣传活动，印制各类海报77 000张，品牌宣传逐渐深入。“12320主题宣传日”继续在全国范围开展系列宣传活动，印发“12320，您身边的健康顾问”海报15 000张，在《健康报》刊登题为《12320成为百姓健康顾问》的文章，通过官方微博和微信发布相关知识、制作微信H5页面“12320，我们的十年！”、开展有奖转发、有奖问答及故事展播活动。与联合国艾滋病规划署合作印制艾滋病宣传海报 62 000 张，向《生活与健康》杂志“健康问答”专栏供稿 10 篇。

10. 与 UNICEF 和 EID 等机构合作，国际交流逐步拓宽。在 UNICEF 支持下，开展健康家庭 APP 开发需求及内容构建研究项目、12320 受理青少年健康相关数据信息回顾与开发青少年健康核心信息项目；在 EID 支持下，开展通过 12320 卫生热线开展肺结核患者服药和复查管理项目、通过新媒体开展传染病健康传播项目。

【召开 2016 年 12320 工作专题会】 1 月，12320 工作专题会在京召开，会议听取了中国疾病预防控制中心 12320 管理办公室关于 12320 卫生热线 2015 年工作总结和 2016 年工作设想的汇报，围绕全国 12320 管理中心下一步发展以及 12320 信息平台建设、全国 12320 健康信息资源库管理机制、12320 卫生热线的定位与发展等议题展开了讨论，明确了 2016 年工作重点及下一步发展方向。

【全国卫生 12320 新浪官方微博荣获“2015 年度全国十大医疗卫生系统微博”奖】 1 月，在由人民日报、新浪微博联合主办的政务 V 影响力峰会上，全国卫生 12320 新浪官方微博荣获“2015 年度全国十大医疗卫生系统微博”奖，这是全国卫生 12320 官方微博连续四年获得此项荣誉。

【“零距离互动，全方位解答”——全国卫生 12320 官方微博平台举办“做好防护，远离流感”微访谈】 3 月 1 日，全国 12320 管理中心发起“做好防护，远离流感”在线微访谈活动。此次微访谈邀请到美国疾控中心流感项目主任 Carolyn Greene、中国疾病预防控制中心病毒病预防控制所流感室（国家流感中心）副主任王大燕、中日友好医院呼吸与危重症医学科副主任医师王一民在线与网友零距离交流。一个半小时的微访谈过程中，广大网友积极参与、提问踊跃，与专家频繁互动与交流，网友提问涵盖了流感传播途径、症状、易感人群、防护措施等多方面内容，信息量较大，其中流感的防护知识是网友关注的重点，约占总提问数量的 1/3。专家们积极上线，与网友实时互动，有限时间内对 90% 网友的提问进行了权威回复，阅读总量约 32 万人次。微访谈期间所有问答还在微博平台进行同步推送，进一步扩大了微访谈的影响力，更为广泛、迅速地传播了相关健康知识。此次微访谈在新浪微博网友互动指数中高居 3 月份首位。

全国卫生 12320 微访谈上线四年来，拥有明确且独特的定位，将零距离交流作为发现问题、分析问题、解决问题的前提和基础，每次微访谈活动都真正落实到解决具体问题的层面，关注民生，切实为人民服务，倡导健康和谐的生活方式，引领公众的理念从“被动治疗”向“主动预防”转变，使公众在互动性的方式和快乐的状态下自然而然地接受科学权威的健康知识，从而达到向公众传播医学科普知识、提高科学素养的目的。

【组织开展“3·20”主题宣传活动】 3 月 20 日，全国 12320 管理中心继续在“12320 主题宣传日”策划组织开展全国范围的系列宣传活动，今年的宣传主题是“12320，您身边的健康顾问”。全国 12320 管理中心在《健康报》首版发表了题为《“12320”成为百姓健康顾问》的文章；利用官方微博微信积极发布健康相关知识；制作了微信 H5 页面“12320，我们的十年！”；开展“十年等一回！”有奖转发活动；开展了“电话那头，邂逅真情——12320 与您分享最平凡朴实的小故事”展播活动。设计并发放“12320，您身边的健康顾问”宣传海报 15 000 张。

此外，积极组织各地结合自身实际，开展广场活动、健康讲座、新媒体宣传、短信宣传、宣传材料发放、媒体推介、义诊、知晓率调查、一日体验等丰富多彩的宣传活动。共计 22 个省份开展了约 300 次广场活动；7 个省份开展了约 50 场次健康讲座；21 个省份的 12320 官方微博、17 个省份的官方微信和 18 个省份的 12320 官方网站均积极发布健康知识，共计发送原创微博 1404 条，转发全国及各地 12320 微博 1660 条，所有微博被转发 23 777 次，发送原创微信 1389 条，转发全国及各地 12320 微信 2117 条，所有微信被转发 120 521 次；13 个省份发放宣传短信 5 874 040 条，普及健康知识，宣传 12320 服务功能；各地张贴及发放宣传海报 146 305 份，发放宣传折页 361 534 份，制作宣传展板 1950 张，发放其他相关宣传材料 195 554 份；5 个省份开展了一日体验活动。近四百家报纸、网络、电视、电台等媒体对本次活动进行了报道。

【与百度战略合作携手共促权威健康科普信息广泛传播】 3 月 30 日，全国 12320 管理中心与百度携手宣布，双方将签订战略合作框架协议，共同推进权威健康科普信息的广泛传播，探索做好网络健康科普信息的监管工作。根据框架协议，在国家卫生计生委宣传司的指导下，全国 12320 管理中心将作为百度的健康科普信息顾问，指导和提供权威的健康科普信息。百度为 12320 卫生热线及其专家团队提供交流和宣传的平台，通过百度贴吧、百度百科、百度搜索等多种渠道，促进疾病预防、治疗、康复等权威健康科普信息的广泛传播。

全国 12320 管理中心是国家卫生计生委宣传司指导下的、生成权威健康科普信息的重要基地，拥有医疗卫生计生行业的权威专家团队。与百度合作后的第一步，来自北京、上海、南京、广州、重庆的 12320 专家团队将陆续以多种形式入驻百度健康类贴吧等平台，为网民获取权威医疗信息服务提供专业支撑。国家卫生计生委新闻发言人、宣传司司长毛群安表示，此次合作，全国 12320 管理中心与百度优势互补，将进一步提升互联网医疗信息服务的价值和可信度，加大权威信息的覆盖面，从而推动社会整体健康科普素养水平的提升。

【召开 12320 卫生热线信息化建设研讨会】 4 月 21 日，全国 12320 管理中心组织召开了 12320 卫生热线信息化建设研讨会。与会专家围绕国家 12320 信息管理平台建设方案、全国 12320 数据信息对接与联通、12320 信息化建设发展方向、如何将 12320 与卫生计生信息化建设工作整体融合以及如何利用 12320 平台促进分级诊疗等议题展开了热烈的讨论。会议一致认可国家 12320 信息管理平台的内容构架与建设目标，并对平台建设的可扩展性、信息安全等问题提出了具体意见和建议。专家们认为，目前 12320 处于建设发展的关键时期，加快 12320 信息化建设步伐、启动国家 12320 信息管理平台建设迫在眉睫，将 12320 打造为融合性的健康信息一站式服务平台是未来发展的必然趋势。

【举办中国戒烟管理教育项目——江苏省热线戒烟培训会】 6 月 16—17 日，全国 12320 管理中心主办的“中国戒烟管理教育项目”12320 戒烟热线培训会首站在江苏省南京市举办。本次培训为期一天，培训中介绍了全国 12320 卫生热线戒烟服务工作进展情况、2015 年中国临床戒烟指南、中国控烟履约政策和进展、江苏 12320 服务创新与培训基地建设规划，培训内容还包括 12320 新媒体戒烟方法和软件使用、12320 热线戒烟基本理论和服务流程、电话戒烟模拟。

【召开百度贴吧健康科普信息指导项目专题研讨会】 7 月 1 日，全国 12320 管理中心组织召开百度贴吧健康科普信息指导项目专题研讨会。会议听取了 5 个百度贴吧健康科普信息指导试点省市对前期工作情况及存在问题的介绍，听取了百度公司相关负责人对近期健康类贴吧运行情况的介绍，全国 12320 管理中心介绍了《百度贴吧健康科普信息指导工作方案（征求意见稿）》。与会专家就百度贴吧健康科普信息指导工作中发现的具体问题和工作方案进行了讨论，从建立百度贴吧健康科普信息指导长效工作机制、明确12320及其健康科普志愿者职责定位、健康科普志愿者的身份认证、充分发挥百度信息搜索技术优势等方面提出了具体的意见和建议。会议还就12320公众健康信息服务工作进行了研讨，与会专家一致认为应建立全国12320公众健康信息数据中心和服务平台，并与国家卫生计生信息化平台互联互通，充分发挥12320在权威健康科普信息生成与提供以及分级诊疗、智能导诊、疾病管理等工作中的作用，打造医疗卫生计生信息服务的统一门户。

【召开12320卫生热线制度建设与考核评价研讨会】 7月7日，全国12320管理中心召开了12320卫生热线制度建设与考核评价研讨会。与会专家结合12320十年转型打造公众健康信息服务平台的发展方向，对12320现有管理制度和服务规范、考核评价指标体系以及第三方服务质量评估方案等展开了细致的讨论，并从强化新媒体服务流程、完善舆情监测流程、增加权威信息资源库获取和生成流程以及根据现行工作重点调整个别考核评价指标及其权重分值等方面提出了具体的意见和建议。

【举办2016年全国12320卫生热线管理人员培训班在呼和浩特召开】 7月24—25日，全国12320管理中心举办了2016年全国12320卫生热线管理人员培训班。培训就医改相关政策、全媒体舆论引导、12320卫生热线的发展与展望、12320大数据应用与管理等内容进行授课。培训后，各地代表到内蒙古卫生计生热线进行了现场观摩和交流学习。来自全国31个省（区、市）卫生计生委12320工作主管处室负责人、12320管理中心负责人、部分分散式建设省份地级市卫生计生委主管负责人等近百名代表参加了培训。

【举办2016年全国12320卫生热线咨询员培训班】 8月25—26日，全国12320管理中心举办了2016年全国12320卫生热线咨询员培训班。本次培训结合每月受理热点问题、热线工作发展方向及咨询员知识需求，确定了热线戒烟服务、免疫规划、肺结核病、沟通技巧和压力管理等培训主题，培训采用参与式教学方法，将小组讨论、录音分析、模拟咨询、问题抢答、注入活力等环节贯穿培训始终，调动学员参与积极性，激发学习热情。

【召开12320健康科普志愿者队伍成立大会暨百度贴吧健康科普信息指导试点工作启动会】 9月7日，国家卫生计生委宣传司组织召开12320健康科普志愿者队伍成立大会暨百度贴吧健康科普信息指导试点工作启动会。会议听取了北京、上海、江苏南京、广东广州、重庆等5个百度贴吧健康科普信息指导试点省市，对前期试点工作筹备情况及下一步工作设想的汇报。全国12320管理中心解读了国家卫生计生委宣传司新近印发的《百度贴吧健康科普信息指导工作方案》（试用版）。会议宣布12320健康科普志愿者队伍正式成立，并宣读了全国12320健康科普志愿者队伍第一批医学专家名单。会议向首批医学专家发放聘书。南京市鼓楼医院主任医师张维代表12320健康科普志愿者宣读了12320健康科普医学专家公约，与会医学专家代表现场在公约书上郑重签字。与会专家围绕百度贴吧健康科普信息指导的具体工作流程、如何通过试点工作提升12320品牌形象、如何建立12320健康科普志愿者队伍建设的长效机制和激励机制等方面展开了热烈的讨论，就前期试点筹备阶段发现的问题的解决办法达成了共识。

【召开2016年全国12320卫生热线工作会议】 9月28—29日，全国12320管理中心召开了2016年全国12320卫生热线工作会议。会议指出做好12320工作，是贯彻落实全国卫生与健康大会精神、推进“健康中国”建设的重要举措；是履行政府基本公共卫生服务、向社会提供公众健康信息服务的重要方式；是深入推动健康科普宣传推广、促进精准健康教育与健康促进的重要手段。会议总结了过去一年全国12320卫生热线工作进展，发布了2016年12320第三方服务质量评估结果，并对2015年中央补助地方健康素养促进行动项目中12320戒烟咨询服务项目进行了总结，部署了2016年项目方案。辽宁省、重庆市、浙江省嘉善县介绍了12320建设发展经验，河北省石家庄市、江苏省南京市交流了12320戒烟干预服务经验。与会代表还就12320的发展方向与未来挑战，如何打造12320公众健康信息服务平台，12320应对突发卫生事件或重大卫生活动的主要作用与现存问题展开了讨论，并赴重庆12320卫生热线进行了现场观摩。

【召开2016年12320卫生热线舆情监测与数据分析培训班】 10月26日，全国12320管理中心举办了2016年12320卫生热线舆情监测与数据分析培训班。本次培训邀请到健康报社、昆明医科大学、零点公司及重庆市卫生信息中心的专家就国家卫生计生舆情监测、资料的统计分析、电话调查研究方法、12320大数据应用、SPSS与EpiData软件使用等内容进行了授课。

【召开12320卫生热线新媒体健康沟通应用培训班】 11月3日，全国12320管理中心举办了全国12320卫生热线新媒体健康沟通应用培训班。培训邀请到中国传媒大学媒介与公共事务研究院高级研究员侯锷、中国传媒大学媒介与公共事务研究院院长助理寇佳婵、美国疾控中心中美新发和再发传染病项目办项目流行病学主任Rainey博士、美国疾控中心健康传播项目官员李日春、江苏省南京市卫生信息中心主任殷伟东、北京医未科技有限公司副总经理武文龙等专家，就新媒体传播与政务舆情回应、医疗卫生工作者新媒体沟通技巧、美国CDC如何运用社交媒体、新媒体与风险沟通、南京12320新媒体应用与服务、如何利用新媒体平台，更好地发现内容，提高传播质量和效率等内容进行授课。来自全国30个省（区、市）卫生计生委12320工作主管处室相关负责人、12320管理中心负责人、部分分散式建设省份地级市卫生计生委主管负责人等近130多名代表参加了培训。

【召开国家卫生计生委官方网站公众信息服务查询开发需求研讨会】 12月15日，全国12320管理中心组织召开了国家卫生计生委官方网站公众信息服务查询开发需求研讨会。会议邀请了教育部信息中心网络信息处、国家卫生计生委医政医管局、国家卫生计生委医院管理研究所、中国医学科学院阜外医院信息中心、中国健康教育中心信息管理部以及来自辽宁、上海等省市的卫生计生信息化、医院管理和医院信息化以及12320信息化等领域的专家。会议介绍了国家卫生计生委官方网站的改版设计及相关需求，辽宁、上海和江苏南京12320官方网站目前能够提供的健康信息查询和医疗服务资源以及在线咨询服务等功能，以及国家卫生计生委官方网站暨全国12320官方网站公众健康信息查询服务开发建设方案。与会专家围绕建设方案、资源整合与更新机制、信息安全、网站内容及展现形式等方面展开了讨论，提出了具体的意见和建议。

【召开12320电话和短信综合戒烟服务试点项目工作总结会】 12月29日，全国12320管理中心组织召开了12320卫生热线电话和短信综合戒烟服务试点项目工作总结会。北京、辽宁、上海、江苏南京、甘肃五个试点省市12320主管处室和12320管理中心的负责人以及具体项目负责人参加了会议。会议对项目进行了整体总结，各试点省市分别对本省市项目开展情况和项目成果进行了总结。项目执行期间，5个试点省市共计招募了825位戒烟者，为691位戒烟者提供了戒烟服务，效果评价结果显示，12320电话和短信综合戒烟服务提高了戒烟依从性，提升了戒烟干预效果，提高了12320戒烟服务能力。通过试点项目，初步形成了与12320电话戒烟流程相匹配的12320短信戒烟库，拓宽了戒烟服务方式，提高了戒烟服务的可及性，短信戒烟服务得到了戒烟者的一致好评。与会代表还围绕12320综合戒烟服务的可行模式以及向全国推广的可行性、12320戒烟短信库的使用、如何深入利用12320戒烟数据以及试点项目过程中发现的问题与经验体会展开了热烈的讨论，为下一步深入推进综合戒烟服务提出了具体的建议。

【加强培训基地建设】 今年，全国12320管理中心继续加强北京和上海培训基地建设，统一规范培训内容、学习要求和申请赴培训基地学习流程，建议新建设省份12320卫生热线派员到培训基地参加轮训，促进省市间的交流学习，以提高全国12320卫生热线管理人员和咨询员的整体业务能力。2016年，北京和上海培训基地共完成7批次51名学员的培训工作，培训均达到了预期效果。

【开展服务质量评估】 为发现各地12320卫生热线在服务中存在的问题，有针对性地提出改善服务水平的可行性建议，全国12320管理中心组织开展了内部和外部评估。今年，全国12320管理中心对内蒙古、黑龙江、江苏、海南4个省进行交叉督导评估，促进各地之间互相学习、了解工作；组织开展了两次第三方外部评估，采用电话神秘来电者监测方式实施，评估内容包括12320卫生热线的接通情况和咨询员在接待礼仪、沟通技巧、问题解决上的表现等14项具体指标。

【继续开展日常卫生舆情监测和应急监测】 继续开展日常卫生舆情监测工作，完成《12320卫生热线舆情月报》12期、《12320卫生热线节假日舆情专报》7期、《工作简报》12期。配合卫生应急中心，通过热线、网站、微博、微信等开展非法经营疫苗案、寨卡病毒病的大众风险沟通与舆情监测工作。非法经营疫苗案期间，迅速启动应急响应、舆情监测、编制口径信息、开展舆论引导。设计监测报表监测相关咨询54 236件次，完成监测日报35期和阶段性报告2期。官方微博微信发布权威信息，微博阅读量近17万人次/条，微信图文阅读近5千人次。寨卡病毒病期间，积极通过热线、网站、微博和微信平台做好咨询解答和信息发布，正确引导舆论导向，完成监测日报52期，并编制寨卡病毒病咨询服务指南。

（崔颖、王蕾）

人力资源管理

【中心人员基本情况】 截至2016年12月31日，中心共有正式职工2120人，其中管理人员133人，专业技术人员1876人，工勤人员111人。在专业技术人员中，高级资格占50%，中级资格占32%，初级资格占18%。中心管理的处级以上干部共113人，其中直属单位领导班子成员53名，中心机关处级干部60名。

【有序开展干部选拔任用，不断充实干部队伍力量】 坚持正确的用人导向，牢牢把握干部工作的尺度和标准，积极有序地开展干部选拔任用。对直属单位领导班子，采取民主推荐、交叉任职、选派调配等多种方式加强配备；对机关处级干部，着力加强正处级干部的配备，加快推进干部队伍的及时补充；对中心本级新成立的业务处室，调配具有相关专业背景的干部人才任职和主持工作，进一步加强干部人才的合理使用，确保了有关工作平稳衔接和过渡。

【落实巡视整改意见，探索干部能上能下的管理机制】 对直属单位主要领导任职时间较长的情况进行认真梳理，提出调整建议和工作思路，经中心党委常委会研究后，上报国家卫生计生委分管领导和人事司审批，并按照批复意见逐步落实。同时，创新完善干部人才调配使用机制和职业发展通道，研究制定配套制度，在国家卫生计生委直属单位中率先进行了领导干部任期制管理、首席专家制度等方面的积极探索和有益尝试。

【首次试行后备干部人才推荐，创新干部人才梯队建设】 起草后备干部人才管理办法，研究制定推荐后备干部人才办法，确定了工作原则、素质要求、推荐方法和程序等。在充分征求意见的基础上，2016年11月发布《中国疾病预防控制中心党委关于推荐后备干部人才的通知》，在全中心范围内首次开展后备干部人才推荐。经中心党委常委会审议，初步建立了中心第一批由23名同志组成的后备干部人才储备库，创新了干部人才梯队建设机制，在实现全面广揽人才、储备人才方面迈出重要一步。

【规范和加强干部培训，提升干部岗位素质】 积极落实干部培训有关管理办法和工作要求，开展干部培训工作调查，精心设计和组织实施干部培训，不断提升干部综合素质。2016年11月底和12月初，分别举办两期处级干部轮训和岗位培训班，近100名中心处级干部参加培训，满意率达到100%。组织选派30余名中心司局级干部、处级干部、青年干部等参加中央组织部、人社部、国家卫生计生委等举办的组织调训、专题培训等各类培训，不断拓宽干部的工作视野和思路。

【提高认识，强化干部管理和监督工作】 深刻理解从严治党、从严管理监督干部新常态，强化干部管理和监督工作。坚持做好领导干部报告个人有关事项工作，充分发挥其在干部管理监督中的重要作用。加强领导干部因私出国（境）证件管理和领导干部到社会团体兼职备案管理，进一步规范手续、强化纪律。坚持在选任干部时请纪检监察部门对考察人选出具书面廉政情况说明，如有问题实行一票否决。对干部选任工作情况及时公开，认真落实群众对干部选任工作的知情权、参与权和监督权。

【落实从严管理监督干部，扎实开展干部人事档案专项审核】 2016年3—6月，对中心全体处级干部集中开展干部人事档案专项审核工作。采取“三审一约谈”方式，重点审核

“三龄两历一身份”。对档案信息和补充材料从严把关，对疑点难点问题认真调查核实；约谈干部时，耐心细致讲解，做好思想工作，达成一致意见。共审核干部人事档案117份，约谈19人次，按要求补充干部人事档案材料1100余份，按时完成专项审核工作，取得较好效果。

【认真研究、理解政策，调整工作人员基本工资标准和增加离休人员离休费】 按照《国家卫生计生委办公厅关于转发调整事业单位工作人员基本工资标准和增加离休人员离休费实施方案的通知》，2016年11月，经认真研究、理解政策，组织全中心开展此项工作，完成中心本级在职人员基本工资标准和离休人员离休费调整和补发工作。

【快速响应、扎实工作，做好养老保险数据采集】 2016年9月底，按照国家卫生计生委人事司统一部署，开展中心在职和离退休人员养老保险数据采集工作。此次数据采集涉及每一名职工详细信息30余项，时间紧、任务量大。人资处快速响应，协调规财处、离退处认真完成了中心本级人员的数据采集、汇总和导入软件等各项工作，按时报送人社部社保中心。同时，还协调和指导直属各单位开展了此项工作，全部按时报送，为实质性实施养老保险做好了准备。

【制定并实施公开招聘工作管理办法，加强人才招聘和编制使用统筹管理】 2016年5月，发布《中国疾病预防控制中心公开招聘工作管理办法（试行）》，对中心公开招聘工作做出全面系统规定，强调公开招聘应以编制的使用为前提，最大限度盘活和合理使用现有编制；要求直属各单位组织公开招聘前，由中心作为上级单位对其招聘方案进行审核备案。全年共参加现场招聘3次，组织“三生”和在职人员招聘231人次，完成直属单位招聘审核备案和信息发布20次。在具体工作中不断探索改进招聘方式方法，提升了招聘工作的专业性和科学性。

【搭建平台、拓宽空间，做好人才选拔推荐和重点培养】 继续加大人才推荐力度，规范程序、保障质量，积极争取政策、最大限度推荐人才。全年开展人才选拔推荐26人次，其中4名同志经国务院批准享受政府特殊津贴。继续将选派优秀业务骨干参与援疆援藏和到西部地区服务工作。推荐中组部、团中央第17批博士服务团成员1名，选派第八批援疆干部人才第三轮人选4名。此外，还首次选派2名中青年骨干人才，作为国家卫生计生委综合医改试点省联络员前往重庆市驻点工作。

【关注人才培养需求，推进人才上下互派工作】 继续推进人才上下互派工作，积极回应基层公共卫生人才培养需求。全年接收“西部之光”访问学者4名，进修人员39名，选派8名优秀年轻干部和专业技术骨干下派锻炼。在收到保定市疾控中心希望选派进修人员的需求后，及时调整计划，协调安排接收了1名进修人员。2016年7月召开进修工作人员、“西部之光”访问学者等参加的座谈会，了解基层疾控人员进修学习需求，为进一步做好进修课程安排和开展进修管理工作积累了思路。

【完善和申报中心人才工程建设项目预算，做好实施前准备工作】 按照中心预算申报进度，再次对人才工程建设项目预算进行修订和上报，进一步增强了项目内容的科学性和实效性。在全中心范围内对实施人才工程建设项目进行中长期出国（境）培训计划摸底，按照外事管理要求上报2017年出国（境）培训计划，并参加了国家卫生计生委组织的评审。根据中心整体压缩培训预算的要求，最大限度争取预算资金，调整预算分配，并进一步协调有关部门做好项目实施前准备工作。

【积极争取政策，组织开展专业技术资格评审申报】 组织全中心272人参加国家卫生计生委开展的研究系列和医技系列专业技术资格评审。对一些存在特殊情况的人员进行了详细的情况摸底和研究，多次直接向委人事司反映情况和进行说明，努力为职工争取政策。共有 194 人通过评审，其中正高级 46 人，副高级 64 人，中级 84 人。此外，根据会计、审计、工程等专业技术资格申报归口有关部委管理的要求，全年为 9 人办理专业技术资格委托评审手续。

【克服困难、稳妥施策，组织完成 2015 年岗位聘任工作】 2016 年 9 月，组织完成中心 2015 年岗位聘任工作。经摸底测算、请示研究，确定了现有条件下岗位指标配置办法，并结合中心工作实际对专业技术岗位评审条件进行了规范和修订。在此基础上，用 3 天时间组织召开评聘会，对申报岗位竞聘人员采取述职答辩形式进行了评审，对中心申报二、三级岗位人员进行了答辩评审。由于符合评审条件人数多、岗位聘任岗位少，竞聘压力增大，尤其是高级岗位竞聘压力加大。此次岗位聘任后，中心高、中、初三级专业技术岗位结构比例分别为 39%、39% 和 22%。

【制定绩效考核指导意见和 2016 年实施方案，组织实施 2016 年绩效考核】 2016 年 7 月，发布《中国疾病预防控制中心绩效考核指导意见》，明确提出中心绩效考核的目的、原则、方法和年奖励性绩效工资的分配原则等，成为中心本级和直属各单位开展绩效考核的重要指导性文件。12 月，又制定发布中心 2016 年绩效考核实施方案，包含机构绩效考核和个人绩效考核，率先在国家卫生计生委直属单位中实施了机构和人员同步的绩效考核，并根据考核结果完成了 2016 年年奖励性绩效工资的分配。

【规范完善中心主要职责和内设机构设置，修订并上报中心“三定规定”】 根据国家卫生计生委人事司反馈意见和中心领导意见等，进一步修订完善中心主要职责，并指导有关处室修订调整处室工作职责。积极向委人事司上报情况说明，争取新增和保留有关内设机构。协调完成监督中心三项职能划转接收工作，协调开展成立标准处、全球公卫中心、网安办有关工作，实现平稳过渡。经多方面反复沟通和中心主任办公会研究，2016 年年底前完成中心“三定规定”有关修订工作，上报委人事司和疾控局。

【重要日常人事管理工作】 全年共办理因公出国（境）政审 459 人次；完成人事统计报表 77 套；完成中心毕业生就业派遣 126 人次；审核、上报解决夫妻两地分居材料 6 人次；调整在职人员工资 910 人次，离退休人员离退休费 150 人次；办理在职人员养老保险、职业年金、失业保险等社会保险核定 680 人次；办理人员调入、调出、退休等工资核定等 30 人次。此外，还完成了中心法人证书和组织机构代码年检和借用，审批高级专家提高退休费比例，办理高级专家延缓退休以及领导干部、老专家医疗照顾有关手续等其他重要日常工作。

【外聘人员管理工作】 全年共发布招聘启事 12 期，签订劳动合同 57 份，核定 80 名外聘人员社会保险基数和住房公积金基数；每月通知规财处发放工资、上缴社会保险和住房公积金达 60 余万元；办理离职手续 8 人；前往社保中心办理社保转入、转出手续 18 人次，上缴医疗保险费用 50 余万元。

（张学清、吕艳、沙磊、郭利娜、周猷、刘斐莹）

基础设施建设

【一期工程竣工财务决算】 在基建处、审计处、规财处、设备处等多部门紧密合作下，一期工程竣工财务决算2016年上半年经国家卫计委财务司审核通过报送财政部。根据2016年9月施行的财政部关于印发《基本建设项目竣工财务决算管理暂行办法》的通知（财建〔2016〕503号），该项目竣工财务决算交回国家卫计委审批，目前一期工程竣工财务决算已获得国家卫计委正式批复。

【参与二期工程立项工作】 参与了二期项目立项工作，主要是根据国家发改委及其委托评估公司的要求补充提供二期项目建议书相关文件，并回复其提出的相关问题。2016年11月接到国家卫生计生委来函，中国疾控中心二期工程项目建议书经国务院批准，获得国家发展改革委批复。中国疾控中心二期工程总建筑规模17.14万平方米，项目总投资约14.25亿元。

【参与援塞拉利昂固定生物安全实验室项目】 根据中心援塞项目联合工作组的分工，我处负责固定实验室项目的设计、施工管理、工程验收、预算执行等项工作。

目前援塞固定生物安全实验室运行正常，已开展埃博拉、寨卡、黄热病等多项实验室检测和科研工作，累计检测样品15 000余份。

地质勘察、工程设计、土建施工单位和实验室专业分包单位和我中心委托的项目审计单位的预算已全部执行完成。援塞固定生物安全实验室工程档案资料已正式移交商务部国际经济合作事务局。

【指导寄生虫病所异地扩建项目建议书编制及审核上报】 指导寄生虫病所异地扩建项目建议书编制，审核完成上报国家卫生计生委并通过国家卫计委规划司组织的专家评审。

【参与生物安全四级实验室工程立项工作】 参与了生物安全四级实验室项目立项工作，主要是项目建议书的编制、论证。

【参与援塞拉利昂西非热带病研究与防治中心方案编制工作】 参与了援助塞拉利昂西非热带病中心方案编制工作，主要负责项目建设方案、建设内容和项目建设费用估算编制工作。

根据中心领导安排参与商务部组织的援塞拉利昂西非热带病研究与防治中心和援利比里亚国家参比实验室可行性研究现场调研工作并编制项目可行性研究报告。

【参与援塞固定生物安全实验室项目维保工作】 参与了援塞拉利昂固定生物安全实验室项目维护保养合同起草，编制实验室设施设备运行预算，并指导现场维保工作。

（蒋晋生、薄姗姗）

科 研 管 理

【建立健全科研管理制度，制定科技发展规划】

1. 出台并施行《中国疾病预防控制中心学术委员会章程（试行）》、《中国疾病预防控制中心科研项目管理规定（试行）》、《中国疾病预防控制中心科技论文发表管理办法（试行）》、《中国疾病预防控制中心医学科研诚信规范（试行）》4项制度，制定并完善中心成果转化管理办法和横向课题管理办法。

2. 组织编写中心《中国疾病预防控制中心“十三五”科技发展规划》。

3. 参加科技部重点研发计划国际合作研究方案和指南的编制，并修订科技部和国家卫生计生委一系列规划、办法、制度和指南。

【2016年中心科研项目及经费情况】 2016年列入中心科研计划管理的总课题数362项，实际获得经费24 897.6万元；获准课题125项，争取经费13 275.29万元。

【科技成果申报、获奖及鉴定情况】

1. 组织筹备侯云德院士2017年国家最高科学技术奖申报工作。

2. 组织科技成果鉴定6项，科技成果登记6项。

3. 组织申报中华医学奖6项，获二等奖2项，三等奖2项；北京市科学技术奖3项；华夏医学科技奖3项，获二等奖1项，三等奖1项。

4. 中心发表论文1472篇，中文952篇，英文520篇（SCI收录501篇）；出版专著63本，主编34本，参编27本，编译2本。

5. 中心获得专利23项。

【重点科研项目管理工作】

1. 传染病重大专项。组织中心“十二五”项目验收、“十三五”项目申请和评审，撰写并上报《科技重大专项课题责任单位组织管理及财务自查报告》，组建第二届重大专项领导小组、专家咨询委员会及专项管理办公室。

2. 国家重点研发计划。组织并推荐2016年度5个领域的12个课题进行申报，最终立项7项；组织并推荐2017年度5个领域的8个课题进行申报。

3. 国家科学基金。组织国家自然科学基金项目申报6项，填报年度收支报告、项目进展、项目管理报告；组织国家社会科学基金项目申报2项。

4. 973计划。组织973计划“气候变化对人类健康的影响与适应机制研究”项目结题验收工作。

5. 创新人才推进计划。推荐9项。

6. 科技基础资源调查专项。组织征集2017—2020年科技基础资源调查专项重大需求2项。

7. 组织征集中国工程院2017年重大咨询研究项目选题建议7项。

8. 中心青年科研基金。组织2016年度申请，经专家评审后中标12项；受理并批准青年基金课题延期1项、更改课题负责人的申请1项。

【科研诚信与伦理管理工作】 召开6次伦理审查会，并针对国家自然基金项目申报举办专题审查会。受理26项伦理审查，对3个研究进行延续审查，并审查3个项目研究方案的修订。

【重点实验室管理】

1. 协助国家卫生计生委科教司开展委级重点科研基地评估工作。

2. 下拨3个中心重点实验室2016年运行经费各20万，并督促其完成预算执行。

3. 协助科技部布置国家重点实验室2016年度评估工作，审查并上报国家重点实验室五年工作报告。

4. 协助传染病预防控制国家重点实验室开展年报填报工作。

【人类遗传资源管理】

1. 审查并协助办理涉及人类遗传资源的生物制品出入境2例。

2. 协助科技部办公厅开展人类遗传资源行政许可管理专项检查相关工作。

【2016年全国疾控中心科研管理与学术交流大会】 6月6—7日在辽宁省沈阳市召开，对全国疾控系统广大科技工作者开展传染病、慢性病及公共卫生领域最新科研进展的学术交流活动，积极响应习近平主席提出的“谋划创新、推动创新、落实创新”号召，把实施创新驱动战略摆在更加重要的位置，立足全局加强科技创新，全面深化科技体制改革，全国疾病防控科研工作同仁齐心协力、共谋发展。

【科研管理培训，科技进展宣传】

1. 3月22—24日在京组织召开中心科研管理及伦理诚信培训会，邀请医学伦理与诚信方面专家授课讲座。

2. 5月12—13日在京举办中心青年基金讲座与培训，加强中心青年基金的管理力度，分享申报经验和项目执行体会。

3. 6月22—24日在新疆维吾尔自治区乌鲁木齐市举办中心科技援疆培训，通过创新形式与方法，为新疆疾控系统培养科技人才，对口支援新疆科研能力建设，对促进新疆卫生科技和疾控事业的发展具有重要意义。

4. 7月26—28日在京举办全国疾控中心科研诚信与医学伦理培训，首次面向全国疾控系统科研人员开展伦理道德和科研诚信系统培训，对营造健康向上的学术氛围，正确树立诚信意识具有重要意义。并对全国各省疾控中心的伦理与科研诚信能力建设现状及培训需求进行摸底调查，力求以问题为导向，以实际工作为基础而开展培训督导工作。

5. 定期开展中心承担国家科技部项目、国家自然资金及其他国家及课题，卫生部课题及其他部委课题项目和经费统计监测，以及中心国家奖、省部级奖及其他获奖情况，发表中英文论文情况，SCI论文影响因子分析，获准专利及出版专著情况的统计工作，编制、出版和发行本年度中心科技成果与论著年报。

6. 完成“疾控科研进展”简报的收集、编制、刊发，以宣传媒介为载体，向全国推广中心最新科研成果、重大进展等，分析总结中心科研成就。提升中心科研影响力，为科研发展提供依据。

7. 完成科技部专家库征集及科技资源平台调查工作。

8. 完成中心晋升职称和评定岗位人员的科研审核工作。

【积极做好科学研究】

1. 牵头实施“十三五”传染病重大专项“非洲重要传染病流行规律研究”，探索将防控关口前移到境外疫源地，研究非洲多种重要传染病流行规律，提升我国传染病防控和全球公共卫生事件的应急处置能力，防疫于国门之外，建立中非传染病合作研究机制和平台，为全球传染病防控提供技术支持和科研基础。

2. 牵头开展“结核病耐药综合预测国际合作研究”，为结核分枝杆菌耐药检测标准化、基因组测序、结核分枝杆菌耐药机制的国际合作研究奠定基础。

3. 组织开展“2030年我国主要健康问题与疾病负担预测研究”，形成2030年我国主要健康问题与疾病负担预测研究报告，以支撑“健康中国2030规划纲要”的编制，发挥疾病预防控制和公共卫生服务国家队作用，与国际先进科研机构合作，带动我国主要健康问题科学研究，助力实现“健康中国2030”发展目标。

（何广学、王吉春、杨曦）

国际合作与交流

【2016年度中国疾控中心出国(境)任务和外宾来访概况】 截至2016年12月31日，中国疾控中心本年度实际执行因公出国(境)任务254批437人次。与2015年(287批538人次)相比，派出批次缩减了约12%，人次减少了约19%。赴港澳台地区14批，33人次，共出访国家/地区51个。全年共接待来自美国等60余个国家和地区、国际组织等的来访活动共178批次，805人次，比2015年批次增加37.9%，人次增加31.1%。

【中国疾控中心召开援外工作座谈会】 2016年1月22日中国疾控中心援外工作座谈会在昌平园区召开，国家卫生计生委、中国疾控中心和部分省、市疾控中心领导和专家40余人参加了会议。此次会议比较系统总结了中心援外工作，梳理面临的挑战并提出了做好公共卫生援外的建议，包括加强顶层设计和规划、整合资源与统筹协调、加强人才培养和储备以及建立和完善保障和激励机制等。

【第十三届中国疾控中心元宵节国际联谊会圆满召开】 2016年2月22日晚，2016年第十三届中国疾控中心元宵节国际联谊会在北京渔阳饭店召开，委国际司领导、中国疾控中心的领导和专家及国际合作伙伴等共170多人，为持续和稳定拓展合作，特别是促进公共卫生援非和全球卫生合作伙伴关系的发展欢聚一堂，共度中国传统的元宵佳节。

【与世界卫生组织非洲区办事处主任交流在非洲的合作机制和领域并达成初步共识】 2016年3月23日，世界卫生组织(WHO)非洲区办事处(AFRO)主任Matshidiso Moeti博士一行10人访问中国疾控中心。双方就加强非洲公共卫生系统建设等方面进行了交流并表示将共同探索未来在非合作，在重点领域开展技术合作，包括综合疾病监测与应对(IDSR)、感染预防与控制(IPC)等。

【中国疾控中心与苏丹、南非、蒙古、立陶宛、德国对口公共卫生机构签署合作备忘录】 2016年8月31日中国疾控中心与苏丹国家公共卫生实验室签署了合作备忘录。同年派出2名专家赴苏丹为其国家公共卫生实验室的升级改造提供技术支持并陪同苏方在国内的现场考察。

6月19日，该中心王宇主任和立陶宛传染病与艾滋病研究中心Saulius Caplinskas主任在第二届中国—中东欧卫生部长论坛上签署了机构间合作谅解备忘录。双方重点加强在高致病性传染病防控与监测、健康促进、公共卫生应急反应技术支持、公共卫生政策、策略和措施的循证信息与数据等领域的合作。

7月23—29日，该中心梁晓峰副主任随刘谦副主任赴南非参加中国—南非卫生管理部门沟通联系机制工作组第一次会议，并与南非国立传染病研究所签署了合作备忘录，建立合作关系。

10月18—19日，该中心王宇主任在2016年国家级公共卫生机构国际联盟年会上分别与蒙古国家公共卫生中心和德国罗伯特•科赫研究所签署合作谅解备忘录，双方重点加强在传染病与慢病监测与防控、流行病学研究和健康促进、病原微生物实验室的安全管理等领域的合作。

【支持非洲疾控中心建设，派员考察及现场提供技术支持】 2016年3月3—25日，应非盟邀请，中国疾控中心梁晓峰副主任赴肯尼亚、赞比亚、尼日利亚、埃及和加蓬参与中美非联合进行的非洲疾控中心和区域合作中心现场评估，对推荐的中心提出评估意见和建议。3 月 15 日—4 月 11 日，派 3 名专家赴埃塞俄比亚非盟总部，参与中美联合对非盟新招聘 10 名工作人员的专业技术进行培训，重点培训传染病报告系统、公共卫生应急和传染病防控。8 月底，派 1 人赴非盟使团任为期 4 年的外交一秘。11 月 13—20 日，中国疾控中心王宇主任等 2 人赴肯尼亚参加非洲疾控中心战略规划会议，为非洲疾控中心 2017—2022 年发展规划献计献策。邀请非洲疾控中心 7 名专业人员来华访问；制定了《中国支持非洲疾控中心建设方案》。

【召开中国疾控中心与英格兰公共卫生署技术合作研讨会】 为落实中国疾控中心与英格兰公共卫生署签署的合作谅解备忘录，2016 年 5 月 17—18 日，双方共同在京召开了“中国疾控中心与英格兰公共卫生署技术合作研讨会”，共邀请专家约 120 人参会。研讨会就慢病防控与营养、艾滋病防控、卫生安全与应急、气候变化与健康四个主题分享经验，深度探讨并确定了四个领域合作的方向、计划及对口联络人，一些合作已经逐步展开。会后，还召开了两个机构的主任年会，对未来合作的重点等进行了讨论。

【与法国公共卫生机构继续深化公共卫生领域合作】 2016 年 6 月 30 日，中国疾控中心梁东明书记参加在法国巴黎举办的中法人文交流高层对话活动，并代表中心与法国公共卫生研究院更新签署合作备忘录，拓展了合作内容。11 月 1 日，法国国家食品、环境及劳动卫生署主任一行访问该中心，就环境健康、营养调查与职业病防治等领域进行了学术交流，为开创公共卫生领域的合作打下坚实基础。该中心还与巴斯德研究所探讨在非三方合作开展传染病防控科研项目。

【第二届中国—中东欧国家卫生部长论坛公共卫生合作分论坛在苏州召开】 2016 年 6 月 19—20 日，第二届中国—中东欧国家卫生部长论坛期间，中国疾控中心承办了公共卫生合作分论坛，来自中国、捷克、立陶宛、斯洛文尼亚和匈牙利等国的 80 名与会代表分享了各国公共卫生工作经验，就传染病和慢病防控、疫苗接种领域的工作进行了交流。中国—中东欧国家公共卫生合作机制宣布成立，将有力地促进该中心与中东欧国家级公共卫生对口机构的未来合作。

【援塞固定生物安全实验室技术合作项目成果丰硕】 中国疾控中心分别于 2016 年 6 月和 12 月组织派出第三、四批检测队共 10 人赴塞拉利昂执行援塞固定生物安全实验室技术合作项目。2015 年 12 月派出的第二批 10 名队员已完成任务于 2016 年 6 月回国。项目执行取得丰硕成果，该中心除完成埃博拉病毒检测任务外，参与执行的世界卫生组织、中国疾控中心、中美疾控中心和塞国卫生部四方合作项目—埃博拉幸存者体液排毒监测研究圆满结束，建立了寨卡病毒和黄热病毒的检测平台并开展检测工作。该中心第三批检测队应邀成为塞国公共卫生应急管理委员会的成员，意味着塞国公共卫生及疾病预防控制的决策层中，对援塞具有里程碑式的意义。援塞固定生物安全实验室被塞国卫生部确定为“病毒性出血热国家参比实验室”和“病毒检测与生物安全国家培训中心”，并通过了世界卫生组织（WHO）的 ISO15189 的现场评估，是塞国目前唯一达到此国际标准的实验室。

【中国疾控中心王宇主任加入金砖国家智库中方理事会】 2016 年 9 月 19 日至 23 日，中国疾控中心王宇主任赴印度果阿参加金砖国家第八次学术论坛，重点就传染病和慢病防控合作提出了意见和建议。12 月该中心被推荐加入金砖国家智库中方理事会并由王宇主任担任理事。

【参加中美疾控中心第12届主任年度会议】 2016年9月28日上午，中国疾控中心王宇主任率团一行6人赴美国亚特兰大参加中美疾控中心第12届主任年度会议。来自双方单位的全球卫生、卫生应急、结核和慢性病防控等相关部门约20名代表参加了会议。围绕卫生应急能力建设和加强全球卫生合作两个核心议题，就寨卡疫情及应对、全球卫生中心发展和塞拉利昂乙肝疫苗接种项目、现场流行病学项目等进行了交流。9月28日下午，王宇主任和美国疾控中心托马斯•弗里登主任正式续签了双方疾控中心合作谅解备忘录。

【成功主办国家级公共卫生机构国际联盟（IANPHI）第10届年会】 2016年10月16—20日，中国疾控中心在上海主办了国家级公共卫生机构国际联盟（IANPHI）第10届年会，56个国家的70余名国家级公共卫生机构领导人及国际组织和基金会等合作伙伴代表130余人参会交流。本届年会包括IANPHI战略委员会会议和执委会会议、非洲区域会议、全体大会和现场考察。该年会增补包括中国疾控中心王宇主任在内的3位执委，会员机构由88个国家的100个增加为93个国家的108个。会议就非洲疾控中心建设进行充分研讨，并就国家级公共卫生机构建设的关键问题，如筹资、职能协调、可持续等问题进行讨论。该年会成立了亚洲区域网络。王宇主任被推选为该网络主席，成员还包括蒙古、孟加拉国、巴勒斯坦、中国香港、印度、日本、缅甸和尼泊尔的代表。期间，中心领导还与非盟疾控中心、欧洲疾控中心、英国、加拿大、德国、蒙古和塞拉利昂等国家公共卫生机构代表进行了年度会晤。

【启动与美国国家癌症研究所的肿瘤合作研究项目】 中国疾控中心与美国国家癌症研究所探索在慢性病、肿瘤防控、控烟、宫颈癌疫苗等领域开展合作。该中心联合北京大学首钢医院、中国医学科学院肿瘤医院，共同与美国国家癌症研究所合作开展姜黄素的抗癌机理研究，目前该合作正稳步推进。

【塞拉利昂总统科罗马阁下一行访问中国疾控中心】 2016年12月1日，塞拉利昂总统欧内斯特•巴伊•科罗马（Ernest BaiKoroma）阁下一行13人访问中国疾控中心，中国驻塞拉利昂大使吴鹏陪同来访。科罗马总统此次来访目的是了解中国疾控中心的职能、运作以及在传染病和其他卫生问题的防控经验，促进双方在更广泛领域的合作并看望援塞队员。他在讲话中代表塞拉利昂政府和人民对该中心在抗击埃博拉时期对塞拉利昂在设备、人员、实验室建设、培训等方面给予快速、亟须而无私的援助表示诚挚感谢。王宇主任会见了总统代表团一行并致欢迎词，他表示中国专家在参与西非抗击埃博拉疫情的战役中与塞拉利昂人民结下了深厚的友谊，中塞两国公共卫生工作者仍在加强塞拉利昂以及西非国家的公共卫生体系建设、应对传染病和突发公共卫生事件等方面继续开展着密切的技术合作，成为中非公共卫生合作的重要内容。中国疾控中心通过这一合作亦加强了自身能力建设，将一如既往地继续支持塞拉利昂疾控中心的建设和人员培训，并与塞拉利昂建立长久合作伙伴关系。离开中心前，总统与中心近40名援塞队员代表逐一握手，表示感谢。

【第十届中日韩传染病论坛在北京成功召开】 2016年12月19日，第十届中日韩传染病论坛在中国疾控中心昌平园区成功召开。来自日本国立感染症研究所、韩国疾控中心和中国疾控中心的45位专家参加了会议。会议交流了新发传染病防控体系和能力建设、抗生素耐药、肝炎、艾滋病防控等领域的经验以及未来三方合作的意愿与计划。三方将继续巩固对口管理和专家联络机制，在新发和再发传染病防控、抗菌素耐药、国家健康战略等议题上加强研究、交流和合作，包括联合研究、培训、防控技术和资源共享等，并开展全球卫生领域的合作。王宇主任分别与日本国立感染症研究所主任 Dr. Ichiro KURANE 先生和韩国疾控中心传染病控制中心主任 Dr. Sook Young KWAK 女士进行了双边会谈，明确合作重点领域。12 月 20 日，韩国疾控中心与会人员一行访问了朝阳区疾控中心，并就传染病防控和 2018 年冬奥会备战公共卫生应急等方面进行了交流。

【成功推荐美国加州大学洛杉矶分校公共卫生学院教授 Roger Detels 获得 2016 年中国政府“友谊奖”】 Roger Detels 教授是全球公共卫生界最有影响力的杰出领袖之一。原美国加州大学公共卫生学院院长，是我中心的长期合作伙伴和外籍咨询专家。26 年来，他以无人能及的专业素质和国际影响力，支持中国艾滋病防治事业的发展，对中国流行病学人才的培养做出了卓越的贡献，对中国艾滋病防治策略的形成、发展和完善起到了重要的影响和促进作用，做出了重要贡献。Roger Detels 教授成功获得 2016 年中国政府“友谊奖”，并受到了国务院总理李克强的亲切会见。

【进一步加强海峡两岸交流合作】 2016 年度共完成与台湾地区常规传染病疫情通报交换 108 期，其中，手足口病双周报 22 期，流感疫情周报 60 期，月报 24 期，年报 2 期。海峡两岸来往邮件共计 182 封。中国疾控中心专家出访港澳台地区 14 批，33 人次，接待香港、澳门地区来访活动 4 批 12 人次。

【中国疾控中心外宾接待管理办法出台】 为加强外宾接待工作的计划性、有效性和规范性，结合中国疾控中心实际情况，制定了《中国疾病预防控制中心外宾接待管理办法》。该办法包括 6 章 31 条和 9 个附件，对中心外宾接待管理工作的职责分工、审批程序和要求、规范措施、监督检查等方面提出了比较全面和系统的要求和指导意见。

【举办国际交流合作能力建设培训讲座】 为提高中国疾控中心人员的国际交流与合作能力，拓展其参与全球卫生合作的视野和思路，中国疾控中心国际处 2016 年度共举办 5 期国际合作交流能力培训班，邀请 WHO、联合国艾滋病规划署、美国疾控中心和美国国立癌症研究所的在华专家以及中心专家介绍和分享全球卫生、援外等经验，共 200 余人参加培训。

【援助塞拉利昂建设西非热带病研究与防治中心】 按照我国援助塞拉利昂的总体部署，中国疾控中心积极落实在塞拉利昂建设西非热带病防治与研究中心的工作计划。2016 年 2 月，中心完成了关于援助塞拉利昂建设西非热带病研究与防治中心的建议报告；5 月，由商务部组团，中国疾控中心 2 名技术专家应邀赴塞拉利昂参加了该建设项目可行性考察工作。西非热带病中心建成后，我国援助塞拉利昂固定生物安全实验室将并入该中心统一管理运行。

【选派赴安哥拉开展黄热病疫情防控】 2016 年 2 月，安哥拉暴发黄热病疫情，根据国家黄热病联防联控机制统一部署，中国疾控中心组派公共卫生专家组于 5 月份赴安哥拉执行境外援助任务 26 天，积极开展多边及双边合作，及时掌握疫情及防控进展，定期参加安卫生部—世界卫生组织疫情例会，适时提出防控建议，完成安哥拉黄热病疫情风险评估，实地考察安卫生部门，全面了解安方需求，并在安哥拉中资机构现场考察与培训。

（王晓琪、胡虹、丁旭虹、刁菲、邹运铎、胡静然、王晓宁、王立立、张洪龙）

教育培训

【研究生招生工作】 中国疾控中心2016年招收研究生新生共196人，其中统招博士生49人、硕士生92人，在职公共卫生硕士55人。

【研究生教育宣传交流】 5—7月，由中心教育处统筹组织中心传染病所、病毒病所、寄生虫病所、慢病中心和营养所分别牵头前往浙江、辽宁、上海、山东、重庆、湖南和湖北等地的医学院、公共卫生学院、疾控中心开展研究生教育交流和招生推介活动。本次交流和推介活动是中心组织的第二年走进院校的系列宣传交流活动，对增强中心与高校的研究生交流、扩大中心教育培训在高校和地方疾控中心的影响力、增加中心内人员对高校本科生、研究生教育的认识和理解起到推动作用。

【举办相约疾控夏令营】 7月18—22日举办了中心第三届全国优秀大学生"相约疾控"夏令营。来自全国39个院校的48名优秀大学生参加了此项活动。活动包括4场专家讲座、1场中心介绍、卫生拓展、师生见面、专业实践考察、口头交流自我展示、与在校研究生联谊交流等活动。

【就业指导工作】 2016年3月5—6日，举办了中国疾控中心首届2016年研究生应届毕业生就业推介会，有35家单位参加招聘，提供招聘岗位近300个，中心约200名学生参加。2016年11月5日，举办中心首届毕业生就业指导培训，分别从公务员备考、职业发展规划和面试礼仪三个方面邀请了相关机构讲师，100余名研究生参加。

【举办2016届研究生毕业典礼暨学位授予仪式】 2016年7月，在中心昌平园区举办了2016届研究生毕业典礼暨学位授予仪式。中心领导、各直属单位领导、导师代表、2015届毕业研究生等共200余人参加了典礼。毕业典礼的成功举行进一步增强了毕业生们作为中国疾控中心研究生的光荣感和自豪感，提升了毕业生们为公共卫生服务事业发展而努力奋斗的使命感和责任感，培养了研究生尊师爱校的高尚情操，积极推动了中心研究生教育工作的可持续发展。

【2016年全国疾控机构教育培训工作会议】 2016年11月组织召开2016年全国疾控机构教育培训工作会议，推动中心与地方疾控机构在公共卫生医师规范化培训、继续医学教育、公共卫生人才培养等方面的交流与合作。

【国家级继续医学教育项目】 2016年获批国家级继续医学教育项目73项（其中国家级继续医学教育项目57项、传染病预防控制国家级继续医学教育基地项目16项），实际举办56项。申报2017年新项目47项。组织修订完善了继续医学教育项目管理标准化操作程序，以及国家级继续医学教育项目现场督导评估方案。2016年7月组织召开中心国家级继续医学教育项目管理工作会议。2016年，中心教育培训处共派出5人次，分赴成都、南京、北京等地开展培训班现场评估。根据国家卫生计生委科教司安排，参与研讨、起草关于加强"十三五"期间继续医学教育工作的指导意见等相关文件方案。

【探索公共卫生医师规范化培训试点】 2016年，中心教育培训处积极派员参加国家卫生计生委疾控局组织召开的11次规范化培训研讨会、工作会。与院校、疾控机构、医师协会、医学考试中心等专家共商规范化培训相关事宜。并分别于5月、6月、9月组织召开3

次规范化培训专题研讨会，讨论、修订《公共卫生医师规范化培训试点工作方案》和起草说明、《公共卫生医师规范化培训内容与标准总则（试行）》与细则、《公共卫生医师规范化培训基地认定标准（试行）》等文件。根据国家卫生计生委疾控局部署安排，先后派员赴湖北、北京、山西开展现场调研，了解基层对于开展公共卫生医师规范化培训的相关情况。在积极参与国家医学考试中心和国家卫生计生委卫生发展研究中心相关课题研究的基础上，着手准备开展疾控机构工作人员与公共卫生专业学生对公共卫生医师规范化培训的相关知识、态度和需求调查、公共卫生医师规范化培训社会动员与宣传专题研究，起草了研究方案。

【参与预防医学科住院医师规范化培训】 在中国医师协会的组织下，继续参与预防医学科住院医师规范化培训相关工作。拟定预防医学科住院医师规范化培训专业委员会名单和基地评审专家推荐名单，起草、完善预防医学科培训基地评估指标，召开预防医学科住院医师规范化培训考核大纲修订会，组织研究、修订考核大纲等。

【参与我国公共卫生人才培养——继续教育战略研究课题】 中国工程院2016年把“我国医药卫生人才培养战略研究”作为重大咨询项目立项。作为其中的一项子课题，中心教育培训处承担了公共卫生人才培养—继续教育战略课题研究工作。2016年参加了课题启动会、3次课题推进会，起草、编写了课题研究方案等。

【公共卫生医师定期考核学习库建设】 在中国医师协会的组织下，牵头组建公共卫生医师定期考核学习库编写专家组，承担考核学习库、题库等建设。

【研究生学位课程开设】 2016年，中国疾病预防控制中心研究生院集中开设了45门课程，共计授课2636学时；各研究生培养单位开设二、三年级博硕士专业课22门，共计1050学时。2016年12月，组织开设应用型硕士研究生现场实践讲座活动，围绕国内外公共卫生与疾控工作进展、深化医药卫生体制改革、传染病防控的机遇与挑战等进行讲授，并举办公共卫生系列专题讲座。

【启动公共卫生硕士现场实践教学改革工作】 2016年3—6月，教育处组织开设“现场流行病学案例与分析”课程教学，通过突发公共卫生事件案例教学，培养学生发现并解决公共卫生问题的能力。5月，召开全日制MPH现场实践模式研讨会，对全日制MPH现场实践组织形式、基地建设、现场导师聘任、实践安排和考核、学生管理等事宜进行研讨。7月1日至7月31日，组织中心2015级32名全日制公共卫生硕士研究生，分赴北京市朝阳区疾控中心、昌平区疾控中心进行现场实践教学工作。

【研究生学位课程授课师资】 2016年集中授课阶段共有220位老师为中心研究生授课，其中中心内的授课教师163名，授课学时1172，人均授课7.2学时；中心外的授课教师57名，授课1224学时，人均授课21.5学时。2016年中心专业课共有261位老师为中心研究生授课，其中中心内的授课教师241名，授课学时960，人均授课学3.98时；中心外的授课教师20名，授课95学时，人均授课4.75学时。

【启用中心版学位证书】 根据国务院学位委员会、教育部关于印发《学位证书和学位授予信息管理办法》的通知（学位〔2015〕18号），中心自2016年3月正式启动自主开展学位证书版式的设计、制作。中心版学位证书，包括中文及英文副本。自2016年7月起，向授予学位研究生颁发中心版学位证书。并按北京市学位委员会办公室《关于开展2016年学位证书制发工作检查的通知》（京学位办〔2016〕6号）要求，于2016年10月向北京市学位办报送中心2016年学位证书制发工作总结报告。

【试行研究生学位论文匿名评阅】 为加强研究生学位论文评阅管理，探索建立科学合理的学位论文评审机制，在常规开展学位论文评阅的基础上，组织试行研究生学位论文匿名评阅。经考察论证，确定匿名评阅通过教育部学位与研究生教育发展中心论文送审平台进行。采取抽评方式确定送审学位论文（不包括涉密研究生学位论文）。2016年，中心送审学位论文共59篇（其中，博士学位论文29篇，硕士学位论文30篇）。

【组织召开中心第五届学位评定委员会第二次会议】 2016年7月，审定授予博士学位35人、硕士学位60人、专业硕士学位66人。评选中心优秀博士学位论文6篇。同意依据会议审议意见调整后通过《研究生导师管理规定》、《研究生导师资格遴选条件》、《研究生申请学位发表文章的具体要求》等3个文件并公布执行。

【研究生学籍注册】 落实全日制研究生新生学籍电子注册141人，在校生学年电子注册432人，毕业生学历电子注册126人，制发博、硕士研究生毕业证书，其中博士39人，硕士87人。完成新生入学登记、毕业生毕业登记。办理研究生延期毕业、更换导师、休学、出国、更换副导师、增聘副导师、终止聘任副导师等批复、备案共计75人。印制、发放中心毕业研究生毕业证明书2人。

【研究生思想政治教育工作】 为纪念中国共产党成立95周年暨红军长征胜利80周年，研究生院组织了一系列研究生爱国主义教育活动。2016年10月16日和23日，分别在研究生院潘家园教学区和昌平教学区开展2016级学术型硕士研究生和全日制公共卫生硕士研究生党支部“支部委员讲党课”活动。2016年11月组织2016级在职MPH党团支部“祭先辈报国忠魂，强公共卫生学习之志”——参观长城抗战纪念馆主题党日活动。

【开展研究生党、团建设工作】 指导研究生党建团建工作，指导研究生党团组织做好研究生入党积极分子培养、考察和组织发展等工作，进一步加强研究生党性教育，培训研究生党团干部，向潘家园、昌平研究生党团干部捐赠部分图书。

【研究生德育工作队伍建设，继续推动兼职班主任和辅导员制度的落实】 开展2016年研究生班主任和辅导员的聘任工作，落实班主任和辅导员的工作职责。不断加强班主任和辅导员队伍建设，开展辅导员及班主任培训工作，提升德育工作水平。2016年10月10—13日，组织部分辅导员和班主任赴广州参加首届全国公共卫生学院学生工作德育论坛，共同探讨目前预防医学专业学生工作中存在的问题，并找出解决办法，促进未来人才综合素质的提高。2016年11月25日，组织召开中心首届研究生班主任、辅导员业务培训班，并进行工作经验交流，以期建设一支政治坚定、业务精湛、专兼结合、精干高效的高素质班主任、辅导员队伍。

【研究生日常管理工作】 加强研究生日常管理，督促研究生遵守各项管理规定，掌握研究生的思想、学习和生活情况，做好研究生违纪事件的调查处理和处分教育工作、研究生突发或危机事件的应急处理。2016年3月和9月，分别组织研究生进行2015—2016学年第二学期和2016—2017学年第一学期研究生证的学期注册工作。2016年6月，组织开展一年级研究生学年鉴定工作。2016年7月，组织毕业生参加毕业典礼，协助开展毕业生派遣等工作。2016年9月，组织开展2016级新生入学教育。

【基本助学金及伙食补助发放】 2016年3月和9月，组织开展在读研究生财务信息数据库的建设工作，并落实2016年1—12月（除外2、8月）560余名在读研究生每月基本助学金和伙食补助的核定发放工作，进一步完善研究生基本助学金和伙食补助制度。

【继续完善研究生就医及报销制度】 2016年1—12月的每月5日、20日落实330余名在读非定向研究生医药费的报销工作及每个季度研究生医疗费用自费部分的收缴工作，并进一步完善研究生就医及报销制度。

【评选研究生学业奖学金和优秀研究生】 2016年5月启动研究生学业奖学金和优秀研究生的评选工作，于2016年6月、9月、11月分别召开了2016届毕业生、2015级博士研究生和学术型硕士研究生及全日制公共卫生硕士研究生、2016级在职公共卫生硕士研究生学生奖学金评审会，总共评选出学业奖学金获得者343名、优秀研究生44名。

【落实研究生管理助理制度】 2016年3—6月和2016年9—12月，组织落实2015—2016学年第二学期和2016—2017学年第一学期研究生院和各直属单位研究生管理助理设置工作，设立研究生管理助理（简称助管）岗位42个，开展研究生“助管”岗位的选聘工作，核定发放“助管”费用160余人次。

【发放各直属单位研究生住宿补助经费】 2016年4—6月，收集各直属单位为解决研究生住宿租赁住房情况，给有关单位发放研究生住宿补助经费。

【研究生交通综合意外保险办理】 2016年6月、7月、9月，为全体在读研究生、2016届毕业研究生、2016级研究生新生分别办理了交通综合意外保险的年度续保、减保、增保工作，累计892人次。

【研究生困难补助评定】 2016年9月启动研究生困难补助的申请工作，于2016年10月召开研究生困难补助评审会，并评出发放困难补助突发困难补助、特殊困难补助的研究生共15人，其中突发困难补助4名、特殊困难补助11名。

【推动研究生会建设】 2016年1月15日，研究生会成功举办了中国疾病预防控制中心“畅想青春，舞动疾控”2016年迎新春文艺汇演。2016年5月15日，召开研究生培养单位研究生会工作经验交流暨2016年中心研究生会换届会议。2016年5月，成功举行中心研究生乒乓球比赛。2016年7月18—23日，带领部分研究生会干部赴贵州参加2016年由国家卫生计生委家庭司主办的“圆梦女孩志愿行动武陵行”活动。2016年9月9日，顺利召开研究生会2016年纳新大会暨新老生交流会。2016年10月30日，成功举办中心2016年研究生乒乓球比赛决赛。2016年11月24日，举办中心2016年“多彩青春，梦圆疾控”暖冬文艺汇演。2016年底启动中心第三届研究生代表大会工作。2016年研究生会微信平台共推送77篇文章，向中心报、中心网站、中心教育培训网站投稿近40篇。

【2016年中心博士后招收情况】 2016年中国疾病预防控制中心招收博士后研究人员7人（自主招收5人，联合培养2人）。2016年基础医学进站3人、公共卫生与预防医学进站4人，其中寄生虫病所1人、性艾中心3人、营养与健康所1人、辐射安全所2人。

【中心博士后工作年报】 按照全国博士后管委会的要求，2016年3月完成中国疾病预防控制中心的博士后工作年报编写工作并报全国博士后管委会，年报在全国博士后管理委员会办公室编印的《中国博士后工作年报（2015）》印发。年报中对中心2015年博士后人员情况、基金申报、参与课题、国际交流、文体活动、论文发表以及获得荣誉称号情况、2015年博士后工作评估、博士后制度实施30周年成果展工作、加强博士后管理工作等博士后管理相关工作情况进行了阐述。

【中心博士后基金申报工作】 2016年组织中心在站博士后人员申报中国博士后科学基金工作。寄生虫病所博士后陈莸汶（合作导师曹建平研究员）、传染病所博士后彭子欣（合作导师张建中研究员）、寄生虫病所博士后邓王平（合作导师周晓农研究员）、辐射安全所博士后王小春（合作导师苏旭研究员），4位博士后均获得中国博士后科学基金面上一等资助。

【2016年度中心博士后相关管理规定修订工作】 2016年对2007年5月制定的中国疾病预防控制中心《博士后管理工作规定》实施细则进行了修订工作；同时对中国疾病预防控制中心博士后工作协议、中国疾病预防控制中心博士后科研计划及开题报告进行修订。2016年7月，中心教育培训处组织召开了中心博士后管理工作规定实施细则修订意见征求会。新修订的中国疾病预防控制中心《博士后管理工作规定》实施细则将经中心领导审批后发布。

【加强博士后管理工作】 为提高在站博士后申报中国博士后科学基金的获资助率，8月12日组织开展了中国疾病预防控制中心博士后基金申报培训。通过培训收到了很好的效果，2016年我中心有4名博士后研究人员获得了中国博士后科学基金面上一等资助。为加强博士后管理工作，10月24日开展了中心博士后工作管理人员培训。

【中心博士后调研工作】 2016年7月对部分中心直属单位博士后培养工作进行调研，并征求博士后合作导师、在站博士后对中心《博士后管理工作规定》实施细则的修订意见。

【落实中美首脑共识，启动西部地区现场流行病学培训项目】 为落实2015年中美两国首脑关于现场流行病学培训项目拓展的共识成果，中美双方已将开展西部地区现场流行病学培训项目作为重要合作领域，并对西部地区省级项目提供技术支持，中国疾病预防控制中心于2016年2月24日在北京启动了9个月学制的西部地区现场流行病学培训项目（简称西部地区FETP）。西部地区FETP第一期招收了来自陕西、四川、云南、贵州、广西、甘肃、青海、宁夏、西藏、新疆、内蒙古、重庆等12个西部省份和海南省的学员，共40人。

【中国现场流行病学培训项目招生与毕业】 2016年中国疾控中心招收中国现场流行病学培训项目（Chinese Field Epidemiology Training Program，CFETP）第15期两年制学员29名，招收第1期西部地区FETP学员40名。截至2016年底，CFETP已累计招生338人，毕业263人。

【中国现场流行病学培训项目承担重要公共卫生问题调查】 2016年由中国疾控中心CFETP指导老师承担并带领学员参与了多项国家重要公共卫生问题调查，主要有"小龙虾相关横纹肌溶解综合征调查"任务、"西藏日喀则发育性髋关节发育不良调查"任务、"西藏包虫病流调数据分析"工作等。此外，CFETP学员还开展了多项公共卫生小课题调查。

【现场流行病学培训项目指导教师研讨会】 为加强现场流行病学培训教师队伍建设、培训基地管理和学员指导工作，2016年5月19—20日，中国疾控中心举办2016年现场流行病学培训项目指导教师研讨会。中国疾控中心领导、中外专家、中心机关各处室和直属单位的领导、25个省级疾控中心的领导、培训管理负责人、指导老师以及CFETP项目老师等，共130余人参加了本次研讨会。

【现场流行病学培训师资培训班】 为进一步加强现场流行病学培训项目教师队伍建设，适应我国拓展现场流行病学培训项目（FETP）、推广标准化培训以及开展国际援助培训与交流的师资需求，2016年5月24—25日，中国疾控中心在京举办了2016年现场流行病学培训师资培训班，来自17个省（自治区、直辖市）的40余人受邀参加了本次培训。

【中国现场流行病学培训项目第十一届年会】 2016年9月19—20日，中国疾控中心在京举办了中国现场流行病学培训项目第十一届年会，有来自国家卫生计生委疾控局、中国疾控中心 CFETP、西部地区 FETP、各省及地方现场流行病学培训项目、中国兽医现场流行病学培训项目、香港卫生署卫生防护中心现场流行病学培训项目的领导、专家和师生近 300 人参加了本届年会。本次年会共收到摘要投稿 200 篇，其中 42 篇入选会议口头报告、42 篇入选壁报展示。

【全国 FETP 工作研讨会暨西部地区 FETP 第一期学员毕业典礼】 2016 年 11 月 24—25 日，中国疾控中心在北京举办全国 FETP 工作研讨会暨西部地区 FETP 第一期学员毕业典礼，有来自中国疾控中心、各省市疾控中心、FETP 项目、西部地区 FETP 的领导、专家、师生 100 余人参加了此次会议。

【开展通讯和刊物建设】 2016 年 CFETP 共编发了 24 期《现场报告》和 11 期《工作简讯》，继续共享公共卫生与现场流行病学工作的最新进展。根据中国疾控中心建立《中国疾控通报》的工作安排和需求，2016 年 5 月，CFETP 向中国疾控中心提交了《中国疾控通报》实施方案建议稿。

【CFETP 为新疆 FETP 提供专业技术支持】 2016 年 5 月，新疆现场流行病学培训项目(简称新疆 FETP)启动。CFETP 为新疆 FETP 核心课程设置和培训提供了技术支持，并派出 CFETP 指导教师赴新疆为 20 名第一期新疆 FETP 学员讲授现场流行病学培训的主要核心课程。

【中国现场流行病学培训项目参加东盟 10+3 现场流行病学培训网络视频会议】 2016 年 4 月 5 日下午，东盟 10+3 现场流行病学培训网络（FETN）召开视频会，CFETP 项目教师参加了本次会议，会上各国开展了流行病学工作经验交流。

【美国疾控中心流行病学应对服务年会】 2015 年 5 月 2—6 日，CFETP 项目教师带领学员赴美国亚特兰大参加了美国疾控中心流行病学应对服务（EIS）第 65 届年会。CFETP 学员刘艳题为“2014—2015 年中国安徽省腮腺炎暴发中含腮腺炎疫苗效果评价”的海报中选，在会议期间进行了展示。

【中国疾控中心专家组赴安哥拉开展黄热病应对工作】 2016 年 5 月 3—28 日，根据国家黄热病联防联控机制统一部署，CFETP 项目教师裴迎新参加了中国疾控中心组派的公共卫生专家组，赴安哥拉对该国黄热病应对工作提供了技术援助。在中国驻安哥拉使馆大力支持下，裴迎新等 4 名专家与安哥拉卫生部、WHO 等国际组织积极联系，与美国及欧盟疾控中心专家深入交流，常规参加了每周的 WHO 与安哥拉卫生部例会，及时了解疫情，并提出防控建议。专家组还考察了安哥拉公共卫生研究所、罗安达省总医院等疾病研究和诊疗机构，走访了多家在安中资企业驻地和项目现场，并为中国驻安使馆和在安企业人员讲授了黄热病等传染病防控知识。针对中国驻安人员，开展了黄热病认知及疫苗接种状况的现场调查，并与国际同行交流了调查结果，以共同做好黄热病应对工作。中国专家组工作受到了安哥拉政府、国际同行及中国驻安使馆的高度肯定和赞扬，为推动中安公共卫生合作做出了重要贡献。

【2016 年中国—东盟流行病学专业人才培训班】 为了落实李克强总理参加中国—东盟领导人峰会提出实施“中国—东盟公共卫生人才培养百人计划”(2014—2017 年)的倡议，2016 年 5 月 16—27 日，中国疾控中心 CFETP 受外交部和国家卫生计生委委托，与国家卫生计生委国际交流与合作中心合作，在北京共同承办了“2016 年中国—东盟流行病学专业人才培训班”，来自文莱、柬埔寨、印度尼西亚、老挝、马来西亚、菲律宾、泰国和越南等 8 个

国家的 11 名学员参加了培训。本次培训班是中国疾控中心 CFETP 和国家卫生计生委国际交流与合作中心第二次针对东盟国家举办的流行病学专业人才培训，也是双方第五次合作开展的援外培训。

【国际流行病学培训与公共卫生干预网络会议】 2016 年 6 月 26—30 日，中国疾控中心 CFETP 主任施国庆应邀赴西班牙马德里参加了由国际流行病学培训与公共卫生干预网络（TEPHINET）与西班牙国家流行病学中心联合举办的 2016 年 TEPHINET 项目主任会议。有来自 TEPHINET 各成员国及其他国际卫生机构的专家 100 余人参会。会议内容包括全球 FETP 发展现状和问题、FETP 资质认证工作进展，TEPHINET 在动员组织 FETP 和毕业生方面的作用等。会议期间，施国庆就 CFETP 未来参与非洲国家 FETP 援助工作开展讨论，达成加强联系与推进合作的共识，中国西部地区 FETP 和中国 FETP 的网络发展也是参会者关注的话题。

【中国疾控中心 CFETP 主任施国庆获蒙古国家传染病中心荣誉奖章】 2016 年 10 月 19—22 日，应蒙古卫生部和世界卫生组织蒙古办公室邀请，中国疾控中心 CFETP 主任施国庆参加了在蒙古乌兰巴托举办的新发传染病国际会议。因施国庆曾于 2010 年受世界卫生组织邀请，两次赴蒙古对蒙古国现场流行病学培训项目提供技术指导，为蒙古 FETP 的建立和发展发挥了重要作用，在本次会议上，施国庆获蒙古国家传染病中心荣誉奖章。

【CFETP 援助非洲建立现场流行病学培训项目】 2016 年 CFETP 向中国疾病预防控制中心提出了援助非洲建立现场流行病学培训项目的建议，并于 10 月派出 CFETP 指导老师申涛赴塞拉利昂，与美国疾控中心专家共同开展为期 3 个月的塞拉利昂 FETP 培训工作，旨在帮助塞拉利昂提高公共卫生能力。期间，执行的任务主要包括三个方面：为美国和塞拉利昂合办的一线现场流行病学项目（Frontline FETP）第二期学员提供指导；为即将开展的中塞新生儿首剂乙肝疫苗及时接种项目收集相关信息；参加联合外部评估会议，与塞方相关部门进行交流等。

【第八届东南亚和西太平洋双区域 TEPHINET 学术会议】 2016 年第八届东南亚和西太平洋双区域 TEPHINET 学术会议在柬埔寨举行，CFETP 有 14 名学员的 24 篇摘要投稿中选，11 月 28 日—12 月 2 日，CFETP 师生共 20 人受邀参会，开展了口头报告 15 篇和壁报交流 9 篇。本次会议的主题是“通过地方卫生可持续性实现全球卫生安全”，约有 18 个国家和地区的 500 余人参会。会议期间，TEPHINET 等还组织召开了 CFETP 主任会议和不同层次 FETP 交流会议，CFETP 参加并交流了中国 FETP 发展现状。

（罗会明、戴政、屈水令、施国庆、马会来、吕梅、张亚利、杨莉）

编辑出版

【建章立制】 主导并协助中心财务部门制定《中国疾控中心期刊出版财务管理暂行办法》(草案)。

【开展期刊审读，加强中心学术期刊规范化管理】 2016 年 9—10 月首次联合中华医学会杂志社及科技部中国科学技术信息研究所，对中心主办的 8 本期刊和 1 本中心承办期刊进行了年度期刊编辑出版质量审读及学术质量评估。完成《中国疾控中心学术期刊 2016 年度质量评估报告》，上报期刊主管单位—国家卫生计生委宣传司、中国健康教育中心。

【期刊编辑出版及管理服务工作】 完成《BES》杂志全年出版工作，《BES》杂志 2016 年影响因子达到 1.906，继续保持在两个学科领域的 Q2 区。完成《环境卫生学杂志》《中国卫生法制杂志》及《卫生研究》3 本部管期刊收支审核和审批工作，保证其正常运转。

【业务培训，加强编辑队伍能力建设】 遴选并有计划、有目的的组织编辑参加国内高水平的编辑能力培训；首次组织全部期刊集中开展面向投稿人的组稿培训会。

(谭枫、张群、段江娟、许媛媛、崔云裳)

规划财务管理与审计

【工作概况】 中心2016年被列为财政部单位整体支出绩效评价试点单位，对此，规划财务处进一步完善预算管理机制，组织进行单位整体支出的预算绩效指标的制定，做好财政项目绩效自评工作，并配合完成单位整体支出绩效评价。完善中心滚动项目预算库的建设，完成2017—2019年度项目库的项目预算申报工作，同时完成2017年度预算申报，做到全面预算，不漏报、不虚报。全面启动以网银支付为主的支付手段，圆满完成资金的收付、会计核算及2015年度的财务决算工作。继续加强内部控制建设，紧跟国家财税体制改革进程，调整和完善相应的财务制度以及财务核算流程。认真进行银行账户的清理审核工作，对执行完毕的项目，及时进行资金清算，关闭银行账户。接受审计署、会计师事务所的审计检查23次（项），对提出的问题进行认真解答，对需要整改的，及时进行整改。部门决算工作荣获国家卫生计生委2015年度部门决算工作二等奖。

【预算管理】

1. 中心2016年被列为财政部单位整体支出绩效评价试点单位，规财处组织进行绩效指标的设定工作，积极配合中心办工作，制定总体实施方案，开展工作部署，项目执行中认真审核把关，督促项目预算执行，做好项目绩效自评工作，并配合完成单位整体支出绩效评价，取得了良好的结果。

2. 完善中心滚动项目库的机制建设，修订上报2017—2019年财政预算项目，调整补充了项目库内容；全中心2017—2019年三年项目库申请项目87项，金额16.27亿元；其中2017年申报项目87个，申请经费5.03亿元。

3. 组织完成全中心2017年的预算申报工作，认真审核，努力做到不漏报、不重报，施行预算的“大收大支”。

4. 中心2016年财政预算全部到位。为加强预算执行的管理，规财处坚持按月通报当年预算和往年存量资金的执行进度。截至2016年12月31日，中心本级当年财政预算执行率为86.73%。

5. 严格执行“三公”经费预算。公务用车方面，2016年继续实施严格按部门、按车辆、按定额进行单车登记台账核算与管理；公务出国和公务接待方面，实行预算和额度双重控制，保证了“三公”经费在预算内执行。

6. 组织开展存量资金清理消化工作。对于需要继续使用的资金，进行再申请；对于不再使用的结余资金，及时上报卫计委，申请财政收回。

【财务监督管理】

1. 完成2016年国库集中支付管理自查工作。

2. 完成财政拨款结转结余资金自查自纠工作。组织开展全中心存量资金清理工作，明确领导责任、制定清理方案和进度清单。

3. 开展2016年事业单位内部控制基础性评价工作，并上报了评价报告。完成事业单位内部控制建设工作总结和案例编报工作，对中心的内部控制建设工作进行全面总结。

4. 积极做好2016年单位国有资金清查财务部分清查工作，积极配合设备条件国有资产清查汇总上报工作。

5. 认真进行银行账户的清理审核工作，对执行完毕的项目，及时进行资金清算，关闭银行账户。2016 年撤销用于核算中国全球基金项目经费的银行账户 3 个并在财政专员办进行了备案。

6. 接受外部审计和检查。截至 2016 年 12 月底，中心接受审计署、卫计委等各项专项审计检查 23 项（次），对检查组检查过程中提出的问题和情况，及时进行说明和解释，对于检查发现的问题和情况，及时报告中心领导，能够整改的，均及时进行了整改。

【制度建设】

1. 2016 年 5 月起全面实施以网银支付为主的支付手段，为加强内部控制和风险管理，印发执行《中国疾病预防控制中心网银支付管理办法（试行）》。

2. 2016 年 8 月修订执行《财务报账（借款）依据及注意事项》，进一步加强日常报销管理，降低报账差错率。

3. 配合公务用车改革工作，做好资金测算，制定公车改革后的费用报销管理制度，在 2017 年开始执行。

4. 协助加强科研项目的管理工作，协助科技处制定科研项目管理制度。

【财务核算与财务决算】

1. 完成全年财务核算任务。完成了基本经费及各类项目资金收支核算与管理工作，完成了外汇资金收支的财务核算及管理工作，完成党费财务核算工作，完成全中心工会经费收缴、本级工会经费的提取及财务核算与管理工作，完成了职工的公务卡办理、消费报账、还款等工作，完成了各账户与银行的账务核对工作，完成了与各部门的账务核对工作。2016 年中心本级总收入 4.62 亿元，经费总支出 4.82 亿元。

2. 完成财务决算工作。进行了往来款、项目尾款、财政拨款结转和结余情况的清理，在此基础上完成中心 2015 年度部门决算、住房改革支出决算、中央行政事业单位国有资产年度决算、固定资产投资决算、国有资产投资决算编报工作。

3. 完成在职职工、离退休人员、聘用人员、外聘专家、研究生教职员工以及在院学生的工资、劳务、助学金、奖学金、困难补助等的发放工作；完成了职工住房公积金的缴存、购房补贴发放工作；完成了税款、社保的资金及时缴纳归还工作。为职工办理了交通综合意外险、西部意外伤害险、援非人员意外伤害险和疾病身故险，做到全年无差错。

【会议与培训】

1. 以会代训。多次组织召开处财务人员业务会议和直属各单位财务处长会，学习有关文件制度，布置有关工作任务，对财务管理中发现的问题进行讲解。

2. 对业务人员进行培训。规财处组织对资金使用部门的兼职报账人员进行专题培训；对科研人员进行财务培训。

【资产管理】

1. 完成 2015 年底政府性债务清理申报工作。清理了中心的挂账，对垫支的人员经费、职工医疗费、工程建设经费等申报了政府性债务。

2. 坚持与资产管理部门定期及时对账，做到资产账账相符。

【内部管理】

1. 调整完善处内工作机制，完善处室岗位设置和岗位职责；根据新的报账流程要求进行岗位轮岗和人员调整。

2. 完成财务人员信息自查和更新。组织全中心财务部门对各单位财务人员从业资格情况进行了自查，并完成了卫计委预算单位财务人员基本情况数据库信息更新工作。

3. 全中心财务人员完成了2016年度的会计人员继续教育工作。所有财务人员的会计职业资格证书年检完毕。

【事前审计】 对单位120份5万元以上的经济合同实行了签订前的审计，审计金额总计7485万元，提出更正修改意见共351条。通过合同事前审计，有效地规范了单位采购程序、完善了合同条款、避免了法律风险与经济损失。

【专项审计与检查】

1. 完成人资处委托的对徐建国同志担任传染病所法定代表人期间（2002年1月1日—2014年12月31日）的经济责任审计工作，并同时将审计报告发至传染病所、中国疾控中心领导及人资处等经济责任联席会成员。

2. 根据《国家卫生计生委财务司关于印发2015年预算单位预算执行和其他财务收支审计工作方案的通知》要求，中国疾控中心审计处结合单位实际情况，制定了审计工作方案和计划，召开了由11个直属单位主管领导、财务、资产、采购、审计等人员参加的审计进点会议，于2016年3—4月份组织会计师事务所完成了对11个直属单位2015年度预算执行和其他财务收支情况的审计工作，该项目审计资金量达20.45亿元。针对审计发现的问题，分别与各直属单位的主管领导、财务、资产等部门负责人进行了沟通和约谈，要求各单位限期整改并对整改落实情况进行了通报。通过此项审计，不仅规范了各单位预算执行和财务收支中存在的问题，同时还完善了“上审下”机制和监督管理职责，履行了卫计委审计全覆盖的要求。

3. 完成了对十二.五科技重大专项“我国分枝杆菌耐药性流行的时空动态分布特征以及新型诊断技术应用性评估研究”课题项目审计工作。审计资金量为790万元，提出了6条审计意见，并将审计报告提交科技处和规财处。

4. 按照办公会的要求，审计处与规财处组成了检查小组于2016年5月到塞拉利昂，完成了对援助塞拉利昂检测与培训经费的专项审计检查工作。

5. 收集、统计、汇总了11个直属单位内部审计部门2015年度开展和完成的工作以及存在的问题，并向主管领导王健书记进行了书面汇报，为下一步中国疾控中心加强直属单位内部审计工作收集了基础资料。

【完善内审制度】

1. 为规范中国疾控中心工程项目管理与审计流程，审计处起草了《中国疾控中心基建及维修工程项目审计管理办法》，已征求完相关部门意见，并上报主管领导审批。

2. 为实现合同在OA上进行审计，审计处起草了《拟签订合同OA审计功能模块》的需求文件，提交给信息中心进行软件开发。

【内审业务培训】 为提高直属单位内部审计人员的政策理论水平，2016年9月8日，组织了一期11个直属单位内审人员参加的业务培训，培训内容为国办中办印发的《关于进一步完善中央财政科研项目资金管理等政策的若干意见》以及2016—2018年度工程项目政府采购的相关要求。

【其他工作】

1. 按照卫生计生委巡视办的要求，中国疾控中心审计处派人参加了2016年度5—7月和9—12月委巡视组对6个委预算单位的巡视检查工作，并得到了委巡视办的书面表扬。

2. 参加了卫计委疾控局和中华预防医学会组织的对福建、安徽、江西3省疾控中心规范化建设综合评价工作，并同时负责31个省财政保障指标（9～12指标）数据的汇总、分析及评价报告撰写工作。

（王秋宏、胡文上、张雁、袁灵华）

设备条件管理

【采购工作】 2016年，我处遵照法律法规及财政部、卫计委和我中心相关规定，与各部门共同协调配合，采用公开招标、竞争性谈判、协议供货等多种的采购方式，共完成采购项目111项，签订合同116个，总计采购预算约为8153万元，总计中标金额约为6688万元，共签订采购合同116份。

【采购进口产品审批上报工作】 先后组织完成3批中心及各直属单位的采购进口产品的申报工作。

【固定资产管理工作】 2016年，按照国家卫生计生委要求，组织完成了中国疾控中心本级资产清查和直属单位的汇总上报工作。截至2015年12月31日，中心本级固定资产总额为102 194万元，其中包括：土地、房屋及构筑物57 226万元，通用设备27 229万元；专用设备13 774万元；车辆2164万元；无形资产总额为6229万元。2016年，中心本级新增设备类固定资产512台件，资产总值1368.81万元；调剂设备26台件；报废设备307台件，设备原值277.4万元；无偿调拨设备约34台件。截至2016年11月，中心本级在用设备类固定资产24 324台件，原值46 336万元。

【资产管理信息化建设工作】 根据财政部和国家卫生计生委财务司的要求，我中心统一更新资产管理信息系统，并已开始试运行，该系统基本能够满足工作的需要，一些个性化的开发还在开发过程中。

【批量采购及信息统计上报工作】 全年完成中心批量集中采购申报工作共1217次，包括申报采购便携式计算机216台，复印机14台，复印纸2114箱，台式计算机225台，打印机90台，空调机158台。

中心本级申报采购便携式计算机72台，复印机2台，复印纸342箱，台式计算机84台，打印机11台，空调机15台。

（王茂武）

实验室管理

【全力推进中心病原微生物菌(毒)种保藏中心申报工作】 3月底完成了前期申报体系文件内容的修改、整理工作，报送北京市卫计委；5月11日，北京市卫计委组织专家对中心病原微生物菌（毒）种保藏中心进行现场审核，审核同意后，中心向国家卫计委提交了指定国家级病原微生物菌（毒）种保藏中心的申请。委科教司实验室处组织专家于7月26日（北京工作区）和8月23日（上海工作区）对中心申请的病原微生物菌（毒）种保藏中心的保藏能力和保藏范围进行了现场评估和论证，委领导和专家组对保藏中心的工作给予了肯定，也提出了整改意见。目前整改报告已经编制完成，待中心领导审批后上报国家卫计委。期间组织直属单位有关人员对武汉病毒所、山东疾控中心、青海地病所鼠疫保藏中心进行调研。12月14—16日，配合国家卫计委科教司，举办菌（毒）种保藏工作培训班。

【组织编制生物安全四级实验室建设项目建议书】 会同基建处、病毒病所编制BSL-4实验室建设项目的建议书，积极协调北京市规划委员会、环保局等相关部门推进实验室建设项目的论证工作。

【顺利完成检验检测机构资质认定交接工作】 8月1日，检验检测资质认定工作职能从国家卫计委监督中心转交至中心实验室处，经过文档交接、人员调整等一系列工作后，顺利完成国家和省级卫生检验检测机构资质认定以及国家计量认证卫生评审组日常工作交接，并开展组织评审工作。2016年共完成14份实验室资质认定审核工作。

10月8—11日，针对全国省级疾控中心和相关直属单位实验室质量管理工作分管领导及主要负责人，在四川省成都市组织召开了全国疾控系统检验检测机构资质认定管理培训班，100余人参加了培训。此次培训是资质认定工作移交后，在全国疾控系统内进行的首次培训与交流，得到了广泛好评，对提升实验室管理体系运行、日常质量控制以及内部审核等能力，具有较好的推动作用，为国家级及省级检验检测机构资质认定工作提供了有力保障。

【积极促进援外项目工作】 参与拟建的西非热带病研究与防治中心实验大楼的设计、实验室布局的论证，特别是对检测实验室、菌（毒）种保藏中心以及实验动物中心的建设研讨；并组织有关部门和单位编制了实验室设备购置清单及预算。完成援塞拉利昂生物安全固定实验室建设项目尾款结算，档案移交工作；协调有关部门完成援助塞拉利昂固定实验室建设维护项目尾款的拨付问题。10月10—14日，应苏丹政府邀请，组织专家赴苏丹为当地生物安全三级实验室的改造提供技术指导，并与苏丹政府就公共卫生领域可能开展的合作项目进行探讨。

【大力开展援疆、援藏工作】

1．2月起，对西藏自治区疾病预防控制中心实验室大楼改造工程召开多次专家论证会及研讨会，在该项目的平面图规划、后期招标文件的编制工作、改造材料的基本参数等方面予以帮助。8月31日，召开了西藏实验室检测能力任务分配研讨会，将西藏自治区疾病预防控制中心实验室的需求与中心各直属单位的实验室力量进行对接。指导西藏疾控中心BSL-3实验室体系文件编写，并于9月顺利通过CNAS实验室认可评审工作。

2．7月5日组织专家就新疆疾控中心BSL-3实验室的建设和装修方案提出了修改意见；协调科技部受理新疆疾控中心BSL-3实验室建设审查申请，于10月25日顺利通过了科技部组织的实验室现场评审。

3. 7月14日，根据中心援疆援藏工作安排，对新疆以及西藏地区疾控中心进行远程视频培训。9月26—29日在喀什针对新疆地区举办病原微生物运输管理培训班，共90人参加培训。

【做好卫计委技术支撑工作】

1. 6月起，参与国家卫计委疾控局委托中华预防医学会组织的省级疾控中心规范化建设现场评价工作，主要承担实验室部分的评价工作，包括建立和修改评价体系中实验室评价部分的指标；组织实验室评价组培训会和评价后讨论会；参与预调查2个省级疾控中心；参与正式评价6个省级疾控中心；参与撰写6个省级疾控中心的评价报告；撰写全国31个省级疾控中心实验室部分的评价报告。

2. 参与国家卫计委疾控局组织的区县级疾病预防控制机构实验室现况调研方案编制工作，以了解区、县级疾控机构设置的合理性，区县级疾病预防控制机构实验室人员、设备、运行等现况，提出规范化设置和管理的建议。

3. 参与行业标准《病原微生物实验室生物安全标识》的制定工作。配合疾控局编制《中国疾病和健康危害因素监测规划》、《传染病综合监测方案》，开展疾病相关数据的收集、整理、分析工作，做好数据集成，强化数据应用等工作。

【开展多项培训】 为强化实验室工作人员安全意识，提高安全技能，面向中心直属各单位及全国各省级疾控机构，有针对性地开展各项培训。包括两期病原微生物运输管理培训班（2016.4.11—15，贵阳；2016.7.18—22，沈阳）、两期实验动物从业人员培训班（2016.3.9—10，北京；2016.9.21—22，北京）、全国病原微生物实验室管理培训班（2016.5.16—19，昆明）、实验室主任和安全员培训班（2016.9.13，北京）、实验室监督检查员培训班（2016.9.18，北京），累计培训7期，约790人次。

【严格监督检查】 组织专家对中心各有关直属单位进行定期的季度实验室安全及质量监督检查和不定期抽查，在重大节假日前，组织开展了专项检查，重点强调了安全生产工作。同时，积极组织相关直属单位迎接北京市卫计委、中心保卫处等单位的检查。

【举办第十届实验室安全周】 4月25—29日组织开展了主题为“传播安全知识　构建安全文化”的第十届实验室安全周活动。实验室处统一制作了安全周主题宣传画，4月25日召开了全中心范围的安全周活动启动会，组织专家对实验室安全与安保进行专题讲座。在活动期间，各直属单位在中心的统一部署下，结合实际开展了内容丰富、形式多样、各具特色的活动，如实验室安全知识讲座、召开交流座谈会以及安全检查等。

【积极做好病原微生物运输审批及运输相关协调工作】 依据《可感染人类的高致病性病原微生物菌（毒）种或样本运输管理规定》进行跨省运输至中心的高致病性病原微生物菌（毒）种运输审批工作，2016年共办理81个运输准运证书，涉及高致病性禽流感病毒、疑似埃博拉病毒分离物、AFP、人克雅氏病、结核杆菌、霍乱弧菌、布鲁氏菌、鼠疫等十余种病原。全年安排手机值班，为运输单位解答办理准运证期间的各类问题及应急运输。为协调解决有关省份航空运输中存在的问题，召开感染性物质运输研讨会，筛选、确定感染性物质运输机场清单，协调航空运输的各参与单位。

依据《关于加强医用特殊物品出入境管理卫生检疫的通知》要求，2016年共办理了41

个医用特殊物品出入境申请，其中出境19个，入境21个。

【顺利开展实验动物管理工作】 2016年实验动物中心共承接了中心直属单位的实验动物饲养协议32个，58个实验，其中ABSL-2实验数46个；协助病毒病所进行Zika病毒分离实验；与流病办合作进行了安徽芜湖小龙虾事件调查的动物实验设计、项目申请工作；开展"中国疾控中心实验动物管理委员会"和"中国疾控中心实验动物福利伦理审查委员会"日常工作，伦理审查委员会审核了9份伦理审查报告。

完成了动物中心地下二层洗消间的排风改造、一层北门加装缓冲门的工作；对超低温冰箱加装了温控监测装置；完成了IVC、生物安全换笼台、污水处理设备、过氧化氢发生器、负压饲养柜、PPE和双扉高压锅的维保商或供应商的招标工作。

【认真做好科学研究】 积极推进卫生行业基金子课题"实验室生物安全战略与规划研究"、"生物实验中的人兽共患病安全问题及其对策研究"及中美新发再发传染病合作项目子项目九"传染病实验室管理能力建设"项目的执行工作。2016年新申请获批国家重点研发计划专项课题"实验室生物安全装备的现状与发展战略研究"，参与申请获批"国家生物安全监测网络系统集成技术研究"和"十三五"重大专项"非洲重要传染病流行规律研究"；获批中心青年科研基金课题"以细胞因子作为流感感染小鼠模型仁慈终点指标的研究"项目。

（赵赤鸿、魏强、卢选成、李思思）

离退休人员管理

【机关离退人员基本情况】 截至2016年底，机关共有离退休人员148人，离休干部4人，退休干部126人，工人18人。新增退休人员7人。去世3人。

【从政治上关心老同志】 认真落实离退休干部的政治待遇，关心关爱老同志，支持老干部工作，是做好老干部工作的根本保证。春节前夕，中心领导带队走访慰问重病住院、生活困难等老同志22人，帮助他们解决生活中遇到的实际困难和问题。坚持通报制度，定期召开团拜会、座谈会，重要会议和重大活动邀请老同志参加，及时听取老同志的意见和建议。机关离退休两个党支部进行了换届选举，支部积极开展活动，党员按时参加组织生活，收缴党费；根据文件要求，提高了5位离休干部护理费标准，从原600元提高至1000元。

【从生活上照顾老同志】 认真落实离退休干部的生活待遇，用心用情为老同志办实事做好事。为25位老同志庆贺生日，送上生日礼物和祝福。探望急病、重病、住院的老同志50余人次。组织110位老同志进行每年一次的体检。每月定期为老同志报销医药费，全年代收医药费单据528人份约200万元。为保证学有资料，为离退休干部及老干部活动室征订了报纸杂志，考虑到离休干部年事已高，行动不便的困难，将学习材料定期送到家中。

【加强对异地离休干部的管理工作】 关心异地居住的离休干部，坚持每月至少1～2次通话联系，了解他们的生活和身体情况，帮助代报医药费、代交供暖费、物业费等，解决异地不便的困难，耐心解答待遇落实方面的疑问。

【组织开展多种正能量活动】 在老同志中开展以"展示阳光心态、体验美好生活、畅谈发展变化"为主要内容的活动，发挥离退休干部的政治优势、经验优势、威望优势，充分凝聚和释放正能量。每月召开老干部例会，阅读学习文件，通报老干部有关工作，组织相关活动，引导老同志以积极的心态，感受国家的强盛及发展变化。建立了近百位老同志的微信通知群，利用微信通知、温馨提示、健康知识等传播正能量。组织参观学习、书画展览、文艺表演、模特队等健康有益的文体活动，发挥老同志的作用，活跃老同志的精神文化生活。

【老同志间相互结对子】 机关老同志中有10多对自行结对，较年轻的与七八十岁高龄、重病、鳏寡孤独的老同志相互关心，互相照顾，帮助解决生活上的困难。

【加强老干部活动室建设】 为离退休干部就近学习、开展活动创造条件。全年接待老同志支部开会、唱歌、下棋等活动达1700余人次。

【以史为镜　光照未来系列丛书】 召开《以史为镜　光照未来》老专家丛书论证会，全面认真地回顾了丛书的发起和编纂过程，一致认为该书的成功是中心领导和各有关处室大力支持和精心组织，老领导、老专家尽心竭力，辛勤付出的成果。会议建议组建新一届编委会，把这项工作继续做好。

（田占平）

安全保卫管理

【综合治理工作】 在中心党政领导的直接领导下，中心内建立了“社会治安综合治理委员会”、“稳定领导小组”、“防火安全委员会”等安全组织，保卫处在各委员会的领导下，紧紧围绕“保安全、保稳定、保发展”的工作主线，以确保中心内部绝对安全为目标，狠抓安全生产各项工作，连续多年实现了无火灾、无责任事故、无重大刑事案件的“三个零”的工作目标，为中心各项疾控事业快速发展提供了坚强安全保障，较好地完成了上级交给的各项任务。

【安全督导检查】

1. 以中心召开安全生产工作会为契机，推动建立“党政同责、一岗双责、失职追责、齐抓共管”的安全生产工作新格局。7 月 25 日，中心召开安全生产工作专题会议，中心保卫处紧紧抓住中心王宇主任、刘剑君副主任到会并讲话的有力契机，通过会议部署的形式，明确要求中心直属单位和机关处室每年专题研究部署安全生产工作不少于 1 次，分管领导每年深入一线检查安全生产情况不得少于 3 次，其他领导每年深入一线开展安全生产检查不少于 2 次，为各单位领导推动安全生产工作提供了明确指向。

2. 狠抓日常安全防范，不断强化重点要害部位的安全监管。中心保卫处结合安全生产形式特点，在日常工作中突出核、生、化、爆等高危场所安全管理，以及水、电、气、热等重点部位的安全监管，通过定期检查、随机抽查、专项督查等方式，及时发现问题、消除隐患，全年累计开展各类督导检查 11 次，填写安全检查记录 31 份，及时发现和消除安全隐患 16 处，有效保障了中心安全。

【加强消防安全教育】 狠抓消防安全教育，不断提升中心“四个能力”建设水平。6 月 17 日，举办了中心机关消防知识培训班，专程邀请消防培训中心专家授课，并组织中心机关处室安全员进行灭火实操演练。11 月 21 日，组织中心机关各处室安全员到北京市公安局消防局直属北京消防教育训练中心进行参观学习。通过知识讲座、实操演练、参观学习等多种形式有效提升了中心安全管理队伍的能力和水平，扩大料消防安全工作的影响。

【交通安全管理】 加强职工交通安全教育，特别是驾驶人员，强化安全意识，提高自觉遵守交通法规的自觉性。开展节能减排，做好中心车辆用油、维修费用的核定工作。按照地方交通安全委会要求，国家、地方重要活动期间，做好车辆限行工作。

【配合有关部门做好应急工作】 配合中心研究生院做好研究生考试试卷的安全保卫工作及考试试卷的阅卷工作。

【加强节假日及重大活动期间的安全保卫工作】 认真贯彻上级有关指示，提高广大职工的安全意识，对于国家卫生计生委及地方政府有关加强重大节日、重大活动期间安全保卫工作会议精神和指示我们及时向各直属单位、有关部门和广大职工进行传达，以便贯彻落实。

【加强制度化管理】 以中心出台《绩效考核指导意见》为契机，推动建立安全生产绩效考核。在中心出台《绩效考核指导意见》过程中，中心保卫处主动工作，积极争取，将“实现年度安全生产目标，无火灾、无责任事故、无重大刑事案件，内部安全秩序良好”作为单独一条，列入绩效考核指标。推动中心出入管理制度化规范化建设。2016 年年初，在中心园区大门改造完成后，中心保卫处在广泛调研、反复征求意见的基础上，正式印发了《中心昌平园区出入安全管理规定》，对办理园区卡以及出入园区的各种流程、步骤进行了详细规定，实现了园区大门人流、物流、车流的分区管理。

（侯惠亭）

后勤管理与园区运营

【启动公务用车制度改革工作】 2016年，中心根据国家卫生计生委的统一部署，启动公务用车制度改革工作。按照中央厉行节约反对浪费的总要求，保障工作运转和公务出行，不影响公务出行积极性，科学制定中心本级公务用车制度改革工作实施方案。

改革后，中心党政主要负责人及两院院士保留公务用车，不发放交通补贴，不报销交通费用，仍按现有公车使用方式保障出行；中心领导班子其他成员按中办发〔2014〕41号文件规定的标准发放交通补贴，取消其公务用车；机关处级干部及在职职工，采取实报实销公务交通费用和集中派车的双轨制度，报销费用不超过同级别公务员公务交通补贴标准。制定了《中国疾病预防控制中心机关公务用车管理办法》(试行)，对保留车辆实行集中统一管理，严格车辆申请、批准使用程序，健全车辆日常使用登记，确保保留的车辆严格用于规定的工作用途。

在节支的前提下，从严配备定向化保障的公务用车，集中管理临时、应急业务出行用车，实现公务交通保障高效、费用节约、成本下降和管理规范，进一步降低行政等非一线工作综合管理成本，积极推进廉洁型机关和节约型社会建设。

【中心公共国有土地、房产、车辆的资产管理】 完成中心土地、房屋资产决算报表上报工作，决算金额为572 264 214.73元；完成中心机关车辆资产决算报表上报工作，决算金额为21 641 111.52元；决算车辆为69辆。

完成中心土地、房屋、车辆资产清查工作；完成中心公务用车管理自查自纠工作；完成寄生虫病所、辐射安全所房屋出租相关资料的审核上报工作及中心机关房屋出借相关资料的审核上报工作；完成2015年土地变更情况调查及2017年土地利用计划上报工作。

【中心职工公有住房管理】 办理中心机关调入职工的住房补贴函调事宜。对2016年住房补贴预算中房屋未达标补贴、级差补贴及调入职工按月补贴进行审核，共计向职工发放27.13万元补贴。针对2016年度职务职称变动人员及人事转正人员进行职工按月补贴，共计5.22万元。

完成2017年职工住房补贴预算的编制；完成央产房28位业主审核房屋上市、过户相关手续，办理超标处理2户；办理职工配偶单位无房证明手续4户。

完成丰台区角门北路8号院杏林园区3号楼更换电梯使用维修资金及朝阳区潘家园南里9号楼室外疏散楼梯维修资金的申报工作。

【职工物业费、供暖费管理】 完成2016—2017年供暖季职工采暖补贴的审核工作，审核金额共计98.845万元；完成2016年度职务职称变动人员物业费及供暖费补贴补发的审核工作，审核金额共计1.023万元。

【献血与计划生育管理】 2016年全面放开二孩政策以来，我中心共申请二孩生育16人，二孩已出生11人、待产二孩2人，无政策计划外生育。组织中心机关及直属各单位完成2016年向贫困母亲献爱心捐款工作，总计捐款22 642元。

完成2016年度东城区的献血指标，受到东城区献血办的表彰及荣誉证书。

【职工医疗管理】 审核中心机关在职及退休职工报销医药费累计约1230人次。6月份，组织完成中心领导体检工作，8—9月份组织完成机关职工321人的体检工作。

完善中心在读博硕士研究生关于内部医疗管理相关政策。医务室全年累计开诊处方10 052余张，门诊医药费共计158万余元。

【人防及节能减排管理】 制定2016年昌平园区地下空间工作应急预案，与相关单位签订2016年安全责任书。储备防汛物资、开展防汛演练。对各直属单位工作进行安全检查，提高各单位防汛意识。开展国管局和国家卫计委组织的地下空间重要经济目标防护工作。

按照北京市发改委的要求报送2016年昌平园区碳排放数据。按照国家卫计委规财司和北京市统计局的要求，每季度报送中心的11个直属单位及机关的能源消耗数据。

【应急保障工作】 完成援助塞拉利昂固定实验室技术合作项目第二批、第三批检测队的派出相关物资保障和回国迎送事宜。协助卫生应急中心进行国际公共卫生应急队伍材料申报准备工作，组织有关处室人员完成了南纬路27号楼地下室东、西库房和天坛西里10号院库房应急物资盘点工作。

【通勤运行工作】 2016年总计出车11 200次，接送乘客41.1万人次，安全行驶83.6万公里。通勤车队每季度召开通勤运行安全例会并开展车辆安全卫生检查，对通勤驾驶员进行安全教育，确保车辆各项安全技术状况处于良好状态。

【北区餐厅运营管理工作】 餐厅管理坚持例会制度，在保持现有菜品和主食花样的基础上，增加了小吃、健康食品及陷类食品窗口，并根据季节变换适当调整，突出整改工作日晚餐、周六日餐饮。

2016年，劳务派遣费用支出165.2万元；餐厅原材料支出254.3万元，累计销售372万元，其中(职工餐186.5元，会议餐185.1元，小商品及冷饮0.4万元)，库存6万元；收入与支出冲抵超支41.5万元，平均每月超支3.42万元；会议餐与2015年同期相比下降22%，职工餐与2015年同期相比上升8.6%。

【北区公寓、会议室及洗衣房管理工作】 强化《员工待客基本行为准则》的培训，加强管理人员的现场督导和质量检查，不断提高服务人员的服务水准，完成了各项会议、住宿服务接待任务。

2016年，专家公寓共接待境内外宾客10 115人次，销售客房7384间；会议服务1317场次，大型会议137次，共接待内外宾客21 060人次；茶歇8次；洗衣房洗涤公寓及餐厅布草24 120件。客房日使用率平均为30%，会议室日使用率为46%。

【北区邮件收发工作】 收发各类文件、材料报刊、信函、快递约8.5万件，承担上级部门及各直属单位文件往来交换约3万件，累计与邮局邮寄费用结算约8.2万元，完成2017年报纸杂志70余种的订阅工作。

【保洁管理工作】 完成昌平办公区包括中心综合楼、传染病所、病毒病所、性艾中心、动物中心、公寓楼、后勤楼、餐厅、各楼宇公共区域、外围园区、团山等的日常保洁工作，协助做好大会及来宾接待的保洁工作。累计清运生活垃圾共72车，清运实验垃圾约27吨。组织完成对园区楼宇外墙及地面石材清洗养护。

【北区园区绿化工作】 完善园区绿化日常养护内容，完成园区绿化区域常规养护，包括日常浇水、打药、修枝、除草，及特殊天气的巡查维护。对园区各个绿化喷灌设施进行排查，对坏的喷头进行维护、更换。

在园区大门东侧铺设雨花石甬路、加装护栏、粉刷外墙粉刷，并对大门两侧空地进行绿化改造，种植榆叶梅、大叶黄杨及金叶女贞的色带。对主楼西侧草地重新进行了规划种植，点缀种植榆叶梅、黄杨球、白蜡。在人工湖投养鱼苗、种植荷花，打造自然生态水环境。

【北区物业工程运行管理】 园区给排水、供电、空调、电梯、楼宇自控、消防、安防等系统运转正常。2016 年共计接听物业报修电话 2920 次，其中主楼维修 586 次，传染病所 582 次，病毒病所 610 次，性艾中心 370 次，动物中心 225 次。

完成昌平园区部分实验室空调系统设备保养更换、实验室给排水系统设备保养维修、实验室供电系统电检及维修项目的技术方案编制、采购、施工组织工作；完成昌平园区总配电监控系统保养、更新污水处理站活性炭、三所板式换热机组保养、更换中央空调机组润滑油的设备保养工作。

2016 年 10 月完成昌平园区锅炉检修、配电室设备更新、压力容器的年检、校验工作，10 月 17 日正式打压上水，11 月 1—15 日开始低温供暖，16 日之后正式供暖。

2016 年完成对三所、动物中心消毒蒸汽供应、加湿、热水供应共计 2820 小时。

组织完成中心及直属单位 2017 年大型修缮项目评审工作。组织编制 2017 年昌平园区实验室及工作维持运转项目申报书、可行性报告。

【安全生产检查】 完成昌平园区安全生产检查 4 次，发放安全生产简报 3 期。对于存在的传染病所外墙瓷砖脱落等安全隐患均逐一落实处理，排除了安全隐患。

【其他工作】 作为国家首批试点单位，积极开展重要经济目标防护工作。建立工作机制，分析昌平园区现状，编制空袭损伤程度、平战转换、防护措施、消除空袭后果相关方案及试点工作研究报告。

完成昌平园区应急保障储备冷库、部分楼宇修缮改造、标识系统更新、部分实验室给排水系统设备保养维修、部分实验室供电系统设备维修改造、主楼部分办公室窗户维修 6 个大型修缮项目的具体施工、结算审计、竣工验收、档案管理工作。

【《中国疾控中心南纬路办公区室外管线更新改造工程》结算完成】 南纬路办公区室外管线改造工程项目 2015 年 10 月 12 日开工，于 2016 年 4 月 20 日竣工，由后勤服务中心组织专业人员进行验收。该工程项目于 2016 年 9 月通过北京金马威工程咨询有限公司外审，完成工程款项结算工作。

【《中国疾控中心潘家园南里 7 号院实验楼外立面修缮、节能改造工程》结算完成】 该工程于 2015 年 10 月 15 日启动，因天气因素影响施工，经后勤服务中心与监理、施工沟通协调，于 2016 年 5 月外立面修缮改造工程顺利竣工，验收合格，于 2016 年 10 月完成审计结算工作。

【完成《南纬路室外输配电线路改造工程》】 为保障南纬路办公区用电安全，彻底解决南纬路院区高空线路杂乱现象，经中心领导批准，后勤服务中心于 2016 年 4 月组织南纬路室外输配电线路改造工程，通过增设桥架，加装线槽的方式，规范用电线路走向，5 月该工程项目顺利验收竣工，并完成审计结算工作。

【完成《南纬路 2 号院学生公寓办公室彩钢板房屋改造工程、潘家园南里 7 号院配电室屋顶防水工程》】 为保障消防安全和用电安全，经中心领导批准，后勤服务中心于 2016 年 9 月组织开展南纬路 2 号院学生公寓办公室彩钢板房屋改造工程、潘家园南里 7 号院配电室屋顶防水工程，以消除消防、用电安全隐患。该两项工程均于 2016 年 10 月验收竣工，并完成审计结算工作。

【城南办公区装修后办公用房调配】 南纬路27、29号楼装修改造完成后，后勤服务中心依据办公用房分配的相关规定，通过与营养所、职卫所等单位沟通，结合实际，进行相关单位集体办公室回迁安置等工作，以单位集中办公为前提，最大限度做好办公用房区域化分配，得到相关单位的认可。

【制定《城南办公区员工手册》《中国疾控中心南纬路院区机动车出入管理办法（试行）》《中国疾控中心南纬路办公区安全员职责》】 为规范城南办公区后勤保障管理工作，进一步加强南纬路办公区安全生产责任制，同时提高城南办公区的整体办公环境，方便统一管理，后勤服务中心通过制定《城南办公区员工手册》、《中国疾控中心南纬路院区机动车出入管理办法（试行）》、《中国疾控中心南纬路办公区安全员职责》，以达到制度公示化，管理透明化，责任明确化。

【解决外聘人员管理不规范问题】 为解决后勤服务中心外聘人员管理不规范问题，保障外聘人员权益，提高员工工作积极性，后勤服务中心经请示中心领导且与中心人资处、规财处沟通，通过律师电话咨询、到西城区劳动局、人力资源和社会保障局现场咨询、核验外聘人员身份等大量工作，于2016年7月完成12名外聘人员劳动合同签订主体转为中国疾控中心。

【城南办公区安全生产】 根据卫生计生委及中心的安全生产文件精神，后勤服务中心组织12次月安全生产联合检查，专项联合检查2次。增设室外消防应急设施及正压式空气呼吸器，加装南纬路27、29号楼常用防火门闭门器、顺序器，保证消防设备设施安全有效。接受消防部门检查3次，2016年无重大安全生产责任事故。

【南纬路和潘家园食堂管理】 随着南纬路职工食堂运营深入，为提高职工就餐品质，后勤服务中心采纳职工建议，于2016年7月开展南纬路职工食堂升级改造工作，在不影响职工就餐的情况下，升级改造食堂，由原送餐转为现场加工餐品，以提高餐品口感，进一步保障食品安全。与中心群工处沟通，开展第二批旧餐卡换新餐卡工作，更换旧餐卡68张，总金额为43 280.94元。潘家园食堂严把餐品质量关，保障学生、职工及居民就餐安全。

【城南办公区、居民区物业服务】 提供南纬路办公区、潘家园办公区及居民区、天坛西里居民区电路维修、水暖维护工作，为广大职工、居民提供良好的工作、生活环境。

【南区会务收发】 本年度服务113次大会、1792次小会，服务参会人员47 000人次。收发室为各单位（部门）收发报刊及杂志36 086件，收发机要文件50余件，领导签批文件487件，挂号信及快递往来7123件，新址交换件7455件，往来文件无差错。

【学生公寓管理】 配合教育培训处对南纬路、潘家园两处学生公寓进行服务性管理。2016年度共接送约240人次新老学生。管理学生、职工户口，2016年度共办理户口迁入65人、迁出70人，户口外借业务112人次。

【中心小车队管理】 负责中心日常公务用车及城南办公区与国家卫生计生委、昌平办公区的文件交换工作，全年无交通事故。

（谭吉宾、杜娟、谷鑫、陈同年、王海东、崔琮琪、李育红、畅永清、李建欣）

党 群 工 作

【开展“两学一做”学习教育】 2016年，开展“两学一做”学习教育，以联学系列活动为载体，指导直属各单位和机关两总支做好三个专题的学习研讨。组织80余名专兼职基层党组织书记参加委“两学一做”支部书记培训班。12月，与委机关服务局共同开展“联学联讲”活动，机关服务局党委和第四支部介绍工作经验，中心18名“两学一做”优秀党员代表进行先进事迹报告。

【组织做好理论学习培训】 2016年，举办了8次不同层次的党员干部理论学习培训，内容涵盖习近平七一重要讲话、全国卫生与健康大会、十八届六中全会等精神；开展“读讲一本书”活动，选拔并向国家卫生计生委推荐3名演讲者，其中1名获特别奖。11月，承办落实国家卫生计生委直属机关党委到中心的“读讲一本书”巡讲活动，中心有5人参加演讲。

【夯实党的基层组织建设】 2016年，中心发展预备党员24名，转正34名，承办国家卫生计生委组织处入党积极分子培训班并组织中心34名同志参加培训。3月，贯彻落实全面从严治党要求，在中心开展做好党员组织关系集中排查工作。6月，开展严格中心党费收缴管理工作，部署做好党费补交工作。

【开展党的主题教育活动】 2016年6月，与人民卫生出版社共同开展联学联讲党课暨知识竞赛主题党日活动，中心党委书记在活动中讲党课。与政研中心、人卫社共同到四川开展“联学联讲送健康”活动。

【落实党风廉政建设主体责任】 2016年，年初全面自查了2015年度中心及直属各单位党风廉政建设责任制暨惩防体系建设执行情况。年底着手准备迎接国家卫生计生委对中心2016年执行党风廉政建设责任制暨惩防体系建设执行情况的检查，起草并上报了中心党委落实党风廉政建设主体责任情况报告、中心2016年度执行党风廉政建设责任制暨惩防体系建设情况报告和自查统计表。

【发挥疾控分会的思想政治平台作用】 2016年5月，召开中国卫生计生政促会疾控分会常务理事扩大会，传达学习全国两会精神、“两学一做”学习教育内容，部署分会重点工作。6—8月，在全国疾控系统中开展分片区的“两学一做”主题教育活动，五个片区的党务工作者共同开展党建工作交流。9月，召开二届三次理事大会，组织全国疾控系统思想政治工作者学习全国卫生与健康大会精神，五个片区在会上进行活动经验交流发言。

【落实国家卫生计生委党组巡视反馈意见整改任务】 中心纪委协助中心党委落实具体整改任务4项、牵头负责整改任务2项，对巡视组移交的18件问题线索逐件进行调查核实并上报国家卫生计生委党组巡视办。

【协助中心党委加强党风廉政建设和反腐败工作】 中心纪委协助中心党委起草制定《关于贯彻落实全面从严治党要求的实施方案》、《中国疾病预防控制中心党风廉政建设责任制实施方案（试行）》及《中国疾病预防控制中心党风廉政建设责任追究实施办法（试行）》等规章制度，督促落实“一岗双责”，切实履行“两个责任”。

【经常性开展党风党纪学习教育】 中心纪委通过多种方式经常性开展党风党纪学习教育，在中心内网发布《党员和党员领导干部纪律手册》和《违反中央八项规定精神典型案例》；通知党员干部收看8集专题片《永远在路上》；在中心报“廉政之窗”专栏定期刊登廉政教育短文；向处级以上领导干部和纪检监察干部发放《从政提醒》、《微腐败警示录》等书籍；在重要节假日节点发送手机廉洁短信；对新任职的7名处级领导干部进行廉政谈话。5月，结合“两学一做”教育活动，会同中心党委组织直属单位领导班子成员、中心处级干部、重大科研项目课题负责人146人赴保定监狱开展警示教育活动。

【开展监督执纪审查工作】 2016年，中心纪检监察室参与采购仪器设备等现场开标、评标80次，研究生招录、应急物资盘存等现场监督12次；对拟提任干部出具《党风廉政意见函》7人次。起草修订《中国疾病预防控制中心纪委办理信访举报工作办法（试行）》《中心纪检监察室信访举报工作细则（试行）》，对信访件的受理、呈报、办理、审核、回复、报告、归档等工作进一步进行规范。中心及直属单位纪委相继设置了举报箱，向职工公开举报电话和电子邮箱，进一步畅通群众监督渠道。同时，升级改造中心纪委谈话室视频监控设备，为实践运用监督执纪“四种形态”提供保障。中心纪委共召开5次问题线索集体排查会，对自收和转收的39件群众来信进行逐一核查，31件已办结，重复线索合并后，3件正在核查中。

【加强纪检监察干部队伍能力建设】 中心纪委认真落实中心党委《关于加强中国疾病预防控制中心纪检监察审计组织建设意见》，协调、督促直属单位配齐配强纪检监察干部，截至12月底，11个直属单位中（9个设党委），3个设党委的单位配备了专职纪委书记，全中心73个基层党支部增补了纪检委员。通过参与上级纪检机构的培训、送到驻委纪检组锻炼、借调直属单位纪检干部到中心纪检监察室帮助工作等形式，提升纪检干部履职能力。

【举办工会干部专题培训2次】 为加强工会干部培训学习，围绕工会工作在单位文化建设中的作用以及加强基层民主管理构建和和谐劳动关系等两个专题作了培训。

【组织工会干部集体参观学习7次】 全年组织工会干部学习参观活动7次，包括：中科院心理所梦工厂、中央国家机关心理咨询热线门诊、21客蛋糕工厂店、江苏血防所、中共二大会址、平民女校旧址、广东妇幼保健院等。

【开展丰富多彩的文体活动12次】 为丰富职工生活，全年共组织职工健步走活动3次、羽毛球比赛2次、乒乓球比赛2次、棋牌比赛4次、太极拳比赛1次，累计超过1000人次参加了活动。

【组织职工健康讲座6次】 围绕春季养生注意事项、营养与健康、更年期常见病的预防与诊治、办公室运动健康、健康体检在筛查早期癌症中的重要性等多个专题，为广大干部职工举办健康讲座，全年累计超过500人次参加。

【组织开展“风清气正传家远”家庭助廉活动】 在“三八节”前夕，在中心女职工组织了“家庭助廉”活动。开展了廉政知识问答；家风故事、家训手札格言征集；家风格言书法撰写、赠送；演讲交流会，播放了全国“最美家庭”李杰同志的事迹视频《木棉花开》；向疾控中心门户网站、疾控中心报刊宣传我们的活动，树立先进典型，大力宣传先进事迹。

【组织开展防癌抗癌系列活动】 为积极营造健康生活方式的环境和氛围，倡导低油少盐饮食行为，促进疾控职工形成健康饮食和健康生活的观念，2016年7—8月，中心工会开展了防癌抗癌宣传系列活动，包括健康菜谱征集、厨艺大赛、健康书籍推荐赠送等，并于2016年8月9日和11日组织策划了两场健康生活现场厨艺大赛。

【开展建党95周年暨长征胜利80周年纪念活动】 组织中心80名职工参加国家卫生计生委纪念建党95周年红歌会《长征 告别》选段的演出。为深入推进“两学一做”学习教育，中心工会在纪念建党95周年和红军长征胜利80周年之际举办了全中心文艺演出，来自中心直属各单位、机关处室近500名职工参与了演出活动。

【维护职工合法权益】 建立了工会干部交流群，畅通职工利益诉求渠道；全年开展困难职工摸底调查2次，多次走访慰问困难职工；向国家卫生计生委群团之家推送信息。

【开展团员青年主题教育活动4次】 1月，中心团委承办中央国家团工委“与院士面对面”活动，邀请中心高福院士分享成长、学习和工作经历，并就青年现场提出的课题申报、疾控事业发展、公共卫生全球化等多个问题进行了沟通。3月开展“进团校、学团史、知团情”活动，百余名青年共同来到中央团校，参观校史馆，聆听以中央群团工作会议为主题的专题团课；5月，连续第三年开展“与信仰对话”主题团日活动，邀请王宇主任作专题团课；11月，围绕“两学一做”学习教育，与北医三院团委开展联学活动，累计超过500人次参加了活动。

【广泛开展健康科普为主题的志愿服务活动】 开展第二届“青年专家走基层”活动暨“走基层•阳谷行”活动。青年志愿者以卫生和健康宣传为主题，深入村镇和学校，面对面地传授健康知识，为当地居民和学生送知识、送温暖、送健康。组织志愿者到天桥社区、育才小学、北师大实验小学、振兴打工子弟学校、北师大亚太实验学校等地开设健康科普讲座。全年累计讲课32课时、讲座6场，近30人次志愿者参与，累计培训接近2000人。

【以服务青年为宗旨定期开展活动】 4月，召开了“成长与责任”青年座谈会，青年代表围绕“五四”精神，谈工作感想，谈人生价值，谈发展方向，畅所欲言；在中心团委公共邮箱、公共微信账号，定期传播中心青年动态、学习心得和励志文章；请中心领导为青年荐书，累计发放75本；为青年联系、订购免费观影或优惠演出票，全年累计1200人次参与。

【开展爱心捐赠活动】 为推进贫困地区的健康宣传，促进健康生活方式，共向发放赠送健康宣传材料2600册，卫生宣传海报800多份，健康促进飞行棋180个、健康油壶、盐勺、膳食宝塔冰箱贴等健康宣传品500余件。帮助山区66个孩子实现了自己的节日心愿，并在“六一”前亲自送到孩子们的手中。开展图书捐赠活动，将募集到的3200多册图书，捐赠给贫困山区小学，为学校筹建了爱心书屋。

【做好共青团组织宣传工作】 指导慢病中心团支部完成换届选举工作。向中国疾控中心报投稿12篇，制作“走基层•阳谷行”活动和“让健康科普更靠谱”系列讲师工作专刊2期；在中国疾控中心网站刊登稿件近15篇；向临时团委群团工作专栏投稿4篇。

【中心一届三次职工代表大会召开】 2016年2月25日，中心召开第一届职工代表大会第三次全体会议。大会审议通过了中心2015年工作报告、财务工作报告和《中国疾病预防控制中心职工代表大会提案工作规则》，通报了中心落实国家卫生计生委巡视反馈整改情况，报告了2015年中心职代会工作情况。大会执行主席梁东明同志主持大会，127名职工代表参加会议。

【召开中国疾控中心民主党派新春座谈会】 2016年1月14日召开民主党派基层组织工作交流会，邀请民主党派基层组织委员参加，听取三个基层组织党派2015年活动情况及2016年工作计划。

【组织参加《中共中央统战工作条例》学习培训】 组织中心直属单位统战工作部门负责人和干部开展了《中共中央统战工作条例》的学习培训。

【举办“学党史　知党史　讲党史”座谈会】 7月14日召开“学党史　知党史　讲党史”座谈会，中心各民主党派成员参加了活动。会上学习了习近平总书记在庆祝中国共产党成立95周年大会上的重要讲话精神；讲述中国共产党历史概况；农工民主党、九三学社等代表简述了党派历史概况。

【参加中央统战系统定点扶贫工作】 以应农工党中央要求支持的形式，承担培训工作。今年8月份，中心派4名专家前往贵州望谟县进行传染病防控、应急处置及妇幼卫生等业务知识培训，进一步为贵州望谟县实现公共卫生跨越式发展打下良好基础。

【组织完成昌平区人大选举工作】 负责组织中心昌平园区单位参加昌平区人大选举工作，中心冉陆同志当选。

（项春、曾彦、田申、刘海龙、李新焕、韩璐）

第三部分　直属单位工作概况

传染病所

【病毒起源和进化研究取得新发现，发现1445种全新病毒】 2016年，张永振研究员带领的人兽共患病室团队在病毒起源和进化的研究中取得重大发现。他们对九个动物门的超过220种无脊椎动物标本进行了宏转录组测序，发现了1445种全新的病毒，这些病毒的发现改变了当今病毒学的认识，填补了对生命起源的认识。国际领先的科学周刊《自然》杂志于当地时间11月23日发表了这一重大研究成果。11月24日中央电视台等多家国内媒体也迅速进行了报道。该科研成果被评为中国、国际十大医学科技新闻。

【国家致病菌识别网建设启动】 2016年中国细菌性传染病分子分型实验室监测网络建设取得突破，成员已覆盖至全国27个省级、41个地市级和2个区、县级疾控机构，实现了四级网络工作模式。以此为基础，启动了国家致病菌识别网建设，发展规划已被原国家卫计委疾控局纳入重点工作计划。

【完成卫生应急储备和演练】 2016年完成细菌性传染病相关试剂108个品类储备工作。组织全所七个科室20余人参加了中心应急中心组织的检测鉴定工作全方位演练，包括前期演练设计、方案制定，演练进程推进，结果汇总报告以及演练总结评估。此次演练使实验室应急检测的流程进一步合理化，并锻炼了年轻工作人员的快速检测能力。作为中心国际救援队实验室组的牵头单位，参加世界卫生组织公共卫生应急队伍申报工作，负责完成灾害实验室中英文方案，全程参与了世界卫生组织的现场调研以及相关培训。

【参加G20峰会卫生保障】 2016年3月29日，受国家卫计委委托，刘起勇研究员和孟凤霞研究员，参加了杭州市G20场馆区域及其周围环境的病媒生物监测与防控方案等讨论会，针对其存在的问题进行讨论研究，完善监测和控制方案。另外派出2名实验室专家对当地G20峰会卫生保障相关实验室病原学检测准备工作进行了现场考察和指导，对一些罕见病原的检测流程提出具体建议，提供了检测试剂和开展相关培训。

【开展寨卡、登革热等虫媒传染病媒介生物控制】 2016年2月1—20日，针对我国输入寨卡病例及应急处置，中国疾控中心传染病所制定了防控方案，春节期间收集并提供我国23个省媒介伊蚊监测数据，为我国寨卡疫情输入的风险评估提供数据。8月25日—9月14日，分两批派出专家奔赴福建省福州市登革热疫区进行疫情防控督导和技术指导工作。参与登革热防控的动员、策略制定，技术指导、培训等工作。为登革热防控提供技术支持，对当地登革热的防控起到积极推动作用。9月10—29日，陆续派出专家组随同国家卫计委疾控局、中国疾控中心和检验检疫局，开展我国寨卡、登革热等虫媒传染病及其媒介生物防控工作，对广东、福建、云南、海南、广西、河南等高风险区进行督导，指导寨卡、登革热等媒介蚊虫的监测、控制和效果评价等工作。

【指导湖北开展霍乱疫情PFGE溯源分析】 2016年10月6日，在湖北松滋发生霍乱疫情，为聚餐暴发形式。中国疾控中心传染病所派出专家指导湖北省疾控中心开展实验室PFGE溯源分析工作。经与全国既往疫情菌株比对分析，未见一致图谱，初步判定为湖北省松滋局地暴发疫情，未发现跨省疫情。结合流行病学调查，建议湖北省疾控对市场水产品，尤其是基围虾和甲鱼进行采样和菌株分离工作，获得图谱后与病人菌株进一步比对，以判定疫情来源。

【协助广西南宁调查布病疫情】 2016年3月21日，广西贺州发生布鲁氏菌病疫情，至4月4日已确诊布病患者135例，患者症状典型。中国疾控中心传染病所立即派出崔步云研究员赴南宁市协助开展疫情调查。调查组在广西自治区CDC查阅并确认了贺州分离的羊种3型布氏菌和患者血清实验记录。最终确定此次疫情为饮用生鲜羊奶引起，指导当地做好病例个案调查，开展病原菌实验室检测分离和分型鉴定。

【赴安徽和福建指导洪涝灾害后疾病防控】 2016年7月，受国家卫生计生委应急办委派，阚飙副所长作为国家级专家赴湖南省参与防汛抗洪卫生应急指导工作，圆满完成了交办的各项任务，获得国家卫生计生委致谢。同期，任东升副研究员先后随同中国疾控中心冯子健副主任和国家卫计委传防处刘海涛处长，赴洪涝灾害重灾区安徽省和福建省开展灾后卫生防疫工作，与安徽省疾控中心专家共同编制完成了《安徽省洪涝灾害灾后公共卫生风险评估报告》。

【派出专家赴塞拉利昂参加实验室建设】 2016年12月，派出夏连续研究员作为“中塞友好生物安全实验室技术合作项目第四批检测队”队员，赴西非塞拉利昂参与为期半年的援塞固定BSL-3实验室技术合作任务，主要负责实验室的运行维护和生物安全工作。

【援助非洲安哥拉黄热病疫情处置】 2016年5月3—29日，孟凤霞研究员作为公共卫生专家组成员，参加援助非洲安哥拉黄热病疫情处置。期间工作组充分了解安哥拉疫情发生情况，参与双边和多边的黄热病疫情研判，并协助当地分析黄热病疫情；同时，指导中国驻安哥拉大使馆、中资机构、中国商会的华人进行病媒生物防控，并进行广泛的黄热病防控技术培训。为安哥拉黄热病的疫情防控提供技术支持。

【在格林纳达开展“援格寨卡防控研讨班”】 2016年9月7—11日，在寨卡病毒快速传播国家格林纳达首都圣乔治，由中国驻格林纳达使馆主办，中国疾控中心传染病所和江苏省血吸虫病防治研究所联合承办“援格寨卡防控研讨班”。媒介生物控制室刘起勇主任和刘小波副研究员2人奔赴当地并在该培训班对学员开展寨卡病毒媒介防控技术培训和指导。

【积极促进国际合作交流】 2016年外事活动有序进行，共出访31批50人，29批为短期出访，2批为长期出访。计划外任务共24批，计划内任务共7批。境外来访9批次43人，顺访1批次38人。组织召开“第九届传染病应对团山论坛”“第二届中荷细菌耐药流行病学——一个健康”“第六届媒介生物可持续控制国际论坛”等大型国际研讨会议。

【持续开展援疆援藏工作】 2016年积极协助西藏疾控中心建成世界海拔最高的BSL-3实验室建设。所长助理李振军研究员作为“中组部、团中央”第16批博士服务团成员，在西藏开展为期1年的挂职锻炼，任职西藏自治区卫生计生委副巡视员，区疾控中心副主任，在藏期间重点推动P3实验室的建设和认证认可评审工作。7月份党委书记卢金星研究员担任组长的中国合格评定国家认可委专家组对西藏疾控中心进行了初次评审，12月份西藏疾控中心正式通过国家卫生计生委实验活动资格评审，副所长阚飙研究员作为此次资格活动评审专家组成员。另外2016年10月份将西藏自治区疾控中心加入到中国细菌性传染病实验室监测网络中。进一步完善了新疆维吾尔自治区疾控中心实验室能力建设，协助该实验室申请并入选"疫苗与免疫青年人才托举项目"1人次，联合培养其博士生1人次。对自治区和喀什地区百日咳、流脑等实验室检测能力进行了重点帮扶。2016年持续派出援疆援藏干部和科技人员，接收对方人员来所进修，主动赴疆赴藏开展多个病种的实验室带教和技术指导。召开了我所援疆援藏工作会议，并且所多位领导前往新疆、西藏地区进行了传染病防控需求调研、帮扶对接和慰问。

【科研课题稳步进行】 2016年度在研课题113项，其中973项目4项（参加），863项目1项，国家重大科学研究计划项目3项（牵头1项），卫生行业科研专项1项，国家科技支撑计划2项（参加），国家重大科学仪器开发专项1项（参加），国家科技重大专项1项，国家重点开发计划12项（牵头1项），国家自然科学基金项目41项，国际合作项目4项，中心青年基金2项，卫计委及其他项目41项，全部按计划执行。组织申报课题42项，中标课题20项，到位科研经费约为3960万元。申报北京市专利资助金4项，批准资助4项。发表科技论文212篇，其中中文101篇，SCI收录111篇。共申获国家科技部重点研发专项9项，其中牵头项目1项，课题（任务）8项，申获经费2538万元。

【教育培训工作继续推进】 2016年我所共招收录取各类研究生20人，其中博士生8人，学术型硕士生7人，全日制MPH硕士生5人。共授予学位21人，其中博士学位5人，硕士学位8人，MPH学位8人。获得优秀研究生称号2人，获得一等奖学金2人，二等奖学金6人，三等奖学金11人。招收外校联合培养研究生15人，各类进修人员35人；在站博士后4人，其中出站2人。组织申报2016年国家级继续医学教育项目12项，立项12项，其中继续医学教育新项目9项，基地项目3项，已举办7项。开展《传染病控制》《病原微生物实验技术》2门专业课，并在教学工作中首次以师生互评、考勤、考试综合打分的形式进行授课。2016年5月份，张建中副所长带队前往温州医科大学开展招生推介活动。2016年7月份，配合开展中国疾控中心"相约疾控"夏令营活动，来自北大、复旦、山东大学等39所院校14个专业的50名大学生参观了"防疫征程"展厅和实验室。

【科技成果转化初见起色】 2016年完成审核科研成果转化、技术合作、技术服务合作合同共计15份，签署合作协议8份，审核、签发检验检测报告14份。组织完成2016年度科技成果转化项目专家研讨审评会2次，上会审议10项，专家评审通过7项转化项目。起草科研成果转化管理工作管理办法、实施细则、管理制度以及各类技术转化合同模板等50余份。

【学术期刊办刊质量有所提高】 2016年，《疾病监测》杂志与中国知网签署"精品中文科技期刊国际化出版协议"，每期遴选最具影响力的3篇优秀论文，推荐到知网开展中英双语出版，并在全球范围内进行广泛传播，助力中国科研的国际传播。在2016年中国疾控中心主办期刊审读中名列第一。《中国媒介生物学及控制杂志》2016年影响因子为0.975、总被引频次为2048，比2015年的影响因子（0.866）、总被引频次（1842）均有明显提高，2016年在委管出版物主题宣传激励项目中，被评为“最佳期刊”，杂志编辑部主任陈秀丽同志荣获中国科学技术期刊编辑学会授予的“银牛奖”。2016年《中华流行病学杂志》荣获“中国最具国际影响力学术期刊”和“百种中国杰出学术期刊”。

【生动开展党建工作】 2016年所党委认真完成党风廉政建设主体责任各项任务，根据分工逐级签订党风廉政建设责任书，落实“三转”要求，落实巡视整改工作，对巡视反馈意见进行了一一整改和总结。全所范围内组织开展“两学一做”学习教育动员、学习教育座谈和专题党课。各党支部之间积极开展联学联讲活动，所党委联合环境所党委、性艾中心党委开展了“学习贯彻十八届六中全会和全国卫生与健康大会精神，做好本职工作”联学联做活动。参加中国疾控中心党委和人民卫生出版社党委联合开展的联学联讲暨2016年主题党日活动。组织各支部举办了“两学一做”联学联比知识竞赛暨主题党日活动。组织党员前往中国国家博物馆参观纪念红军长征胜利80周年美术展。积极参加国家卫计委和中国疾控中心党委的培训学习和各项活动，在中国疾控中心纪念建党95周年和红军长征胜利80周年文艺演出比赛中荣获二等奖。所内也组织举办了精彩纷呈的建党95周年文艺汇演。把爱党、忧党、兴党、护党融入工作、学习、生活的各个环节。

【完成所党委、纪委、党支部换届选举】 2016年4月22日，中共中国疾控中心传染病所委员会换届选举党员大会召开，选举产生了传染病所新一届党委委员和纪委委员，大会对以往工作做了系统全面的总结，提出了下一步工作目标。2016年9月，各党支部开始换届工作，选举产生了新的支部委员会。

【丰富职工文化生活】 组建成立团山太极队、团山瑜伽队、团山毽子队、团山乒乓球队、团山羽毛球队、团山篮球队、团山合唱团和团山舞蹈队，丰富职工文化生活。2016年各支队伍代表中国疾控中心传染病所参与了多次中国疾控中心及国家卫计委组织的比赛并取得优异成绩。组织举办了2016年“和和美美迎新春”联欢会和离退团拜会。“三八”妇女节邀请协和医院产科副教授、副主任医师、畅销书《只有医生知道》作者张羽博士来所进行《最温暖的科普：不能只有医生知道》讲座。组织工会会员前往怀柔区神堂峪开展第八届健步走活动。召开传染病所工会第二届会员代表大会暨第一届职工代表大会，选举产生新一届工会委员会委员、经审委委员、女工委委员。

【加强内部管理，创新工作方式】 2016年共制定出台修订各项管理办法14项，内部事务信息主动公开，印发全所各部门，尤其涉及职工利益的制度政策主动公开。内部管理进一步信息化，完成了内控系统平台建设和试运行，并与协同办公系统集成。完成了财务F9系统建设和运行。为调动大家工作积极性，积极创新工作方式，推行建言献策制度。2016年建言献策工作正式作为一项制度化、常态化工作持续开展，任何有利于工作进步的好点子好建议都可以通过提案的形式提出，明确了提案受理、办理、回复、立项、落实等工作程序。举办了“2015年金点子、银点子和好点子”建言献策评比活动，以正向激励的方式鼓励了大家在日常工作中勤于思考，勇于创新。评比活动历时3个月，经过初审、会审、网上投票、所务会审议等诸多环节，最终评选产生银点子3项，好点子6项，优秀建议6项。

【试剂耗材设备条件采购平台功能扩展】 2016年传染病所科研试剂、耗材及服务采购管理信息平台与财务F9预算管理系统实现了数据实时对接，提高了预算执行和审计管理工作效率。并且根据工作需要，增加了项目课题采购明细实时查询、采购商品自动比价功能及常规测序报告上传，增强了平台的竞价比价和常规测序服务的验收。2016年采购平台累计完成了 29 806 850.8 元的科研试剂耗材及基因测序服务的采购工作，保障了全所科研和疾控工作的顺利开展。

【贯彻落实纪委监督责任】 2016 年协助党委完成换届工作，完成纪委工作报告。完成招生复试的现场监督、聘用人员面试的过程监督、岗位竞聘现场监督、部分政府采购活动的过程监督、三重一大事项决策程序和会议决定事项公开情况监督，督促公开并上传 A 级权力运行情况。畅通监督渠道设立举报箱，公布了举报电话，举报邮箱，依规依纪处理信访件。完成修订《传染病所三重一大决策制度实施细则》。多种形式开展警示教育，举办党规党纪"一图读懂"系列展、制作发放图解《条例》系列桌牌、发放《党员领导干部不能做的 150 件事》、组织观看《永远在路上》专题片，以及组织保定监狱警示教育、案例通报等，时刻提醒党员领导干部红线所在，不可触碰。完成经济合同事前审计。

（卢金星、冯岚）

病毒病所

【全国卫生与健康科技创新工作会议交流】 2016年10月13—14日，全国卫生与健康科技创新工作会议在京召开，病毒病预防控制所积极组织交流材料的撰写工作，通过卫计委遴选，党委书记武桂珍研究员在大会上进行了交流。侯云德院士荣获国家卫生计生委科技创新战略顾问和科技创新咨询专家委员会聘书。

【全国重点病毒性疾病监测工作】 2016年病毒病所按照监测方案和防控工作要求，积极开展各项工作，圆满完成了流感、禽流感、脊髓灰质炎（脊灰）、手足口病、麻疹、病毒性脑炎、狂犬病、出血热、发热伴血小板减少综合征、登革热、病毒性肝炎、病毒性腹泻、克雅氏病等病毒性疾病的监测与防控工作，主要包括标本检测、鉴定和复核、试剂提供、业务培训、防控能力考核和评估、督导调研和技术指导以及疾病流行动态监测等。

1. 开展标本检测、鉴定和病原学监测。2016年完成了季节性流感、禽流感、脊灰、手足口病、出血热、发热伴血小板减少综合征、病毒性脑炎、狂犬病、病毒性肝炎、病毒性腹泻、麻疹、风疹、腮腺炎、克雅氏病等疾病相关的6万余份标本/毒株的检测、鉴定、复核或病原体变异以及耐药性监测等工作。

2. 提供检测试剂。向疾病防控机构提供检测试剂，主要包括向全国408家流感监测网络实验室提供标准参考抗血清和抗原各1万毫升；提供肾综合征出血热检测试剂8500份，登革和寨卡病毒快速检测试剂各200份；轮状病毒ELISA试剂盒4盒，以及病毒性疾病检测引物和探针等。

3. 积极开展疾病防控培训。举办了病毒性疾病检测、监测等防控技术培训，主要包括全国脊灰病毒型内鉴定新技术培训、病毒性脑炎实验室检测技术手把手培训、脊髓灰质炎和其他肠道病毒环境监测技术培训、全国手足口病相关肠道病毒监测检测技术培训、全国输入性病毒性出血热实验室应对技术培训、全国诺如病毒暴发监测网络培训、全国麻疹风疹实验室网络技术培训和中国乙脑实验室培训等。2016年培训病毒性疾病防控人员600余人次。

4. 继续开展疾病防控能力考核和评估。对94家网络实验室进行了流感病毒核酸检测能力考核；开展了全国流感监测网络质量评估；对31个省级脊灰实验室进行了病毒分离盲样职能考核；对32个省级疾控中心开展了手足口病病毒核酸盲样考核；对32个省级麻疹/风疹实验室进行了麻疹、风疹血清盲样考核；对病毒性腹泻监测网络轮状病毒检测能力进行了考核；开展麻疹/风疹以及脊灰实验室现场认证以及乙脑实验室质量控制评估等。

5. 开展了疾病防控督导、调研或技术指导等。对流感、手足口病、发热伴血小板减少综合征、登革热、病毒性腹泻、寨卡病毒病、黄热病、病毒性脑炎、狂犬病、病毒性肝炎、克雅氏病、中东呼吸综合征、麻疹等疾病的防控工作开展情况进行调研、督导，了解疾病防控现状和存在的问题，指导当地更好地开展疾病防控工作。此外，参加地方疾控部门举办的病毒性疾病防控培训，并授课。

6. 参与病毒性疾病防控文件的制修订。撰写流感/禽流感疫情分析报告、年度总结报告和工作报告；参与起草中华人民共和国第21届WHO西太区消除脊髓灰质炎证实会议报告；参与了《手足口病诊断》中相关实验室诊断方法的制定；参与起草《Ⅱ型脊髓灰质炎疫苗相关病毒封存登记造册工作方案》；参与编写《2015年中国传染病监测报告》；参与编写行业标准《脊髓灰质炎诊断》；参与编写寨卡病毒病防控方案与诊疗方案、黄热病防控方案与诊疗方案、登革热诊断标准等；参与了中华预防医学会组织的关于暴露后预防处置口袋书的编写工作；参加《中国病毒性肝炎防治规划》（初稿）的制修订；参与编写《中国大百科全书》风疹部分相关内容；对克雅氏病监测信息表进行了修订；制定和下发了克雅氏病宣传手册；完成并提交了卫计委参加WHO执委会关于"销毁天花样本"议题所需材料；完成并提交了卫计委参加第69届WHA会议关于"根除天花：销毁储存的天花病毒"议题所需材料；起草了实验室操作规范。

【寨卡疫情应对工作】 随着全球寨卡疫情的不断蔓延，为做好寨卡病毒的防控工作，进一步规范寨卡病毒实验室检测试剂，建立实验室检测技术指南，并于2016年2月1日向全国31个省（自治区、直辖市）及新疆生产建设兵团疾控中心，5个计划单列市疾控中心和8个国际旅行卫生保健中心发送检测试剂，以保障全国范围内能够及时开展病例监测与管理，妥善落实预防病例输入防止疫情扩散的各项措施。

2月9日完成了江西省送检病例寨卡病毒检测工作（阳性），为我国首例输入性寨卡病毒感染病例的确诊提供了实验室依据。此后对广东、浙江、北京、河南等地送检的寨卡病毒病疑似病例标本进行了实验室检测。

【黄热病疫情应对】 积极开展黄热病检测技术和试剂等储备，为做好黄热病防控工作提供保障。2016年3月，对北京市疾控中心送检的黄热病疑似病例标本进行了黄热病毒核酸检测（阳性），为我国首例输入性黄热病例的及时发现提供了实验室依据。此后对上海、福建等地送检的疑似病例进行了应急检测。

2016年以来，安哥拉暴发黄热病疫情。5月，根据国家卫生计生委指示，经中心领导批准，该所1名专家作为专家组组长与另外3名专家组成援安哥拉公共卫生专家组，于5月赴安哥拉帮助其开展公共卫生调研、流行病学分析，制定相关防控政策等。

【裂谷热疫情应对】 2016年7月，及时快速对北京市疾控中心送检的1例疑似裂谷热病例标本进行了检测，结果阳性。为裂谷热病例确诊提供了依据。

【禽流感疫情应对】 2016年2月，在云南省流感哨点监测送检的分离病毒株中发现两份欧亚类禽H1N1猪流感病毒，与之前自湖南病例分离的欧亚类禽H1N1猪流感病毒类似。

2016年4—5月，对湖北、湖南和安徽送检的3例H5N6亚型禽流感病毒感染疑似病例标本进行检测，结果为甲型H5N6亚型禽流感病毒阳性。

2016年5—6月，对天津、河北和辽宁送检的4例H7N9亚型禽流感病毒感染疑似病例标本进行检测，结果为甲型H7N9亚型禽流感病毒阳性。对北京和河北送检的3例人感染H7N9禽流感病毒家庭聚集性病例标本进行了序列分析，发现感染三例病例的病毒与我国2016年上半年的人感染H7N9禽流感病毒基因组成类似，但三个病毒序列高度相似。

2016年8月，对江西、云南送检的2例H9N2亚型禽流感病毒感染疑似病例标本进行了检测，结果为甲型H9N2亚型禽流感病毒阳性。

【脊髓灰质炎（脊灰）相关疫情应对】 2月，在广东送检环境污水标本中发现Ⅱ型VDPV。4月，在福建省送检的1例AFP病例标本中发现Ⅱ型VDPV和Ⅲ型脊灰高变异株。5月，在西藏发现Ⅲ型脊灰病毒高变异株。8月，在新疆环境污水中发现3个Ⅱ型脊灰高变异株；在黑龙江环境污水中发现Ⅱ型 VDPV。9 月，在内蒙古 1 例 AFP 病例标本中发现Ⅲ型脊灰高变异株。

【BSL-3 实验活动增项】 根据疫情需要，2016 年 3 月 14 日申报了黄热病毒实验活动增项，2016 年 4 月 7 日获得批复，为我国首例输入性黄热病例的发现提供实验室资质保障。为提高 BSL-3 实验室疫情应对检测效率，为 BSL-3 实验室不同操作单元申请了中东呼吸综合征冠状病毒、高致病性禽流感病毒实验活动资质增项。

【BSL-3 实验室保障建设和常规工作】 对实验室高效过滤器（HEPA）、双扉高压灭菌器关键部件和高压灭菌器的空气压缩机等进行了升级更换；规范 BSL-3 实验室申请使用流程，申请操作并入 OA 系统；完成生物安全体系文件换版，由 B 版更新为 C 版；对 2016 年派出的 2 批塞拉利昂固定实验室检测队进行了 BSL-3 实验室操作培训；协助病毒性出血热实验室完成首例输入性黄热病毒、立夫特谷热病毒的检测。

【科研成果奖励申报工作】

1. 2016 年申报科研成果 8 项，获奖 1 项，鉴于侯云德院士在“我国首次对甲型 H1N1 流感大流行有效防控及集成创新性研究”中做出突出贡献，2016 年 9 月，侯云德院士被中华医学会呼吸病分会授予“杰出呼吸学术贡献奖”。

2. 申请专利 7 项，授权专利 2 项。

3. 发表中文论文 106 篇，英文论文 130 篇，SCI 收录论文 124 篇，总影响因子 642.414，平均影响因子 5.18，最高影响因子 59.558。

4. 发表主编著作 4 部，参编著作 2 部。

【召开 2015 年度病毒病预防控制所科技学术年会暨卫生部医学病毒和病毒病重点实验室学术年会】 2015 年度病毒病预防控制所科技学术年会暨卫生部医学病毒和病毒病重点实验室学术年会于 2016 年 1 月 13 日在昌平新址举行。全所 200 余名科研人员、研究生参加了年会。武桂珍书记回顾了病毒病预防控制所 2015 年在埃博拉疫情防控中工作所付出的努力以及取得的成绩和科研工作取得的骄人的成绩和丰硕的成果；舒跃龙副所长对病毒病预防控制所 2015 年度科研工作进行了总结；科技处赵秀军处长针对 2016 年国家自然科学基金项目申报工作做了《国家自然科学基金资助项目政策解读》的报告；来自 16 个科室的青年科研人员就本科室 2015 年取得的重要科研成果做了学术报告。

【科研基地建设与管理】

1. 2015 年底在所领导的部署下，科技处下发了《卫生部医学病毒和病毒病重点实验室关于做好 2013—2015 年度实验室工作年报和验收申请材料编报工作的通知》，2016 年 1 月继续做好年报和验收材料的收集、审核和整理工作，为实验室建设期顺利通过验收奠定基础。

2. 2016 年 4 月，中华医学会作为第三方评估机构独立开展 2016 年度国家卫生计生委重点科研基地（包括重点实验室和工程技术研究中心）的评估工作，依据通知要求，积极组织编写卫生部医学病毒和病毒病重点实验室和微生物基因组研究中心两个重点科研基地评估材料，最终完成上报工作。

3. 2016 年 6 月 15 日，中华医学会作为第三方评估机构独立开展 2016 年度国家卫生和计划生育委员会重点科研基地评估会议，病毒病预防控制所卫生部医学病毒和病毒病重点实验室和微生物基因组研究中心两个重点科研基地主任和 PI 参加会议。

4. 2016 年 9 月 2 日，国家卫生和计划生育委员会评估专家组对病毒病预防控制所卫生部医学病毒和病毒病重点实验室和微生物基因组研究中心两个重点科研基地进行了现场评估。

【研究生管理工作】 2016年全年招收各类研究生28人，其中博士生12人，学术型硕士生9人，全日制MPH硕士生5人，推荐免试攻读硕士2名。完成研究生学位课程管理工作。2016年毕业研究生31人，其中博士生11人、硕士生19人；MPH 1名，办理2013级博士生延期毕业3人

截至2016年底，目前在读研究生共87人，其中博士生41人、硕士生45人、在职MPH硕士生1人。

2016年组织病毒病所导师、副导师及研究生管理员进行研究生带教及管理经验交流与培训，特邀资深导师与年轻指导老师进行深度交流；组织召开研究生管理员会议，针对研究生毕业期间的相关工作进行培训和讨论、规范简化答辩后相关报销流程。完成班主任辅导员工作职责并作出总结汇报。

2016年上报中心学位授权点自我评估工作方案（2014—2018年）基础医学部分；完成二级学科及专业学位点的自查自评，并启动一级学科专业学位点的期中自评。

2016年办理博士后出站1名，在站博士后1名；报送博士后工作年报总结；组织完成博士后科学基金申报及中国博士后科学基金面上资助申请工作；《博士后管理工作规定》文件修订工作。

【国家继续教育项目】 2016年病毒病所申报并获批国家继续教育项目8项；组织完成8项；承办1项；督导1项。

【完善《病原微生物菌（毒）种保藏分中心》体系文件》】 2016年病毒病预防控制所继续完善和修改《中国疾病预防控制中心病原微生物菌（毒）种保藏中心病毒病预防控制所分中心》体系文件，并多次组织专家参加保藏中心的相关工作研讨。

【编制生物安全四级实验室的规划】 2016年，病毒病预防控制所继续组织出血热室、应急技术中心、病毒性脑炎室相关专家召开讨论会并先后赴武汉、哈尔滨、云南和澳大利亚开展调研，参与讨论编制生物安全四级实验室的功能需求和结构要求。继续组织相关科室参加生物安全四级实验室的规划编制工作。

【完成生物安全二级实验室改造】 2016年5月，根据《病原微生物实验室生物安全管理条例》（国务院令第424号）、《实验室　生物安全通用要求》（GB 19489—2008）和《实验室建筑技术规范》（GB 50346—2011）等要求，对病毒病预防控制所12个科室的59个BSL-2实验室进行升级改造。

【参加国际公共卫生应急队筹建】 2016年8月筹建国际公共卫生应急队。病毒病预防控制所完成了国际公共卫生应急队帐篷实验室的方案编制、实验室搭建和模拟疫情下的实验室检测工作。

【举办塞拉利昂卫生部技术人员的埃博拉出血热检测技术培训班】 2016年11月，病毒病预防控制所举办了为期28天的塞拉利昂卫生部人员的埃博拉出血热检测技术培训班，学员完成学习计划并通过考核。

【人员基本情况】 截至2016年12月底，共有正式职工254人，其中专业技术人员210人，管理人员32人，工勤人员12人。在专业技术人员中，高级专业技术资格占53%，中级专业技术资格占29%，初级专业技术资格占18%。

【干部选拔任用】 按照干部选拔任用工作要求，加强了干部选拔任用监督，提高了选人用人公信度，切实提高了思想认识，加强了组织领导，确保了干部选拔任用工作扎实有效开展，完成了财务处副处长的选任工作。根据《中国疾病预防控制中心党委关于推荐后备干部人才的通知》精神，推荐了病毒病预防控制所后备干部人才人选。

【干部监督管理】 根据委人事司及中心人资处要求，按照《关于进一步做好2015年领导干部报告个人有关事项工作的通知》精神，严格执行文件要求，按时上报所领导班子成员2015年《个人事项报告》。

【干部档案管理】 根据《中国疾病预防控制中心关于开展干部人事档案专项审核工作的通知》精神，对所领导干部的人事档案进行了审核、整理、补充、装订。

【完成绩效考核】 按照中心关于绩效考核工作的统一部署，组织完成年度绩效考核工作，并对绩效工资进行了调整、补发，在绩效考核的基础上发放了奖励性绩效工资。

【专业技术资格申报和开展岗位聘任】 按照委人事司关于专业技术资格评审申报工作的要求，组织23名专业技术人员参加了申报工作，最终15人通过资格评审，其中正高7人，副高4人，中级4人。根据中心岗位聘任一年一聘常态化管理的安排，于9月初组织开展了2015年岗位聘任工作。

【人才选拔推荐引进与公开招聘】 为激励高级专业人才充分发挥引领作用，加强专业技术人才和技能人才队伍建设，积极推荐选拔人才。2016年推荐许文波同志为享受国务院政府特殊津贴候选人。按照中组部、团中央的要求，推荐李建东同志作为第17批博士服务团人选。按照中心关于公开招聘工作管理办法的要求，为了加强人才队伍建设，2016年接收应届毕业生2名，海外留学回国人员2名，博士后出站人员2名，社会在职人员14名。

【完成养老保险数据采集】 根据卫生计生委人事司《关于开展在京所属事业单位养老保险数据采集摸底工作的通知》精神，完成全所职工及离退休人员信息采集工作。

【预算管理工作】 按照《病毒病所部门预算管理暂行办法》，进一步完善预算管理责任制，努力作到既保证预算高效执行，又保证费用支付的正确性。截至2016年12月底，当年预算执行率为96.79%。完成2015年度部门决算、卫生计生、国有资产等报表的编报工作。完成2017年部门预算编报工作。严格按预算审核支付资金。严格“三公经费”预算管理。坚持预算执行进度通报制度。按照国家卫生计生委要求，组织开展2015年度预算单位部门预算管理工作考核、开展财政拨款结转结余资金自查自纠工作。

【财务管理工作】 执行公务卡支付制度。根据《财政部、科技部关于中央财政科研项目使用公务卡结算有关事项的通知》(财库〔2015〕245号)的规定，办理了工行公务卡，修订了《病毒病所公务卡管理实施细则》在执行中心公务卡管理实施细则的基础上，举办了《病毒病所关于公务卡使用中有关问题》的系列培训，通过培训及印发《病毒病所公务卡管理实施细则》进一步完善了公务卡执行中的具体操作规范。配合设备处做好清产核资工作，对本科室的资产进行实物盘点核对。

【落实内部控制规范】 组织落实完善内部控制规范。对照事业单位内部控制规范，组织开展了中心内部控制对照梳理、查找漏洞和不足、落实完善工作。及时进行岗位调整，完善处内岗位职责。财务部门内部坚持轮岗制度，明确职责，做到不相容职务相互分离。对照岗位说明书，落实岗位职责。强化了人员的岗位责任意识，并严格遵守不相容职务相互分离的原则，落实内部控制规范。坚持内部复核与督导检查制度。按照国家卫生计生委要求，对单位内部控制建设工作进行了总结，上报了《病毒病所关于行政事业单位内部控制建设工作总结的报告》，组织开展了行政事业单位内部控制基础性评价工作。提高预算管理信息化水平，实现财务预算报销电子化。

【接受多项外部审计】 2016年初中心组织会计师事务所对各直属单位2015年度预算执行和其他财务收支情况进行了审计。配合商务部委托的审计机构对病毒病预防控制所援助塞拉利昂经费的审计。2016年接受了“十二五”民口重大专项牵头四个、参加十几个课题验收审计，没有发现病毒病预防控制所有违法、违规事项。

【内部审计】 完成经济合同签订前的审计，提出修改建议；负责采购项目立项审计；对部分大笔资金进行了付款审核，并提出建议；完成了修缮项目造价咨询审计委托任务。

复核了三项重大传染病防治重大专项审计报告；完成了天园全事务所对病毒病所2015年预算执行和其他财务收支审计工作，并完成审计发现问题的整改工作；对单位现金、银行存款、票据、印章等财务管理内控情况进行了突击检查；抽查了部分会计凭证，并就不规范问题提出了改进建议；

对病毒病所长期挂账往来款项未及时清理情况提出进一步整改建议，并成立整改工作组；委托外部审计对对病毒病所国有资产清查结果进行了评估分析。

【制定公务用车制度改革实施方案】 根据国家卫生计生委公务用车制度改革工作小组要求，2016年3月23日病毒病预防控制所成立了公务用车制度改革工作组，按照《中央公务用车制度改革领导小组关于印发〈中央事业单位公务用车制度改革实施意见〉的通知（中车改〔2015〕35号），完成了病毒病预防控制所公务用车制度改革实施方案的制定并上报中国疾病预防控制中心。

【申报修缮改造工程预算】 编写完成旧址实验大楼和西经路宿舍楼修缮改造工程的预算项目申报，并获批2017年国家财政资金700万元。

【认真落实党风廉政建设主体责任】 调整更名成立病毒病预防控制所党风廉政建设和反腐败工作领导小组，明确分工责任，结合领导班子成员的工作分工，将党风廉政建设和惩防体系建设进行细化分解，切实落实好党风廉政主体责任。所主要领导与副职领导、副职领导与分管处室、所党委书记与支部书记层层签订党风廉政目标责任书，监督广大党员干部自觉承诺和履行党风廉政目标责任。制定了“三重一大”集体决策制度，重大事项决策、重要人事任免、重大项目安排、大额资金使用都经过党政联席会议或者所务会讨论集体决策。

【开展“两学一做”学习教育】 制定了病毒病预防控制所“两学一做”学习教育实施方案，细化各项安排。所党委书记带头讲党课，各支部定期开展党课及专题研讨。所党委举办“颂歌献给党——纪念中国共产党建党95周年暨红军长征胜利80周年”歌咏比赛及“知党史、守党规”知识竞赛和“两学一做”主题知识竞赛。通过学习教育更好地提升党建工作水平，稳步推进各项党务工作，圆满完成失联党员查找、党费补缴、昌平区人大代表选举等工作。

【充分发挥群团组织纽带作用】 积极开展各类文体活动，举办新春联欢会、春季运动会、中秋节厨艺大赛、冬季包饺子、健步走等活动，协助职工李杰申报“家庭助廉行动”获“最美家风故事”一等奖、“最美家训格言”优秀奖及“第十一届全国五好文明家庭荣誉称号”；团总支开展“青春飞扬·铸疾控梦想”主题团日活动，组织团员青年参观了中国航天科技集团第五研究院，引导广大团员青年自觉把个人梦想融入疾控梦、中国梦之中。开展为离退休老干部贴春联、“爱心相伴，快乐暑假”夏令营活动、离退干部帮扶等常态化的学雷锋志愿活动，进一步加强学雷锋志愿者队伍建设。

（武桂珍、苏晓婷、李廓）

寄生虫病所

【工作概况】

1. 启动“十三五”发展规划。编制下发《寄生虫病所“十三五”发展规划（2016—2020年）》，明确目标、指标及任务。积极筹建热带病研究中心，异地扩建工程项目建议书通过国家卫生计生委专家组评审，参与国家卫生计生委商请中央编制办审批加挂国家热带病研究中心牌子。

2. 做好寄生虫病控制消除技术支撑。参与编制《“十三五”全国血吸虫病防治规划》、《全国包虫病等重点寄生虫病防治规划（2016—2020年）》《全国消除疟疾工作方案（2016—2020年）》。协助制定《援助西藏开展包虫病流行情况调查工作方案》，参与督导培训、病例甄别、数据分析，完成西藏包虫病流调报告。依托中心包虫病防控甘孜州工作站，探索综合防治策略与技术措施。

开展全国钉螺调查，参与4省份血吸虫病消除复核和四川血吸虫病传播阻断达标评估，做好特大洪涝灾害急性血吸虫病防控。参与上海消除疟疾考核。完成第三次全国人体重点寄生虫病现状调查报告。开展全国寄生虫病监测预警，筹建寄生虫病和热带病媒介生物监测中心。加强防治基地和诊断参比实验室网络。与江西卫生计生委协作创新，启动建设防治示范区。

3. 提高科研教育培训水平。通过国家卫生计生委重点实验室评估和国家级菌毒种保藏分中心评审，获批上海市公共卫生重点学科1项。在研课题40项，获批15项。发表第一作者或通讯作者SCI论文49篇。省部级科技奖项2项，专著2部，专利8项，标准2项。《Infectious Diseases of Poverty》SCI影响因子2.13分。推进三苯双脒药物美国注册。启动博士后科研工作站，提高研究生培养质量。联合培养、进修人员11名。

4. 深入开展全球卫生合作。组建本所全球卫生中心，参与中华预防医学会全球卫生分会筹建。依托世卫组织热带病合作中心、国家级热带病国际联合研究中心，完善中非消除血吸虫病机构合作网络、RNAS+、CHINA NDI等国际网络，举办第三届消除热带病监测响应体系研讨会。

完成中英全球卫生支持项目2项。实施中—英—坦桑尼亚疟疾防治试点项目、中—澳—巴布亚新几内亚控制疟疾试点项目，6批专家20余人次赴现场工作。推动湖区5省血防机构与非洲5国研究机构一对一结对合作。参与西非热带病研究与防治中心、非盟疾控中心建设。

5. 加强内部管理。学习贯彻党的十八大和十八届三中、四中、五中、六中全会精神，开展“两学一做”专题教育。获批上海市高端研修团队项目1项。选派12名骨干驻点借调，1名同志完成援疆任务，1名同志担任中心包虫病防控甘孜州工作站站长。形成“严谨　创新　敬业　奉献”所训。获集体荣誉10余项，个人奖励20余项。

【中国—澳大利亚—巴布亚新几内亚（巴新）三方控制疟疾合作试点项目启动】 为帮助巴布亚新几内亚（简称“巴新”）有效控制疟疾，在澳大利亚国际发展署倡议和中国政府推动下，“中国—澳大利亚—巴布亚新几内亚疟疾控制三方发展合作试点项目”（简称“项目”）

于2016年1月26日启动实施。项目为期三年，预算400万澳元，将通过重点建设巴新公共卫生中心实验室（CPHL）和巴新医学研究所（IMR），提高巴新卫生机构疟疾诊断治疗能力，开展应用性研究，探索三方发展合作模式，降低巴新疟疾发病率和死亡率。巴新现场工作由健康与艾滋病防控与实施机构（HHISP）负责，中国疾病预防控制中心寄生虫病预防控制所（简称“寄生虫病所”）负责提供中方技术支持。

项目实施一年来，整体工作进展顺利。组建了联合工作组（JPWG），招聘了项目经理和协调员，召开项目启动会、JPWG会议，制订项目工作计划、项目执行手册，开发巴新国家疟疾参比实验室建设方案，开展巴新疟疾高风险地区镜检员培训与能力评估，组织巴新专家赴寄生虫病所学习中国疟疾参比实验室建设经验，派遣2名中国技术顾问到巴新指导CPHL疟疾检测实验室工作，初步明确了应用性研究主要方向和内容。

【顺利完成西藏包虫病流调工作】 为掌握西藏自治区全区包虫病流行范围和程度，科学执行“十三五”规划，全面推进西藏自治区包虫病防治工作，2016年8—12月，西藏自治区组织开展全区包虫病流行情况调查，国家卫生计生委组织协调17个对口援助省份276名专家赴西藏70个县，协助开展包虫病流行情况现场调查。同时，抽调9个省份和中国疾病预防控制中心共24名实验室检测人员完成犬粪和人体血清检测。本次流调在自治区7地市70个县同时进行，连同2012年已完成调查的4个县，已完成全区74个县流行情况调查。全区包虫病流行调查共筛查380个村80 383人，查出包虫病患者1371人。其中，囊型占87.67%，泡型占11.16%。全区人群患病率为1.66%，推算患病人数为49 935人（95%可信区间范围：47 434～52 538人）。调查结果表明：西藏包虫病流行范围广、流行程度重、区域差别大，是全国包虫病患病率最高、现症包虫病患者最多的省份，也是全国唯一一个全境流行包虫病的省份，流行县数占全国已确定的360个流行县的21%，重流行区主要分布高海拔的牧区。本次调查为今后开展西藏包虫病综合防治提供了科学依据。

【完成中国疾控中心包虫病防控甘孜州工作站工作】 在国家卫生计生委疾控局指导下，在四川省卫生计生委、四川省疾控中心、甘孜州包虫病综合防治攻坚战指挥部等部门指导和大力支持下，认真落实《中国疾病预防控制中心包虫病防控甘孜州工作站工作方案》，以目标任务为导向，着力解决现场防治和实验室检测过程中存在的技术难题，重点探索藏区可复制的防治模式，有力推动了甘孜州石渠县包虫病综合防治试点工作顺利实施。

建立工作站领导小组、办公室和专家组，构建国家、省、州、县疾控中心以及工作站专家组五位一体的技术支撑平台，完善工作机制和运作模式。组织41批次178人次专家参与现场工作，以人员培训、现场带教和进修学习为抓手，全面提升全州包虫病防控和实验室检测能力，专业人员培训完成率318.75%。以项目为契机，开展联合攻关，破解现场防治和实验室检测技术难题，并以3个重流行乡为干预试点，先行先试，着力打造藏区可复制的防治模式。采集犬粪样本4326份，开展ELISA检测3批4258份；捕捉啮齿类动物4054只，解剖4054只，实验室PCR鉴定200份；有偿回收牦牛脏器654副，剖检654副，无害化处置废弃物约8吨，采集病变脏器样本305份，PCR鉴定42份；发放犬饲料125箱，发放有声健教材料3040份，发放问卷调查956份。

【第三届消除热带病监测响应体系研讨会在沪成功举办】 2016年6月16—17日，寄生虫病所联合世界卫生组织、瑞士热带病与公共卫生研究所在上海举办第三届消除热带病监测响应体系研讨会。国家卫生计生委疾控局雷正龙副局长、科技部国际司徐捷副巡视员、中国疾控中心王宇主任、上海市卫生计生委王磐石副主任、世卫组织非洲区官员 Adiele N. Onyeze 博士、瑞士热带病和公共卫生研究所所长 JuergUtzinger 博士出席开幕式。

会议回顾全球热带病控制消除领域研究进展，签署多份双多边合作协议，特别是湖区 5 省血防机构与非洲 5 国研究机构签署防治研究合作协议。会议分享中—英—坦桑尼亚疟疾防控试点项目、中—澳—巴新控制疟疾试点项目经验，启动亚洲湄公河流域消除控制血吸虫病和肝吸虫病策略研究项目，颁发全国蠕虫病健康教育优秀作品奖项，为寄生虫病所"国家级热带病国际联合研究中心"揭牌。

会议认为，热带病防控问题成为全球公共卫生热点问题，疟疾等热带病控制被列为联合国可持续发展目标，全球应携手合作，跨领域、跨国界、跨学科合作，加强监测应对体系建设，探索新思路、新技术、新方法，促进世卫组织热带病消除目标的实现。

全球 30 个国家地区及世界卫生组织、英国国际发展部、澳大利亚国际开发署、加拿大国际发展研究中心、比尔盖茨基金会等国际机构 200 余名专家参会。

（周晓农、王汝波、陶苾颖、伍卫平、官亚宜、曹淳力、杨诗杰、罗飞）

性艾中心

【工作概况】 继续积极开展所承担的艾滋病、性病、丙肝防治相关的技术指导和技术支撑工作。

在艾滋病疫情监测、检测发现、感染者随访管理、抗病毒治疗、高危人群干预、耐药监测和分子流行病学调查等领域，完成策略和方案制定、人员培训、督导检查与质量控制、技术支持等常规工作。2016 年，一是协助国家卫生计生委起草《中国遏制与防治艾滋病“十三五”行动计划》(草稿)。二是完成艾滋病哨点监测、男性同性行为人群艾滋病新发感染调查、暗娼和新型毒品滥用人群专题流调、耐药监测、分子流行病学调查等专题调查，促进艾滋病疫情的准确分析与判断。三是继续实施扩大检测、扩大干预、扩大治疗策略。2016 年艾滋病检测 1.7 亿人次，新发现感染者 12.5 万例，分别比去年同期增加 17.7%、7.9%。指导全国开展暗娼、男男性行为人群、吸毒人群的艾滋病防治知识教育、安全套推广等干预工作，实施检测即干预策略，月均干预暗娼、男性同性性行为者 44.6 万人、22.8 万人，月均干预覆盖率分别达到 83.4%、78.3%; 检测暗娼、男性同性性行为者 98.6 万人、51.2 万人，分别较上年上升 1.46%、9.2%。戒毒药物维持治疗覆盖 16.0 万名吸毒者。经报请国家卫生计生委批准调整抗病毒治疗标准为感染者发现即治疗，继续推动各地实施检测治疗“一站式”服务，2016 年新增抗病毒治疗 11.7 万人，在治病人达到 49.5 万。四是实施艾滋病精准防治。协助 31 省(区、市)疾控中心开展艾滋病疫情及防治措施落实情况剖析，针对剖析发现的问题，明确下一步工作重点。开发了针对感染者危险行为评估及干预管理工具，探索实施精细化感染者分类管理。同时，继续以第三轮艾滋病综合防治示范区为依托，在 5 个县区开展“一地一策”试点，针对核心问题，制定防治对策并实施。五是加强艾滋病宣传教育工作。形成包括大众人群、青年学生等 5 类不同人群艾滋病防治核心知识。开发健康教育媒体资源库，促进资源共享; 开展世界艾滋病日宣传照片和微视频征集活动，提高艾滋病活动的公众参与度; 与阿里健康(北京)科技有限公司合作，探索落实互联网 + 艾滋病健康教育工作。为教育部、国家卫生计生委开展的高校艾滋病综合防治试点工作提供技术支持。六是完成国家卫生计生委直属和联系单位 2016 年重点调度工作。低档暗娼、男男性行为人群艾滋病预防干预工作指南已印发，艾滋病病毒感染者随访工作指南已上报中国疾控中心。七是及时捕获“艾滋病感染者被诈骗”信息，并在中国疾控中心的领导下快速反应，及时处置。通过收集全国感染者收到诈骗电话信息并汇总、分析，为公安机关提供破案线索; 组织开展全国疾控系统的应对工作及稳定感染者情绪; 对艾滋病综合防治信息系统开展安全隐患排查及升级改造工作。八是中国默沙东艾滋病合作项目如期、顺利结束，经验模式在当地得到推广。九是完成“十二五”传染病科技重大专项艾滋病专题的课题结题验收工作。

丙肝防治工作，一是协助国家卫生计生委起草《中国病毒性肝炎防治规划(2016—2020)》(草稿)。二是在疫情监测方面，完成丙肝病例报告数据质量核查和哨点监测，监测肾透析等 5 类人群 11.6 万人，HCV 阳性率 0.38%。丙肝疫情预警系统上线试运行，对陕西等地丙肝疫情及时进行了跟踪分析。三是防治模式探索方面，在云南、河南、吉林三省探索开展丙肝综合防治试点工作，推动当地丙肝防治工作。四是提高丙肝防治工作能力方面，培训重点地区丙肝防治工作师资、骨干人员240余人。对吉林、河南、云南、辽宁、湖南、广东、甘肃等地开展现场督导与技术支持。

性病防治工作，主要结合第三轮全国艾滋病综合防治示范区工作继续在11省（直辖市）的62个艾滋病综合防治示范县/区的108家医院开展了探索有效加强性病就诊者HIV检测的工作模式。截至2016年11月末，试点医院累计共报告性病就诊者8798例，累计报告HIV检测5806例，平均性病就诊者HIV检测率65.99%；累计检出HIV阳性者67例，HIV检测阳性率1.15%。梅毒之外四种性病确诊人数4924例，梅毒检测人数2808例，梅毒检测率57.03%；累计检出梅毒阳性90例，梅毒检测阳性率3.21%。

科研及研究生培养方面，在研科研项目/课题17项（合作研究7项），总经费达2443.599万元。新获准科研项目/课题15项（合作研究5项），总经费为869.3万元。发表论文110篇，其中英文论文47篇，SCI≥20文章1篇，SCI≥10文章1篇，SCI≥5文章6篇，平均影响因子3.98。在读研究生70名，2016年招收博士8名，全日制硕士11名，在职MPH 3名；毕业博士8人、全日制硕士12人、在职MPH 3人。在站博士后7人。

外事工作方面，组织因公临时出国（境）32批次46人次，正式接待来访14批次24人次；承接清华大学发展中国家MPH班学员访问交流1次19人；承接商务部"2016非洲法语国家公共卫生人员研修班"1次43人。

推进反腐败宣传教育工作，按照中共中央、国务院《关于实行党风廉政建设责任制的规定》的要求，与科室负责人签订党风廉政建设责任书。积极开展惩治和预防腐败体系建设工作，采取一系列具体措施检查和考核党风廉政责任制和反腐败工作落实情况。在办公系统（OA）中搭建权力运行信息公开网络平台，展示了56篇主流媒体刊登的党风廉政建设文件和评论文章。完善内部控制制度，对中心大账2015年12月—2016年10月每月的会计凭证按5.5%的比例抽查审计，从资金使用领域实施监督。开展纪检监察调研工作和惩防体系检查。

举办第七届职工运动会，组织召开职工座谈会3次，进行百余人次的各种谈话活动，组织政治理论学习、完成"两学一做"学习教育活动，激发职工爱岗敬业、爱集体的热情，营造积极向上、和谐文明的工作氛围。

【艾滋病疫情监测】 在病例报告、哨点监测、专题流调方面开展了工作。

艾滋病病例报告。举办了2期全国性艾滋病监测工作培训班，组织各省（自治区、直辖市）和新疆生产建设兵团开展了全国艾滋病防治数据质量评估工作。对全国艾滋病网络直报信息系统进行了维护，并完成12省份的数据质量现场核查工作，确保疫情报告数据的及时性与准确性。截至2016年12月底，我国报告存活艾滋病病毒感染者/病人66.5万例，报告全人群感染率为0.05%，累计死亡20.9万例。

艾滋病哨点监测。全国运行艾滋病（HIV）哨点1880个，监测吸毒者（DUS）、男男性行为者（MSM）、暗娼（FSW）、性病门诊男性就诊者（男性STD）、男性长途汽车司乘人员（男性长卡司机）、男性流动人口、孕产妇和青年学生共8类人群。运行丙肝哨点86个。艾滋病、丙肝哨点共检测870 889（其中艾滋病哨点755 034）人，检出阳性者8547（其中艾滋病哨点7822）人，粗阳性率为1.0%。男男性行为人群的艾滋病抗体阳性率持续较高，2016年为7.7%，较上年（8.0%）略有下降，与2014年持平，近3年维持在7%～8%。吸毒人群的艾滋病抗体阳性率继续下降至2.6%，低于2015年（3.0%）。其他人群HIV感染率维持在低水平。

艾滋病专题流行病学调查。继续在重点地区的高危人群中开展了专题调查，重点关注了男男性行为人群，暗娼人群，新型毒品使用人群和男性性病门诊就诊者中艾滋病病毒感染率和艾滋病相关行为。对2015年新发现的0～14岁艾滋病病毒感染者/病人开展了艾滋病感染危险因素的调查。在卫生计生委的领导下组织和完成了"全国部分省份不明原因传染病"调查与分析工作。

【扩大艾滋病检测工作】 艾滋病检测实验室建设方面，全国共有艾滋病检测确证实验室542个（包括确证中心实验室35个、确证兼筛查中心实验室340个、确证实验室167个），覆盖了76.4%的地市；艾滋病检测筛查实验室33 248个（包括筛查中心实验室291个、筛查实验室11 776个、检测点21 181个），覆盖了98.1%的县区。已开展艾滋病相关CD4细胞检测的实验室共有743个，开展HIV病毒载量检测的实验室有209个，都已覆盖所有省份。

2016年，通过指导各地开展晚发现数据分析，制定检测咨询重点工作，促进艾滋病早检测相关工作，全国开展检测的医疗卫生机构数27 750个，运行自愿咨询检测点9317个，全国艾滋病检测人次数169 004 715人次，检测人次数占全人口比例达到12.4%，新报告HIV/AIDS 124 555例，检测发现病例比例为0.074%。检测人次数较上年增加了17.7%，检测发现比例（0.080%）有所降低。其中，艾滋病抗体检测2 569 329人次，筛查出阳性者47 374人，检测阳性比例为1.8%。

【艾滋病抗病毒治疗工作】 为进一步推动抗病毒治疗工作的开展，2016年报请国家卫生计生委印发《关于调整艾滋病免费抗病毒治疗标准的通知》，将我国免费治疗标准调整为有治疗意愿的所有艾滋病病毒感染者、患者均建议实施抗病毒治疗，并按照该通知要求，修改完成了第4版《国家免费艾滋病抗病毒药物治疗手册》，对广西、重庆、浙江等多个工作现场给予技术指导。2016年还进一步推动重点人群抗病毒治疗实践，包括：针对静脉吸毒人群，以抗病毒治疗门诊为平台，提供抗病毒治疗、美沙酮维持治疗动员、减少吸毒过量加强高危行为干预，在云南等重点地区开展综合服务模式试点，提高治疗依从性等综合服务工作。针对男性同性性行为人群开展扩大治疗工作，在杭州、重庆、北京、南京、武汉、西安等地开展个案管理模式探索，开展精准服务。在北京、天津等地，开展青少年友好服务模式探索，提高青少年治疗率及治疗效果，同时对心理状态及危险性为进行评估，并提供相应的友好服务。经努力，2016年新增治疗116 683人，正在治疗病人达到494 657人（含成人489 411人和儿童5246人），存活的艾滋病病毒感染者/病人抗病毒治疗覆盖率达到74.4%。

艾滋病病毒耐药监测：通过对2015年全国耐药检测和监测结果的分析和评估，显示2015年底治疗1年以上的在治280 062例病人，91%检测了病毒载量，9%发生病毒学失败（VL＞1000拷贝/毫升）。治疗失败病人中52%存在耐药。在治人群总体耐药率约为5%。正在使用一线方案病毒学失败者中耐药比例为54.4%；使用二线方案病毒学失败病人耐药比例为43.2%，其中对蛋白酶抑制剂克力芝耐药比例为2.9%。2015年在14个地区开展艾滋病病毒耐药株传播监测。数据表明调查地区总体传播性耐药株流行比例在5%以下，出现频率较高的传播性耐药相关突变位点主要与现阶段常规抗病毒治疗使用的一线药物有关。

【艾滋病检测治疗"一站式"服务试点工作】 2016年继续按计划开展。通过各县区自身推广前、推广期、推广后各1年的队列随访研究显示：①推广期与推广前相比。各推广县区新确认HIV（+）者在确认后30天（1年）内的CD4检测、ARV治疗、死亡的增长率（%）依次为13（43）、26（105）、−30（−27），显著提高病人治疗及时性和覆盖面，减少艾滋病死亡。

在 10 个推广省区中，广东、重庆、湖南、四川、贵州新确认 HIV(+)后 12 个月内死亡比例下降显著，死亡主要是晚发现者和性途径感染者；而河南、江西、广西、云南、新疆推广前后死亡比例无统计学差别。②推广期与推广后相比。各推广县区新确认 HIV(+)者在确认后 1 年内的 CD4 检测、ARV 治疗、死亡的增长率(%)依次为 0.9、3.3、−0.9，在项目扶助停止后 1 年，病人治疗及时性、覆盖面、死亡比例无明显改变。可见，我国 10 省 34 个县 / 区 9637 例新确认 HIV(+)者队列研究表明，我国“一站式服务”政策是具有可推广性和可持续性。

【单阳家庭抗病毒治疗】 2016 年继续在全国范围内对艾滋病单阳家庭通过转介抗病毒治疗、配偶检测咨询等手段，进一步推动减少艾滋病单阳家庭新发感染的防治工作。截至 2016 年，艾滋病病毒感染者 / 艾滋病病人的配偶 / 固定性伴 HIV 检测比例达到 92.1%，针对单阳家庭开展的早期抗病毒治疗已覆盖 10.0 万个，覆盖率达到 80.4%，现存活单阳家庭配偶年新发感染率从 2011 年的 2.61% 下降到 2016 年的 0.78%。为进一步推动单阳家庭抗病毒治疗在减少夫妻间传播的作用，2016 年对 2011—2015 年全国艾滋病单阳家庭减少新发感染工作的进展进行了总结，对“十二五”期间不同省份、不同特征的艾滋病单阳家庭抗病毒治疗、阴性配偶阳转指标进行分析，根据相关分析结果，提出下一步工作建议，形成分析报告，为各省制定防控策略和措施提供参考。

【艾滋病高危人群干预】 积极动员社区卫生服务中心、社会组织和志愿者，针对吸毒人群、暗娼和男男性行为人群开展综合干预。

经吸毒传播途径的干预。美沙酮维持治疗方面，举办 11 期培训班提高基层卫生计生工作人员和公安民警开展维持治疗的工作能力，国家级工作组赴海南、福建等省开展了现场督导检查。全国 29 省份开设 773 个戒毒药物维持治疗门诊，其中 24 辆流动服药车，在治 159 660 人，较上年减少 7904 人，平均每门诊治疗人数为 207 人。治疗人员年保持率为 80.3%，治疗者中艾滋病新发感染率从 2011 年的 0.31% 继续下降至 2016 年的 0.06%。清洁针具交换工作方面，全国 437 个县(区)月均 765 个针具交换点开展工作，月均参加针具交换 32 845 人，HIV 抗体检测 44 131 人，阳性 360 例，阳性检出比例为 0.82%。另外，为了解社区吸毒人群 HIV/HCV 新发感染状况，还建立了社区吸毒人群队列，招募社区注射吸毒者 229 人，经 24 月随访未发现 HIV 新发感染。

经性传播途径干预。暗娼干预工作方面，全国 31 省份 2871 个县(区)围绕扩大检测及早发现感染者，实施以推广安全套使用为主的暗娼人群行为干预工作。月均干预暗娼 44.6 万人，月均干预覆盖率 83.4%，与上年基本持平；艾滋病检测 986 033 人，发现阳性 867 例，检测发现阳性率一直保持在 0.1%；累计发放安全套约 3944 万只，宣传材料约 863 万份。男男性行为人群干预方面，月均干预男性同性性行为者 228 014 人，较上年上升 9.85%，月均干预覆盖率 78.3%，较上年略有所上升；艾滋病检测 511 807 人，检测发现阳性 17 937 例，检测人数、发现阳性人数较上年分别上升 9.2%、8.99%，检测发现阳性率 3.5%，与上年持平。

【第三轮艾滋病综合防治示范区】 第三轮示范区的感染者 / 病人配偶或固定性伴检测比例、艾滋病病毒感染者 / 艾滋病病人随访检测比例、戒毒药物维持治疗年保持率、感染者 / 病人每年接受一次结核病检查比例 4 项指标分别达到 94.8%、93.9%、82.0%、98.3%，均高于全国平均水平。14 项重点工作全部达到要求的城市示范区 15 个，县级示范区 68 个，达到所有示范区的 34.4%。

为探索新形势下艾滋病防治工作的有效模式，针对当地疫情特点开展精准化防治工作，

2016年对五个国家级支持的“一地一策”示范区开展了每年两次的现场督导和技术支持。基于前期当地疫情研判的结果，不断完善“一地一策”策略措施，妥善制定“一地一策”实施方案，努力推进各项工作的后续落实。至目前为止，各地已取得了阶段性进展并初见成效。如浙江省义乌市，创新了男性同性性行为人群和流动人口的干预模式，优化了从检测到治疗的一系列服务措施；贵州省红花岗市探索出动员多部门合作，针对低档暗娼和老年嫖客的综合干预策略；江苏省南京市以“边试点，边推广”的工作理念，开创了高校学生艾滋病防控工作的新格局；云南省蒙自市探索阳性暗娼管理模式，强化HIV检测和感染者综合管理；重庆大足市试点出针对流动人口返乡和暗娼干预模式。这些经验和模式的总结将对今后控制本地疫情发挥重要作用并将提供其他地区借鉴。2016年，31省份的241个示范区还在政策创新、宣传教育、监测/检测、行为干预、随访管理、抗病毒治疗、丙肝性病防治和社会组织参与8个领域开展了464个不同类型的模式探索。

【艾滋病病毒感染者电话诈骗事件处置】 2016年7月，我中心及时捕获艾滋病病毒感染者被电话诈骗的情况反映，并在中国疾控中心的领导下快速反应、及时处置。一是主动收集全国艾滋病病毒感染者收到诈骗电话的情况，2016年7月15日—8月26日、9月27日—10月14日，全国29省份报告2272例，其中17省份的43位感染者自称被不法分子骗取了钱财约42.6万元。二是对收集全国感染者收到诈骗电话信息并汇总、分析，为公安机关提供破案线索。三是配合中国疾控中心密切关注舆情动态，及时动态搜集微博微信等相关信息，及时了解感染者反应，组织开展全国疾控系统的应对工作及稳定感染者情绪。四是对艾滋病综合防治信息系统开展安全隐患排查及升级改造工作。截至目前，北京市公安部门的检查分析未发现艾滋病综合防治信息系统有被盗窃的迹象，被封存的29台电脑已经全部退回我中心；从艾滋病防治工作数据看，感染者的检测发现工作应未受到该事件的影响；抗病毒治疗、哨点检测、咨询检测、美沙酮维持治疗子系统目前仍处于关闭状态，相关升级改造工作方案已经初步确定。

【国际合作项目】 2016年尚在执行国际合作项目包括中美艾滋病防治合作项目、联合国人口基金项目、联合国儿基会（UNICEF）项目、中国—蒙古艾滋病防治合作项目、美沙酮维持治疗关怀项目、艾滋病检测与治疗一站式服务探索试点研究、男男性行为人群降低HIV感染的集成性预防研究，各项目按计划进展顺利。中国—默沙东艾滋病综合防治合作项目顺利结题，经验模式在当地得到推广。2016年重点加强南南合作，建立非洲国家基本情况数据库、编制《艾滋病防治中国援非技术支持项目实施方案》。

【科学研究课题/项目】 新获准科研项目/课题15项（合作研究5项），总经费为869.3万元。其中，科技部政府间国际科技创新合作重点专项1项：中美艾滋病疫苗临床试验合作研究；国家自然科学基金项目4项（合作研究3项）：滤泡辅助性T细胞（Tfh）在HIV感染中调控B细胞产生广谱中和抗体的机制研究、典型疾病的多尺度生物系统动力学及数据分析、多肽水凝胶基于TLR2信号通路调节HIV疫苗的“抗体依赖—细胞介导细胞毒性（ADCC）”和大学生HIV感染者社交网络传播特征及大众意见领袖（POL）防控模式研究；北京市科委项目3项（合作研究1项）：艾滋病快速确证试剂研发、基于互联网传播的艾滋病动漫视频开发和北京地区HIV毒株遗传多样性及其传播特征研究；传染病预防控制国家重点实验室1项：HIV-1广谱中和抗体产生和进化机制研究；北京市自然科学基金1项：免疫缺陷病毒感染对肠道多聚免疫球蛋白受体的影响；中国科学协会1项：科学道德和学风建设宣讲教育—科学道德和科研伦理课程建设；广东省科技厅合作课题1项：外周血超敏HIV-1核酸检测新策略及其试剂盒的产业化；中心青年基金1项：云南省中缅边境地区缅籍长卡司机艾滋病流行情况及影响因素研究；中心科研启动基金1项：建立HIV新发感染的新型细胞学检测方法；公益项目1项：消除中国关于HIV感染者的性别歧视。

2016年在研科研课题17项（合作研究7项），总经费达2443.599万元。其中，国家自然科学基金项目8项（合作研究1项），中国男男性行为人群艾滋病流行模式、传播因素及防治策略建模研究，艾滋病抗逆转录病毒治疗的成本、疗效和预防作用的比较研究，HIV-1和HCV在中国注射吸毒人群中传播瓶颈的研究，利用深度测序技术研究北京MSM人群HIV多样性，艾滋病单阳家庭内传播机制及防控策略建模研究，人免疫缺陷病毒致紧密连接相关基因表达和调控异常的分子基础，去岩藻糖基化的多价双特异性抗体通过ADCC根除HIV-1，我国男男性行为人群HIV耐药毒株流行的数学模型及防控策略研究；传染病预防控制国家重点实验室课题2项：HIV感染经营控制着NK/NKT细胞抗体依赖性细胞介导的细胞毒（ADCC）效应机制研究，我国HIV耐药毒株的演变和适应性研究。公益项目2项：国内外MSM人群HIV检测模式与策略比较研究，男男性接触者人群决定性传播因素探索及有效防治策略构建；北京市科委课题1项（合作研究）：HIV-1快速自检试剂的研发；传染病重大专项5项：艾滋病抗病毒联合免疫治疗的功能性治愈新策略研究，急性期HIV感染诊断和治疗研究，降低“三病两率”和提高能力建设的技术路径分析研究，新生儿艾滋病感染诊断策略研究，母婴阻断失败后新生儿艾滋病毒清除治疗方案研究。

《我国艾滋病重点地区综合防治适宜技术创新性研究与应用》获得华夏医学科技奖二等奖，其中我中心为第一完成单位。

2016年获准专利一项，基于EIAV减毒活疫苗的氨基酸突变而构建的抗HIV疫苗（ZL200810097471.3）

【“两学一做”学习教育活动】 作为2016年中心党建工作首要和核心任务，性艾中心党委认真研究部署，制定了《关于开展“两学一做”学习教育实施方案》，明确“两学一做”要突出体现在“学习教育”和“爱岗敬业”，目标是“争做合格党员”。带头讲党课，积极参加支部生活，发挥表率作用。中心党委为全体党员发放了《两学一做学习教育笔记》《中国共产党党章》《习近平总书记系列重要讲话读本》等学习资料，制作“两学一做”学习教育专题展板，推动和支持以支部为单位利用网络和微信平台、支部工作APP软件、现场参观、支部研讨、开展知识竞赛等多种形式强化学习教育。组织赴山东乐陵疾控中心开展走基层联学联讲活动，与传染病和环境所开展所间联学联讲、联学联比活动等。在进入下一阶段学习教育期间，及时组织召开党办和党支部书记工作会，督促和检查阶段性学习教育成果，强化问题导向，指导下一阶段学习教育活动的开展。“两学一做”学习教育活动开展以来组织专题学习讨论9次，开展联学活动3次，主题党日专题活动2次，党课学习3次，支部党员大会9次，支委会和党小组会10次，参观学习4次。我中心通过开展“两学一做”活动进一步强化了党支部工作，丰富了党员活动形式和内容，提高了党员的党性修养，激发了党员的工作热情。

（吴尊友、刘玉芬）

慢病中心

【工作概况】

1. 死因监测、慢病及其危险因素等监测工作。慢病中心继续开展全国死因监测常规信息收集，对疾病监测点加强质量控制，编制全国死因监测工作指导手册。开展全国培训、督导，并开展漏报调查工作。

组织实施2015年中国成人慢性病与营养监测现场督导和技术指导，复核上报数据，整理数据库。参与2016年儿童与乳母营养健康监测的方案制定、信息收集与管理平台建设等前期工作，参与预调查，举办培训班，共培训1000余人。对10个省开展了现场督导和技术指导。

2016年同时开展了全国慢性阻塞性肺疾病监测、心血管病监测及第四次全国口腔健康流行病学调查现场调查等工作。在监测工作中对西藏、新疆、云南等西部省份进行了重点支持和指导。出版《中国慢性病及其危险因素监测报告（2013）》《中国居民主要疾病死亡原因地图集》《全国疾病监测系统数据集（2015）》《淮河流域重点地区死因监测分析结果汇编（2015）》等。

2. 慢性病综合干预。协助卫计委下发了《国家卫生计生委办公厅关于印发国家慢性病综合防控示范区建设管理办法的通知》，出台新的示范区管理办法。同时对已经建立的全国265个示范区的重点慢性病监测信息系统进行升级改造，加强对慢病综合监测试点的数据收集与分析评价。

组织实施省部联合减盐防控高血压项目终末调查评估工作，包括人群定量调查、定性调查和卫生经济学评价等。以重要慢性病风险评估研究项目、社区糖尿病管理模式和干预适宜技术研究、“万步有约”职业人群健走激励项目和淮河流域癌症综合防治等项目，开展了心脑血管病、糖尿病、肿瘤防控工作，积极探索慢性病防控适宜技术和工作模式，提升慢病综合干预工作整体水平。

2015年继续开展“健康口腔，幸福家庭”项目、中国儿童口腔疾病综合干预项目；开展老年期重点疾病预防和干预、老年认知障碍综合管理及中国骨质疏松防治推广等项目，不断推进口腔和老年健康工作。

3. 伤害预防控制工作。继续实施全国伤害监测和产品伤害监测工作，截至目前共收集门急诊伤害监测数据81万余条。实施全国伤害干预试点工作（2013—2015年），初步完成项目效果评估和工作总结。开展八段锦对老年人平衡功能影响研究、儿童暴力流行病学调查、慢性病患者心理健康促进等工作。

4. 继续探索信息技术对慢性病防控的支持作用。2016年4月慢病中心承办了“2016年慢性病与信息大会”，探讨了互联网＋和大数据技术在慢性病防控中的运用，对慢性病综合防控适宜技术和有效防控模式进行了有益探索。

5. 加强科研和学术研究。2016年慢病中心作为项目牵头单位成功申请国家重点研发计划—精准医学研究重点专项—乳腺癌专病队列研究，实现了慢病中心科技部专项研究项目零的突破。同时慢病中心作为合作单位成功申请了2个分课题。

【死因监测】 慢病中心继续开展全国605个死因监测点的死因监测常规信息收集，对疾病监测点加强质量控制，全年完成死亡数据收集、清洗和分析609（万）条；编制《全国死因监测工作指导手册》，开展全国培训、督导。举办专题培训班2期，共授课25课时，累积培训基层工作人员500余人次。开展漏报调查工作。完成《中国居民主要疾病死亡原因的地图集》、《中国死因监测数据集》。

【中国居民慢病与营养监测】 组织实施31个省/市及新疆生产建设兵团302个项目点“2015年中国成人慢性病与营养监测”的现场调查、技术指导；复核上报数据，整理数据库，6个月内完成35 272名调查对象的问卷、体测和生物样本采集，收集、清洗和分析数据192 278条。参与2016年儿童与乳母营养健康监测的方案制定、信息收集与管理平台建设等前期工作，参与预调查，举办培训班，共培训1000余人。对10个省开展了现场督导和技术指导。完成《中国慢性病及其危险因素监测报告2013》。

【全国慢性阻塞性肺疾病监测】 组织实施全国31个省/直辖市“慢性阻塞性肺疾病监测”，清理、分析数据7.5万条；举办培训班1期共授课14课时，完成实习工作2小时，累积培训基层工作人员110人次；编写《中国居民慢性阻塞性肺疾病监测报告》。

【心脑血管疾病监测】 组织实施31个省100个项目点心脑血管疾病监测的技术指导、系统平台建设。举办培训班2期共授课12课时，累积培训基层工作人员140人次；到4个省，6个点督导4次；编写《2014年全国心脑血管疾病监测工作报告》和《全国心脑血管疾病监测工作手册》。2015年共计完成28万余心脑血管事件的上报，报告发病率约为400/10万。2016年以来，全国共累计报告心脑血管事件20余例。

【第四次全国口腔健康流行病学调查现场调查】 2016年，截至2016年10月，全国31省124个调查点均完成现场调查工作，累计调查人数17万余人，并完成全部数据录入工作。慢病中心积极协调各基层疾控中心，圆满完成本次流调全国所有调查对象的现场组织工作。完成了对重庆、安徽、青海、内蒙古、云南、辽宁、海南、新疆、西藏共9省份的抽样及现场实施工作督导与技术指导。

【慢病综合防控示范区建设工作】 2016年继续协助卫计委承担国家慢性病综合防控示范区的日常管理和技术指导工作。经过多轮编写、专家论证和修订，完成新的《国家慢性病综合防控示范区建设管理办法》的修订工作，新的管理办法于10月份由国家卫生计生委办公厅下发至各省。新的管理办法包括5项具体目标17项主要任务。新的管理办法将为我国十三五慢性病综合防控示范区建设工作提供新的工作原则、指导思想、工作内容和要求。同时对已经建立的全国265个示范区的重点慢性病监测信息系统进行升级改造，加强对慢病综合监测试点的数据收集与分析评价。

【省部联合减盐防控高血压项目】 2016年，省部联合减盐防控高血压项目组织实施终末调查评估工作，组织制定实施方案，完成终末调查评估实施方案，包括人群定量调查、定性调查和卫生经济学评价。并开展调查抽样和技术培训；开展现场调查和督导；进行数据分析和报告撰写，年底前完成数据分析和报告撰写工作。

为完善不同地区、不同人群减盐干预的适宜技术，总结成功经验并向全国推广，2016年启动了浙江减盐试点干预项目。组织完成《浙江省减盐防控高血压项目实施方案（2016—2018年）》，在浙江省选择4个干预点，一个对照点开展减盐干预工作。编写完成基线调查工作手册，完成实验室准备和人群抽样工作，2016年11月组织开展基线调查技术培训工作，现场调查将在11月底陆续开展，并于年底前完成现场调查工作。

为提高减盐防控高血压技能，促进各地减盐工作的开展，2016年10月在山东青岛举办减盐防控高血压技能培训班，山东、浙江、湖北、重庆和深圳项目点的技术骨干参加培训，培训取得了满意效果。

【淮河流域癌症防治项目】 2016年继续开展环境与居民健康状况调查。组织召开现场调查启动及培训会，对安徽宿州埇桥区现场调查人员170人进行问卷、体侧、实验室检测等培训，先后5次赴现场，对现场调查中的问卷调查、体测、血样采集等前处理以及实验室检测等工作实施督导与质量控制，完成3600余名居民的问卷调查、体测和血样采集、分离和运输以及数据审核等工作。

继续在淮河癌症综合防治项目的4省11地（市）14县（区），针对不同人群开展肿瘤预防干预活动。组织各级人员讨论完善癌症预防干预工作实施方案。加强对各级师资的能力建设，培训专业骨干70余人，不断提高其肿瘤防控能力。开发制作适宜的癌症预防技术指导材料和宣传材料。针对三种消化道肿瘤重点人群开展基线调查和预防干预活动。开展居民健康行为及知识调查问卷的数据分析工作。

同时慢病中心以重要慢性病风险评估研究项目、社区糖尿病管理模式和干预适宜技术研究、“万步有约”职业人群健走激励等项目，开展了心脑血管病、糖尿病、肿瘤防控工作，积极探索慢性病防控适宜技术和工作模式，提升慢病综合干预工作整体水平。

【口腔卫生工作】 2016年完成中国儿童口腔疾病综合干预项目信息系统安全升级改造和迁移，目前2015年度数据补录工作基本完成，2016年度数据正在录入中。继续开展“健康口腔，幸福家庭”项目、2016年完成对8省的项目督导工作。项目终末调查工作正在进行中。以该项目为契机，推动“健康口腔”专项行动纳入了全民健康生活方式行动“三减三健”工作。

开展局部用氟预防儿童乳牙龋成本效果评估。为做好口腔预防适宜技术评估，为政策制定提供依据，2016年，慢病中心组织专家制定了局部用氟预防儿童乳牙龋成本效果评估方案。6月，启动评估工作，并完成重庆、黑龙江两个项目省培训。目前，项目省正在开展基线问卷调查和口腔检查工作。

【老年健康工作】 在六省市开展老年期重点疾病预防和干预项目，2015年完成对24 000余名60岁及以上老年居民的追踪调查；对2015年筛查出的近2000名可疑阿尔茨海默病病例和4000余名可疑帕金森病病例进行了临床检查；对项目地区的疾控人员、基层医疗卫生服务机构人员及协作医院的神经科医生开展了两期240余人次的基层能力建设培训。在辽宁省丹东市开展老年认知障碍综合管理项目的培训，完成了对2000名60岁及以上社区居民的基线调查和筛查。开展骨质疏松防治项目，开发和编写《骨质疏松症防控指南》和《骨质疏松症防治》培训教材，制定和完善中国骨质疏松流行病学调查方案和实施手册。

【健康教育与健康促进工作】 组织开展2016年“万步有约”职业人群健走激励大奖赛，全国31个省209个县（区）近3万人参加，大赛促使参与对象完成每日万步的健走运动，取得了良好的身体指标改善结果。

组织编撰《慢性病防控与健康》系列科普宣传材料，结合心脑血管疾病糖尿病、老年期重点疾病等项目工作印发《慢性病高风险人群健康管理指南》《高血压患者减盐手册》《小学生减盐知识读本》等科普材料，制定工具包等。

利用爱牙日、帕金森病日、骨质疏松日等健康日加大宣传力度，通过媒体举办现场主题宣传活动；采用短信、微信和 APP 等新媒体形式推送健康科普知识；邀请郎平女士作为骨质疏松防治宣传员。慢病中心充分利用各类媒体平台和公众人物的影响力，采取老百姓喜闻乐见的形式推广健康观念、宣传健康知识收到良好效果。

【伤害监测与干预工作】 全国伤害监测系统运行良好，完成了 2015 年全国伤害监测数据收集工作。全国医院伤害监测全年完成急门诊伤害病例上报 81 万余例，收集、清洗数据 81 万余例，分析数据 80 万余例；产品伤害监测全年完成门急诊产品伤害病例上报 35 万余例，收集、清洗和分析数据 35 万余条（其中产品伤害数据 12 万条）

2013 年，我中心全面启动了预防老年跌倒、预防儿童溺水、预防儿童跌倒、儿童乘车安全、预防犬抓咬伤等 14 个全国伤害干预试点项目。2016 年，试点项目进入终期评估阶段，慢病中心组织各干预试点制定终期评估方案，收集过程评估信息，实施效果评估，开展工作督导。同时开展八段锦对老年人平衡能力、睡眠影响研究。积极推进暴力防控与精神卫生工作。

【加强科研管理，提高科研能力】 为了规范和加强科研项目管理、简化管理审批流程、提高管理效率，中心启动科研课题项目管理平台建设工作。多次与中标公司讨论完善平台开发需求和模块内容。目前已完成了管理平台搭建工作，2017 年初试运行。

2016 年慢病中心作为项目牵头单位成功申请国家重点研发计划—精准医学研究重点专项—乳腺癌专病队列研究，并成功申请 2 个分课题研究。项目申请成功实现了慢病中心科技类专项项目零的突破。同时成功申请自然基金项目 1 项。2016 年中心在研项目共计 78 项（国内项目 68 项，国际合作项目 10 项）。

加强制度化建设，修订科研项目间接费用经费管理规定（2017）、科研成果和论文发表奖励办法（2016 年修订）、论文发表规定 3 项规章制度；组织伦理审查 18 项；论文发表审核 28 项，发表 76 项，其中 SCI 论文 24 篇。组织完成去年论文发表奖励申报和评审。举办和组织参加学术活动 10 余次，继续开展科研兴趣小组活动。

【传道授业，教书育人，为全国培养慢病防控人才】 慢病中心在读研究生 17 名，毕业 5 名，其中优秀毕业生 1 名；顺利组织完成了《慢性非传染性疾病》和《社区卫生与初级卫生保健》两门课程的授课与考试任务。组织《慢性病预防与控制》教材编写工作；开展研究生学位点评估；组织研究生招生并赴 2 所大学开展招生推介宣传。组织学生参加学术活动和爱国主义教育活动；定期开展研究生例会，了解学生学习进展和思想动向。

2016 年慢病中心接收了来自天津、云南、福建等进修人员 6 名。进修人员纷纷表示，通过直接参与国家级慢病防控业务工作，参加各类学术报告、培训班，获益匪浅。

2016 年开展继续医学教育项目 5 项，发放继教证书 559 本，其中科教室举办继教项目 1 项，培训人员 60 人。组织申报 2017 年继教项目 10 项。开发基层医生慢性病防控教材，首批包含高血压和糖尿病，受到基层医生的广泛好评。

【开展机构设置调整、人才队伍建设，推进和完善绩效考核工作】 2016 年，完成综合防控与评价室和健康促进与行为干预室的机构、人员调配。完成综合办公室主任等 3 个职位干部选拔的任免工作；选派国家卫生计生委医改驻点联络员 1 名；选拔博士团后备成员 1 名；选拔 CDC 后备干部人才 1 名。全年开展招聘 6 次，发布招聘信息 8 次，接收简历 61 份，组织面试 6 次。成功招聘 2016 年应届毕业生 1 人，派遣职工 5 人；当年发生人员离职共 5

起，其中派遣职工 2 人、在编职工 3 人。

为积极推进收入分配和人事制度改革，探索并实施绩效考核管理制度。根据中国疾控中心指导意见，结合中心实际，制定慢病中心 2016 年绩效考核实施方案；落实内设机构绩效考核和中层干部个人考核。在全中心各科室努力、全体职工配合下完成各科室《专业工作指标采集表》和各中层干部《个人绩效考核登记表》的梳理汇总工作，结合专业工作和综合管理两方面内容，采用定性分析与定量分析相结合，目标考核与绩效考核相结合的办法，运用到 2016 年绩效考核工作中，完成考核等次评定并根据考核结果进行 2016 年年奖励性绩效工资分配工作。

（周脉耕、王卓群、蒋炜）

营 养 所

【工作概况】 2016年营养与健康所（以下简称“营养所”）出版了《中国居民营养与健康状况监测2010—2013年综合报告》。2016年中国0～17岁儿童与乳母营养健康监测、食物营养成分监测、全国碘缺乏病实验室外部质量控制考核、中国居民碘营养状况再评估、农村义务教育学生营养改善计划、贫困地区儿童营养改善项目监测评估等任务按计划开展。新获准课题31项，包括十三五国家重点研发计划课题2项，分别为儿童、老年个性化营养设计和营养健康食品创制及产业化和儿童青少年糖尿病患病现况、变化趋势与营养及相关因素研究；转基因生物新品种培育专项1项，项目名称为转基因生物的食用和饲用安全评价技术；国家自然科学基金项目3项等项目。在研课题20项。发表科研论文164篇，其中SCI文章41篇。加强实验室建设和管理，新增加实验室用房21间，通过了CNAS/CMA认证认可。举办了两期“全国营养工作领导能力培训—营养与流行病学培训班”，完成18个全国性营养工作会议及培训班。主编及参编的论著共出版13部。指导全国疾控系统开展“全民营养周”各种宣传活动近2000次。获中华预防医学会“健康教育特殊贡献奖”；中国营养学会“2016全民营养周先进单位”。

【营养与健康监测工作进展】 出版了《中国居民营养与健康状况监测2010—2013年综合报告》。进行了2015年中国成人慢性病与营养监测数据库清理和分析工作。牵头组织全国150个监测点开展2016年0～17岁儿童与乳母营养健康监测工作，完成了2016年0～17岁儿童与乳母营养健康监测方案制定、问卷研发、工作手册撰写及数据平台建设等工作；组织开展了在福建泉州的预调查，参与了慢病中心在河北承德的预调查，完成两个点预调查工作总体分析报告，完善了全国总体调查方案与问卷；协助中心慢病处召开了全国项目启动会，承办了3期全国儿童与乳母营养健康监测技术培训班，参与了慢病中心组织召开的3期全国儿童与乳母营养健康监测技术培训班，完成15省（直辖市、自治区）第1个监测点国家级督导的组织协调与联络工作，和慢病中心共同完成了28个省份现场督导工作，重点负责膳食调查、问卷及体格测量和数据录入平台系统建设等方面的督导；负责指导各省实验室检测招标和检测质量控制工作。完成2017年继续开展的0～17岁儿童与乳母营养健康监测的方案、抽样和监测点确认工作。在疾控局慢病处调整2017年监测计划基础上，与31省份对125个原慢病COPD点逐一核对，进行科学性和可行性的确认及调整。更换27个监测点，使2017年的监测更具有省级代表性与可操作性。

【中国成人慢性病与营养监测样品检测】 完成2015年中国成人慢性病与营养监测生物样本收集，包括普通成人血样142万管，孕妇血样7万管，尿样1.7万管。初步建立了生物样本管理系统。完成了血脂（4项）、血糖、尿酸检测17.7万人份，糖化血红蛋白检测17.8万人份；铁蛋白、转铁蛋白受体、C-反应蛋白检测3.4万人份；孕妇叶酸、维生素B_{12}、锌、维生素A、维生素D、甲功5项、血脂4项、血糖检测0.9万人份；成人维生素D检测1.5万人份、成人维生素A检测1.2万人份、成人血清锌检测0.9万人份。完成监测数据分析及反馈工作。

【加强食物营养成分监测】 2016年顺利完成“十二五”科技支撑项目《功能食品资源优

化及评价共性关键技术》并通过验收；完成2010年以来全国2500多种食物原料和8000种预包装食品营养成分监测数据审核整理，集成食物描述信息、数据信息、图片信息20万余条，为评价食物与健康关系研究、制定减盐控油策略、膳食指导储备了基础资料；在北京、浙江、湖北等地对20个省级实验室工作人员开展了新技术培训，提高了监测能力；完成《国家食品成分监测直报系统》网络版、食品采集助手手机版开发设计及试运行，2017年正式投入使用。

【加强全国碘监测实验室能力建设】 全国碘缺乏病实验室外部质量控制考核外质控网络已经成功运行19年。2016年继续运行全国碘缺乏病实验室外质控网络，2500多家碘缺乏病实验室参与考核。完成了2016年度全国碘缺乏病实验室外部质量控制考核工作。在宁夏、甘肃等地开展了碘缺乏病实验室调研和技术支持。完成了对64名省级和600名县级实验室人员进行检测技术培训工作。完成300份水样和2000份食物样品碘含量测定。

【完成中国居民碘营养状况再评估】 2015年3月，营养所与国家食品安全风险评估中心联合启动“中国居民碘营养状况风险再评估”工作。依托2010—2012年我国居民营养与健康监测工作，从全国150个项目监测点收集了膳食消费量数据进行进一步的整理和分析工作；依托2014年全国碘缺乏病监测数据，完成近5万名儿童甲状腺容积的检测及其家中食用盐碘含量的检测，其中对上述儿童和约2万名孕妇进行了尿碘检测。对我国浙江、上海、辽宁等沿海地区居民的碘营养状况进行评估。完成碘与甲状腺疾病尤其是甲状腺癌相关性的临床病例和文献分析工作。经多次召开工作组会议和专家研讨会，形成共识，完成了此次的《中国居民碘营养状况再评估报告》。后经广泛征求专家意见不断完善修改，于2016年11月将此项目总报告提交“国家食品安全风险评估专家委员会”审议。

【“农村义务教育学生营养改善计划”（以下简称“计划”）工作进展】 组织2015年度学生营养监测评估工作总结会，完成2015年度“学生营养健康状况监测报告”。组织22个试点省及所辖试点县完成了2016年度“计划”监测评估和膳食指导及营养宣传教育工作。增加12个深入监测县开展工作，通过膳食调查、收集学生血样、尿样和粪便样品，更加深入系统评价学生营养与健康状况。40人次赴试点省进行监测技术培训和现场督导，组织“援藏”3批9人次，“援疆”2批3人次，保证了藏疆地区顺利完成“计划”相关任务。印刷发放“学生营养与健康”张贴画一套（7张），为学生营养与健康宣传指导工作提供技术支持。举办5期培训班，提高了中西部22省500余名基层疾控中心和教育部门工作人员开展监测评估、数据分析及膳食指导和营养宣传教育的能力。

【开展贫困地区儿童营养改善项目监测评估】 2016年完成贫困地区儿童营养改善项目营养包覆盖的113个县、3.29万6～24个月婴幼儿、6大项30个指标，共计592万个数据的汇集、整理和分析，监测结果显示项目县较好地完成了营养包发放、记录、统计和培训和宣传教育等各项工作，营养包覆盖率达到92.7%，有效服用率74.9%。项目基线调查地区3省6县6～23个月婴幼儿平均贫血率为19.7%、生长迟缓率为6.8%，与2012年监测数据贫血率32.9%、生长迟缓率10.1%相比显著下降，项目的实施有效促进儿童生长发育。

【贫困地区儿童营养改善项目营养包质量监测】 营养所在贫困地区儿童营养改善项目中完成了“贫困地区儿童营养改善营养包招标采购技术要求”。对营养包产品和实施中存在的问题提供技术支持。在2016年国家卫生计生委食品司和妇幼司联合开展的贫困地区儿童营养改善项目营养包监测工作中，营养所承担了该项任务整体方案设计，以及7个项目省共32个批次营养包检测结果汇总和报告工作。

【完成我国贫困地区食品营养安全现状调查研究报告】 营养所受卫生计生委食品司工作委托，参与开展我国贫困地区营养安全现状调研，对贫困地区人群营养状况以及相关工作开展情况进行了调查研究。营养所设计了贫困地区人群营养状况调研方案，完成国内外营养改善技术及经验检索综述，国内贫困地区人群营养状况分析，对22个中西部省份的调查问卷进行统计分析；赴黑龙江省大庆市、齐齐哈尔市开展实地调研，组织在山西吕梁和青海西宁召开贫困地区食品营养安全工作研讨会，深入了解当地营养工作情况和存在问题，完成了我国贫困地区食品营养安全现状调查研究报告，上报国家卫生计生委。

【中国居民营养状况变迁的队列研究工作进展】 完成了2015年收集的2万人调查数据的清理及生物样品测定工作，建立了城市化指数、收入、身体活动、静坐活动、食物及营养素摄入等基本二级数据库；生物样本检测工作完成15个省1.5万份空腹血样微量元素招标、检测和结果反馈，完成普通人群2000份肠道菌群检测的招标和检测，逐步建立肠道微生态数据库，为研究膳食与肠型关系提供基础数据。计算机辅助营养调查管理系统在现场调查使用反馈意见及专家验收建议基础上进一步完善。

【中国健康与营养调查工作进展】 与美国北卡大学合作的中国健康与营养调查项目，2016年完成15个省横断面数据及纵向数据清理；1.3万份血样的血脂及慢病相关指标的检测和反馈；2500份趾甲样微量元素检测。邀请美国北卡罗来纳大学营养系、人口中心8名教授分别就食物变迁、城市化发展、糖尿病、肠道菌群内容与国内专家进行了学术交流，并且就国内外营养流行病学研究及营养政策的新进展等内容进行了培训。

【中国母婴营养与健康队列研究工作进展】 2016年继续在太仓地区开展母婴营养与健康队列研究，截至2016年底共纳入孕妇约2000例，完成纳入研究对象目标人数，完成900例孕妇的孕期随访，持续开展产后母婴随访至儿童3岁。利用该地区历史数据，分析了2009—2015年该地区3岁以下儿童生长发育和贫血状况，结果显示儿童的平均低体重、生长迟缓、消瘦、超重和肥胖率分别为0.6%、1.5%、0.5%、6.3%和1.0%，7年间低体重、生长迟缓、消瘦和肥胖率比较稳定，超重率先升高后下降；儿童的贫血患病率从2009年的25.8%下降到2015年的8.3%。提示控制儿童超重和贫血是该地区今后儿童营养改善的两个主要方向。2016年中国母婴营养与健康队列启动河北衡水武强县的现场工作，完成对当地基层妇保、儿保人员百余人次培训，规范现场操作流程，在全县范围内招募所有备孕及孕早期妇女参与研究，采集基本信息、孕期膳食及健康状况等信息，监测分娩结局；对母婴定期进行规范化体格测量，收集婴幼儿喂养及辅食添加、健康状况等信息，采集研究对象不同时期生物样本，检测部分生化指标。

【转基因生物的食用和饲用安全性评价技术工作进展】 转基因专项课题《转基因生物的食用和饲用安全评价技术》通过了2014—2015年执行期课题的验收。2011—2015年度课题成果受邀参加了国家十二五科技创新成就展。完成了课题向十三五的滚动申报和合同的签订。2016年继续对重大专项的重点产品进行安全评价及提交相关评价报告，完成了6种转基因产品食用安全评价、3种转基因产品的饲用安全评价和8项食用和饲用安全评价技术报告；加强了重点产品长期安全评价研究，开展了1项转基因产品的三代繁殖试验和3项转基因产品的长期毒性实验研究；初步建立应用斑马鱼作为模式生物进行特殊毒性的评价方法；采用食物组学技术进行了转基因食品营养评价数据库研究；初步建立了RBL-2H3细胞模型用于转基因食品致敏性评价，收集整理毒蛋白序列500条，南北方血清库共收集血清3318例，完成过敏血清库的信息更新，研制饲用安全评价新技术、新方法3项，完成了安全评价技术标准5项的制修订，其中3项已颁布实施。

【营养标准制修订工作】 协助卫生计生委完成营养标准—《营养名词术语》发布工作（2016年7月1日正式实施）。完成《妊娠期糖尿病的营养干预及膳食指导原则》、《人群叶酸缺乏筛查方法》《血糖生成指数测定方法及规范》3项营养标准的立项、初审和会审工作；协助中国疾病预防控制中心标准处对《高温作业人群膳食指导》《中国居民膳食营养素参考摄入量　第1部分　宏量营养素》、《中国居民膳食营养素参考摄入量　第2部分　常量元素》、《中国居民膳食营养素参考摄入量　第3部分　微量元素》《中国居民膳食营养素参考摄入量　第4部分　脂溶性维生素》《中国居民膳食营养素参考摄入量　第5部分　水溶性维生素》《老年人群膳食指导》《脑卒中患者膳食指导》《慢性肾脏病患者膳食指导》《恶性肿瘤患者膳食指导》《高尿酸血症与痛风患者膳食营养指导》《中小学寄宿制学生餐营养指南》《人群维生素A缺乏筛查方法》《老年人营养不良风险评估》《肿瘤患者主观整体营养评估》15项营养标准的核查，其中9项营养标准已经上报至国家卫生计生委法制司。该工作2017年列入国家财政支持项目，对进一步扩大和保证营养标准宣贯及标准的前期探索研究具有重要意义。

【加强实验室建设和管理工作】 为充分利用和整合检验资源，提高大型仪器的使用效率，更好地开展实验室工作，出台了《实验室共享共用管理办法》。以中心实验室为平台搭建了大型仪器设备及相关实验室对内开放的共享共用机制，极大地提高管理的效能。建立了《实验室管理制度》《化学品储存保管规定》《易燃液体安全使用管理规定》《气体钢瓶使用存放规定》等一系列实验室管理规章制度，强化实验室规范管理。全年完成仪器设备量值溯源246台（套）。处理医疗废弃物1.2吨。完成800万元仪器设备的招标采购以及2017—2019年度中国疾病预防控制中心营养所国家慢性病与营养监测技术平台设备购置（2140万元）项目书的申报工作。

【CNAS/CMA认证认可工作】 为做好国家营养监测、食物营养评价以及保健食品对外检验技术服务工作，进一步推动营养所实验室管理水平提升与营养领域检验能力建设。2016年1月1日营养所颁布了第六版管理体系文件，内容包括：1本质量手册，47个程序文件，403份作业指导书，471份记录表格，共计130余万字。首次建立起覆盖营养所三个工作场所（南纬路、潘家园、昌平区）的质量管理体系构架。通过推进质量管理体系有效运行，提高各实验处室管理水平，极大地提升了检验人员的技术能力。9月向认监委、认可委分别提交了三个工作场所的CNAS/CMA申请，12月认监委、认可委联合派出评审组，通过为期2天的全面核查，南纬路、潘家园、昌平三个工作场所顺利通过CNAS/CMA认证认可现场评审。

【启动全国营养领域检验能力调查】 根据中心要求，开展了全国营养领域实验室检测能力调查，出台了调查方案，针对不同层级疾控中心设计了省、市（地）、县（区）调查表格，并组织了两省一市两县的专家论证和基层预填报。并将调查方案与调查表下发全国省级疾控中心。完成了全国31个省及各省辖区内市地县区的调查表回收与初步汇总，召开了全国营养领域质量管理研讨会，向来自全国的100余名参会代表反馈调查结果，部署了下一步全国营养领域检验能力建设的工作方向与目标。

【保健食品检测工作】 开展增强免疫力功能试验 9 项，对化学性肝损伤有辅助改善作用功能试验 3 项、辅助改善记忆力和辅助改善睡眠试验各 1 项，共完成 14 项功能评价，已出具报告 10 个；完成 14 个产品理化成分分析评价、16 个产品毒理学评价、8 个产品稳定性评价。

【举办全国营养工作领导能力培训——2016 年营养与流行病学培训班】 2016 年营养所举办了两期“全国营养工作领导能力培训—营养与流行病学培训班”。2016 年 3—5 月在京举办 1 期，共培训学员 17 名；9—11 月在京举办 1 期，共培训学员 26 名。学员来自全国 24 个省、市、自治区的各级疾控中心。136 学时理论学习内容包括营养与流行病学概论、营养学最新研究进展、营养政策与标准、营养与流行病学研究方法、调查研究方法案例介绍、数据分析及统计方法、科研写作与宣教材料制作等。在 1 个月现场实践活动中，学员进入到营养所业务科室，了解所里的工作内容和方法，把理论知识和技能用于实践，参与了现场调查、动物实验、数据录入、学术会议筹备等工作，了解到营养学最前沿的发展的动态。

【营养进万家，科普惠大众】 针对社会热点、常见营养误区、不同人群营养需求等内容，“营养进万家”、“食今不昧”微信公众订阅号继续发力，2016 年共发送 200 余篇原创微信，编辑字数 26 万余字，阅读次数达 40 万余次，多次被中国疾控动态、中国好营养、全国卫生 12320 等多家官微转载。力求在新媒体时代，用科学权威、全面实用的知识为大众服务。

【开展“全民营养周”宣传活动】 2016 年 5 月，营养所通过动员部署、实时沟通、提供技术支持等，带领全国疾控系统开展“全民营养周”活动。据统计，全国各省合计开展各种活动近 2000 次；发放中国居民膳食指南书籍、折页等近 30 万份，大力传播了科学的营养健康知识，促进居民营养健康素养的提高，取得了很好的社会效益，为此，中国营养学会授予营养所“2016 全民营养周先进单位”。

【进一步打造全国疾控营养健康宣教专家队伍】 2016 年 6 月 28—29 日，营养所在京举办全国营养传播技能研讨培训会，对国家卫生计生委发布的《中国居民膳食指南（2016）》进行了全面地介绍和解读，来自全国 31 个省（自治区、直辖市）、新疆建设兵团和 5 个计划单列市的疾病预防控制中心遴选的营养健康宣传教育专家参加了培训。此次培训进一步提升了各省营养宣教专家的营养知识水平，促进了各省营养宣教工作的开展。

【开展“营养与疾病预防”全国医生营养继续教育项目】 受中华预防医学会委托，营养所负责“营养与疾病预防”全国医生营养继续教育项目的组织实施，并为该项目提供技术支持。2016 年先后在青岛、宁波、长春、兰州、济南 5 个城市开展了现场培训工作，共培训了 1200 余名医务工作者。同时，在“营养与疾病预防”微信公众平台发布原创文章 100 余篇，总阅读量 244 万余次，分享转发 27 万余次。通过线下现场培训与线上传播相结合，丰富了医务人员营养知识，提高了他们营养指导、宣教和咨询能力。为此，中华预防医学会授予营养所“健康教育特殊贡献奖”。

【研究项目及经费持续增加】 2016 年营养所新获准课题包括 2016 年国家自然科学基金 3 项，转基因重大专项 1 项，国家重点研发计划重点专项 2 项，中心青年基金 2 项，北京市自然基金 1 项，北京市自然基金——三元重点研究专题 1 项，卫计委及其他部委项目 7 项，横向课题 12 项。在研课题包括国家自然科学基金 8 项，科技基础工作专项 1 项，科技重大专项 1 项，参与公益性行业专项 1 项。

【营养所第一届青年科学基金】 组织开展了营养所第一届青年科研基金的评选，共有

10个项目获得了资助，共计资助50万元，并对这10个项目进行了中期考核及项目结题汇报。

【卫计委微量元素营养重点实验室】 2016年重点实验室专门针对重点实验室的研究方向设置了首批开放课题，通过所网站对社会进行开放课题的公开招标，对2个项目给予了资助，资助额度共计20万元。

【加强国际合作与交流】 2016年在研国际合作课题8项，新获准国际合作课题1项，另新获准儿基会项目16项。派出因公出国（境）人员17批27人次，出访国家和地区10余个进行交流和学习。接待了哈佛大学陈曾熙公共卫生学院马晶副教授、美国疾控中心Krista Crider博士、世界卫生组织营养项目官员艾米丽•马丁•德尔斯女士、哈佛大学公共卫生学院全球人口与健康系主任Wafaie Fawzi博士等知名学者来访、报告。邀请了英国伦敦国王大学Michael Nelson博士、伦敦健康校园项目经理Alison Stafford女士和瑞典利乐拉伐集团食品发展部门主任Rafael Fabrega先生来华参加“学生营养改善与学校供餐研讨会”。

【人才培养】 2016年营养所有在读研究生66名，博士后5名。录取学术型硕士和全日制MPH共计10人；博士研究生6人。12名硕士研究生通过论文答辩并取得硕士学位；5名博士研究生取得博士学位。

【科研论文及相关产出成果】 2016年营养所共发表科研论文164篇，其中SCI文章41篇。主编及参编的论著共13部。

【“卫生研究”工作】 全年收稿854篇，刊发216篇，其中重大课题刊出率为70%，高于国家优秀期刊标准。顺利通过新闻出版署期刊年检和工商局广告年检并取得新的期刊证，完成全国期刊出版统计半年报和年报及报刊发行征订工作。被国内5个数据库、国外4个数据库收录。

【加强预算执行管理】 2016年收到财政拨款6743.65万元，其中基本经费5143.65万元，项目经费1600万元。为加强预算执行管理，所领导与项目负责人签订了预算执行目标责任书。规定了预算完成时间点，建立预算执行定期通报制度和约谈制度。截至2016年12月31日财政拨款预算执行率为96%。按照本所的中长期规划编制2017—2019年滚动项目预算，组织评审上报。2016年营养所修订合同签署流程、简化合同流转环节；修订了财务管理制度及财务报销指南，详细说明各项报销应附的资料和提示要点，有效促进了预算执行。

【扎实开展“两学一做”学习教育】 按照卫生计生委直属机关党委和中心党委的部署要求，组织制定“两学一做”学习教育方案、成立领导小组，做好对各支部开展每个专题讲党课、学习研讨教育工作的支持、督导、协调、引导等工作；开展“联学”系列活动，所党委组织开展了“联学联讲”专题党课、“联学联比”知识竞赛、“联学联走”参观中关村国家自主创新示范区展示中心和海淀公共安全馆、开展与疾控局“联学联做”和学习十八届六中全会精神，做合格党员，写心得体会活动。在“两学一做”学习教育中，真抓实做，不断推动和深化从严治党向基层延伸，带头发挥模范作用，较好地履行了党建工作责任，使所的党建工作与所的中心工作同步推进、共同发展，并取得了良好的成绩。

【加强党风廉政建设】 全面落实党风廉政建设责任制，认真开展党风廉政建设自查工作，制定《党风廉政建设责任制实施办法（试行）》、《党风廉政建设责任追究实施办法（试行）》和《党风廉政建设责任制暨惩治和预防腐败体系建设任务分工（试行）》，逐级签订责任书。

【职工活动室建设】 为进一步丰富职工业余文化生活，推动广大职工开展体育锻炼，增强身体素质，所工会在南纬路 27 号楼 2 层西侧建立职工活动室，引进设备、建立管理制度、聘用管理人员，已于 2016 年 11 月试运行开放。

【关注青年职工成长】 积极发挥团总支的桥梁纽带作用和青年科研人员的业务优势，以青年志愿服务队为依托，开展了食用油选择、两癌饮食防治、儿童肥胖的行为干预、营养周宣传等科普志愿服务活动 9 次；探索创新开展"青年营养工作者走进社区、进学校"系列行动；深入了解青年职工的思想状况，及时掌握思想动态，组织开展青年职工思想及需求调查活动，从青年干部的思想与价值观，工作满意度及目标，学习与培训，团组织与青年工作等方面详细分析了青年职工的需求和现状，收到问卷 72 份，形成调研报告 1 份。

（李丽、孙静、王志宏、丁钢强）

环　境　所

【工作概况】 2016年，环境所按照国家卫生计生委及中国疾控中心的工作部署和要求，围绕环境与健康发展主题，以规划实施为主线，以重点项目开展为抓手，以人才建设为根本，以科技创新为动力，明确工作目标和任务，努力提升业务能力和水平，开展科学研究，加强国际合作与交流，编制《环境所发展规划（2017—2020年）》，编制新一轮《国家环境与健康行动计划（2016—2020年）》，完成环境卫生应急和卫生保障任务，继续加强和完善全国城市生活饮用水卫生监测、空气污染对人群健康影响监测、全国医院消毒与感染控制监测工作和体系建设，启动实施公共场所健康危害因素监测试点项目、国家人体生物监测项目，进行推进全国重点地区环境与健康专项调查项目、典型地区环境健康综合监测项目等，全面开展环境健康防护宣传，在研科研课题研究30项，全年发表科技论文136篇，制修订国家卫生标准、各项规范65项，承接国家环境卫生标准、消毒标准管理、新消毒产品和新涉水产品的行政许可职能转移等工作。

2016年，环境所加强党建和党风廉政建设责任制，发挥纪检监察监督保障作用，深入开展"两学一做"学习教育，全面贯彻党风廉政建设责任制，开展廉政教育和廉政风险防控，执行所务公开和"三重一大"议事制度，规范内部管理，制定、宣贯规章制度，讲求工作效率，加强内控和预算执行，完成内设部门调整和干部民主推荐，制定梯队计划、引进人才，建立科学规范的绩效考评机制以及人员工作激励机制，关心职工民生，倡导文化建设，推动环境所健康发展。

【环境所发展规划（2017—2020年）】 根据国家对环境健康工作的总体要求和社会发展需求，在环境与健康发展战略规划研究的基础上，环境所结合所里实际情况，编制了《环境所规划发展（2017—2020年）》（以下简称《规划》）。《规划》总体目标为：2017—2020年，将环境所建成机构职能完善、部门设置科学、人才结构合理的国家级环境与健康专业机构和业务指导中心，形成较为完善的环境与健康工作体系，满足国家对环境与健康工作的需求。到2030年，建成具有一定国际影响力的环境与健康专业机构。主要任务是①加强人才队伍能力建设，完善专业技术人才和管理人才培养、引进制度，建立团队培养模式。②推进重点工作稳步开展，做好国家人体生物监测、城市生活饮用水卫生监测、空气污染对人群健康影响监测、公共场所健康危害因素监测、医院感染控制与消毒监测项目工作。开展环境与健康监测、典型地区环境与健康调查、环境健康风险评估，政策、法规研究和标准制修订、环境卫生应急管理、宣传教育与健康促进及环境所新址建设。③搭建科研、技术、信息综合服务平台，包括研究基地、综合数据平台、信息传播平台、检测分析平台。④加强重点领域科学研究，开展环境暴露与健康效应研究，防护技术应用研究。⑤加强对基层疾控机构的技术指导，通过项目合作、技术攻关、继续教育、实验基地和培训基地共建等方式，与基层疾控机构建立协同互动的工作机制，提高理化、微生物、分子生物学检验大数据处理和统计分析等综合能力。⑥拓展国内外交流合作。⑦完善运行管理机制，增强管理能力。加大经费保障。完善激励机制。⑧建设和谐单位文化。

【全国洪涝灾害救灾防病卫生应急】 2016年夏季，全国各地发生严重洪涝灾害，环境所积极开展灾区饮水卫生和环境卫生应急处置工作，为国家卫生计生委和中国疾控中心洪涝灾害救灾防病工作提供技术支持。2016年7月，姚孝元副所长、消毒与感染控制中心班海群副研究员和张剑副研究员作为国家卫生计生委“安徽洪涝灾区抗洪救灾卫生防疫工作组”和“河北邢台洪涝灾害卫生防疫专家组”成员，分赴安徽宣城和河北邢台洪涝重灾区开展现场调研、风险评估及灾区现场消毒技术指导等工作。水质安全监测室应波研究员、蔡士林副研究员及消毒与感染控制中心班海群、李涛、沈瑾和段弘扬等同志作为国家卫生计生委疾控局“洪涝重灾区防汛抗洪卫生防疫工作督导组”成员，分赴广西等6个重灾省市督导检查了灾区卫生防疫工作。根据洪灾特点，起草上报了《洪涝灾害饮水卫生和环境卫生技术指南》、《洪涝灾区预防性消毒技术指南》，并在中国疾控中心和国家卫生计生委网站公布。

【天津市滨海区爆炸事故环境健康影响评估】 根据国家卫生计生委《天津港“8•12”瑞海公司危险品仓库特别重大火灾爆炸事故环境健康影响评估工作方案》的要求，中国疾控中心组织环境所、职业卫生所等单位开展环境健康影响评估工作。环境所组织专家起草了《天津港“8•12”瑞海公司危险品仓库特别重大火灾爆炸事故环境健康影响预评估报告》，查询200多种有毒有害化学物质的毒理学信息，提出了优先需要评价的化学物名单，慢性健康影响评估需求材料清单和评估工作的具体要求，并派专家随调研组进行现场调研，与相关部门编写上报了《天津港“8•12”爆炸事故居民暴露健康影响调查技术方案》，与天津市疾控中心合作完成了爆炸事故环境健康影响评估工作数据分析，于2016年8月完成评估并编制上报了《天津港“8•12”爆炸事故慢性健康影响评估报告》。

【全国疾控系统环境与健康工作会议】 2016年5月25—26日，全国疾控系统环境与健康工作会议在广州召开。国家卫生计生委疾控局常继乐专员出席会议并作重要讲话；中国疾控中心冯子健副主任以“环境健康与环境卫生工作——疾控机构的使命与任务”为主题做主旨发言；国家卫生计生委疾控局环境卫生处李筱翠副处长主持会议并就“全国环境卫生重点工作进展及下一步安排”作专题报；中国疾控中心环境所施小明所长和改水中心陶勇主任分别就环境与健康重点业务工作、农村饮水和环境卫生工作做专题报告。广东、江苏、四川、湖北、湖南、深圳六省（市）疾控中心从空气污染（雾霾）健康影响监测、饮水监测、实验室建设等方面工作开展情况进行了经验介绍和交流。各省、自治区、直辖市卫生计生委和新疆生产建设兵团卫生局分管环境卫生工作领导、疾控处处长（部分独立设置爱卫办主任）和疾控中心主任、环境卫生科所长，中国疾控中心公卫处、环境所、改水中心领导和环境所部分科室负责人共计153人参加了会议。

【全国城市生活饮用水卫生监测】 2016年，国家城市饮用水卫生监测工作覆盖全国31个省、直辖市、自治区及新疆生产建设兵团，地市级覆盖率为94.8%，县区级覆盖率为94.0%。按照国家卫生计生委疾控局的工作部署，环境所完成《2016年全国生活饮用水卫生监测工作方案》编制工作，对各省上报的2015年度城市饮用水卫生监测数据进行了汇总，完成了6.6万多份水样检测结果数据整理和分析，撰写了《全国城市饮用水卫生监测工作报告（2015年）》；对全国306家地市级疾控中心和2763家县（区）级疾控中心2015年上报的水质检测能力信息进行汇总分析，处理数据约33万余条，编制《全国疾病预防控制机构生活饮用水水质检测能力调查报告（2015年）》并上报卫生计生委。继续开展全国城市饮用水卫生监测实验室间比对工作，向全国31个省及新疆生产建设兵团疾控中心182个实验室下发420个比对样品，考核指标包括六价铬、硬度、镍、苯乙烯。

【生活饮用水中抗生素等潜在污染物调查与风险监测】 为了解我国生活饮用水中抗生素等潜在污染物的浓度水平及分布情况，逐步探索建立饮用水中抗生素等潜在污染物的检测分析方法，受国家卫生计生委疾病预防控制局委托，环境所2016年继续开展生活饮用水中抗生素等潜在污染物调查与风险监测工作。根据项目工作任务和安排，项目组完成了生活饮用水中药品及个人护理品（PPCPs）检测方法研制，组织召开生活饮用水中抗生素等潜在污染物调查与风险监测项目阶段总结会和全国城市饮用水卫生监测新兴污染物（抗生素）风险监测技术研讨会，下发了《生活饮用水中抗生素等潜在污染物调查与风险监测项目后续工作安排的通知》、《环境所关于印发生活饮用水中抗生素等潜在污染物风险监测技术要求和工作安排的通知》，在黑龙江，辽宁，上海，江苏，山东，安徽，湖北，广东，重庆，四川，云南，甘肃，新疆13个省（自治区，直辖市）开展了生活饮用水PPCPs新兴污染物调查与风险检测工作，在水源水，出厂水，末梢水，典型处理工艺水厂的沉池出水和滤池出水处布设监测点，采集水样进行监测，同时组织开展水厂信息调查。

【空气（雾霾）污染对人群健康影响监测】 2016年，环境所继续扩大空气（雾霾）污染对人群健康影响监测覆盖面，监测范围为31个省（自治区、直辖市）的63个城市118个监测点和7个农村地区的7个监测点。按照国家卫生计生委疾控局的工作要求，环境所组织气象、环保、疾控部门和高等院校及研究机构相关领域的专家，对2016年监测方案进行了论证，并上报国家卫生计生委。4月19日国家卫生计生委办公厅下发了《2016年空气污染对人群健康影响监测工作方案》。项目组根据《方案》，对监测工作手册——选点、环境气候资料收集、PM2.5采样及成分分析部分、人群健康影响监测部分和监测数据网络直报部分进行了修订；制订了《数据审核工作手册》和《数据清理工作手册》以及《监测技术报告模板》；举办3期全国性监测技术培训班，培训学员约450人。为多方面提高监测数据质量，项目升级监测信息系统，继续执行季度工作简报制度，参照ISO/IEC指南43.1—1997《能力验证计划的建立和运作》要求，对项目相关的69个实验室开展PM2.5成分分析盲样考核，考核内容包括PM2.5滤膜中阴阳离子、多环芳烃、金属元素等成分分析。2016年6月，项目组撰写上报了《2013—2015年空气污染对人群健康影响监测工作阶段性总结》、《空气污染对人群健康影响监测2013—2015年阶段性数据分析报告》及《空气污染对人群健康影响监测2013—2015年阶监测数据质量评价报告》。为做好监测技术支持与组织指导工作，项目组多次深入各省、市监测点进行调研、督导，并开展援疆对口帮扶工作，赴新疆进行专项培训。

【公共场所健康危害因素监测】 受国家卫生计生委疾控局委托，环境所在全国31个省及新疆生产建设兵团共32个城市组织开展公共场所健康危害因素试点项目监测工作。监测场所为宾馆（酒店）、游泳场（馆）、沐浴场所、理发（美容）店、候车室；监测内容为室内空气、水（游泳池水、淋浴水和集中空调冷却水）、物体表面（顾客用品用具和公用设施）；监测指标为物理指标（温湿度、噪声等）、化学指标（PM10、PM2.5、甲醛、氨、苯、甲苯等）、微生物指标（菌落总数、大肠菌群和金黄色葡萄球菌）。2016年4月，环境所编制上报了《2016年公共场所健康危害因素监测试点项目监测工作方案》，5月卫生计生委办公厅印发《公共场所健康危害因素监测试点项目监测工作方案》。根据《方案》，环境所组织召开项目启动会，编印了《公共场所健康危害因素监测试点项目工作手册》，举办培训班对360名现场监测和实验室检测人员进行监测技术培训。对项目点采样和检测仪器设备情况进行调查，编写项目考核评估方案，建立公共场所健康危害因素监测试点项目信息服务和交流平台，上线运行数据上报系统。项目组织专家对哈尔滨市、成都市和固原市3个项目试点单位进行现场调研和技术指导。截至2016年12月，已有22个省份完成公共场所第一次监测工作并上报了数据。

【国家人体生物监测】“国家人体生物监测”为中央财政转移支付地方重大公共卫生服务项目。项目以县(市、区)为单位，在全国152个监测点选择代表性的人群样本，完成抽样人群的流行病学调查，采集血、尿样本并进行生物样本检测分析，获取我国居民环境化学物质人体暴露负荷的数据信息，为政府制定环境保护与污染控制政策和评价措施效果提供科学依据。受国家卫生计生委疾控局委托，2016年环境所组织国内外专家开展项目可行性和科学性论证，现场调研和预调查，成立项目国家工作组和专家咨询委员会，制定技术方案和工作手册，召开监测工作启动会，举办3期技术培训班，培训省级疾控中心和监区、县疾控中心项目组成员及技术骨干330余人，建立环境暴露人体生物样品储存库，确定上海、浙江、江苏、湖北、广东和深圳6家疾控中心实验室为“国家人体生物监测项目”重点实验室，承担生物监测项目环境化学物检测工作；召开检测工作会和论证会，完成血、尿中9种重金属检测方法建立和验证。修订《实验室检测质控手册》，对标准化生物样本库基建升级改造，开发、调试和运行了国家人体生物监测信息管理平台及电子问卷(CAPI)。

【全国重点地区环境与健康专项调查】 2016年，环境所继续开展“全国重点地区环境与健康专项调查”工作，组织相关专家对7个有机物污染型地区和2个复合污染型地区开展实施方案的进行审核，召开内暴露指标检测培训会，培训内容包括内暴露指标检测培训和流行病学现场调查的培训等。组织专家对8个试点省份流行病学现场调查、采样、实验室检测等工作进行督导，并派专家参加国家卫生计生委和环保部组织的联合督导工作，完成对9省督导和现场考察技术报告和上报数据的三级审核工作。

【全国医院消毒与感染控制监测】 2016年，全国医院消毒与感染控制监测网络覆盖全国15个省份共16个监测点。监测内容：医疗器械监测，包括清洗效果、灭菌效果、内镜消毒效果；医护人员监测，包括手微生物污染和消毒效果、手卫生依从性、手消毒剂消耗量；环境微生物监测，包括手术室空气、重点科室物体表面、医疗用水、医院污水；医院感染数据收集，包括全院、重点科室、ICU、新生儿病房和院感暴发监测；新型诊疗操作。2016年共监测53家医院，获取数据1.5万余条。项目还开展了“医院消毒负效应”、“内镜微生物污染与高风险因素”和“超声探头微生物污染与高风险因素”3项专项调查和监测。

【典型地区环境健康综合监测及风险评估】 为建设我国环境健康综合监测体系，2016年，环境所组织开展我国典型地区环境健康综合监测及风险评估项目工作，旨在通过构建我国环境健康综合监测指标体系，整合区县地区已有的环境、健康数据，开发和建立集大规模环境健康数据的采集、存储、清理、标准化、统计分析及环境健康风险评估预警为一体的监测网络。项目组初步筛选并确立了环境健康综合监测的指标体系，指标体系涵盖环境危害因素、人群健康因素及其他相关因素三方面。项目建立了环境健康数据质量核查与清理的技术方法，依据综合监测指标体系与已有的公开数据资源，设计了环境健康综合监测基础数据平台的逻辑架构，包括数据采集、数据核查、数据清理、风险评估与可视化等实用性的模块。项目在北京、济南、宁波、杭州、苏州、成都、深圳等7个城市遴选出11个区县作为项目首批监测试验点。

【我国大气污染的急性健康风险研究】 大气污染成因与控制技术研究重点专项“我国

大气污染的急性健康风险研究”项目是国家重点研发计划，2016年8月获科技部批准。该项目是针对我国大气复合污染特点，提出多污染物对人群急性健康效应的暴露——反应关系，以获得我国典型地区大气污染人群急性健康风险及其时空分布特征。并通过在试点地区开展不同人群、不同粒径和组分暴露、不同健康结局的调查研究和实验研究，鉴别出颗粒物中危害人体健康的关键的粒径段及组分，建立我国大气污染急性健康风险数据集与数据集成平台、开发风险评估与预警工具包。10月，环境所在京组织召开了项目启动会暨实施方案论证会，论证了项目总体实施方案，并对各个分课题实施方案进行了优化和改进。根据项目要求，项目组对全国监测地区和污染典型地区死因数据进行了相关统计，并通过开展大范围的国际标准问卷及相关的评分量化方式检索和对大气污染急性症状及相关疾病功能性指标和生物标志物的等一系列流行病学现场调查的研究，设计了项目调查问卷，同时依据项目总体目标，结合我国污染地区分布现状，开展相关的试点甄选工作。

【淮河流域肿瘤综合防治】 2016年，环境所根据淮河流域肿瘤综合防治项目的总体工作安排，组织实施了淮河流域环境医学调查项目电子地图标注和加工工作，标注和校准了500余个企业地理位置，定位和校准3000余个调查镇、村以及14个调查县10 000余个村的地理信息。制作完成了《淮河流域重点地区生活饮水状况地图集（初稿）》，地图集涵盖调查地图居民生活饮用水卫生现状和历史变革特点，直观的描绘了调查地区居民生活饮用水基本特点。项目组选取江苏省射阳县和安徽省颍东区作为调查现场，对调查县部分人群进行生物样本监测，同时对该人群进行居住环境、生活习惯、患病史等情况的问卷调查，开展环境致癌风险评估，完成了《2016年HRC项目重点地区样品采集与检测工作方案》。

【空气污染物室内外关系及个体暴露监测研究】 对空气污染物人群暴露水平的准确评价是研究其健康效应的基础。在既往研究中，通常直接采用室外空气质量监测站点数据评价人群暴露水平。但人们通常有80%的时间在室内度过的，而室内外浓度水平可能存在较大的差别，并且人们行为活动，如被动吸烟、烹饪、交通出行、净化器的使用等，也会影响对空气污染物的暴露水平，因此室外固定站点监测结果并不能反映真实暴露水平。基于此，环境所在环保公益专项、卫生行业专项以及北京市自然科学基金的共同资助下，于2016年在北京、南京等地区陆续开展PM2.5等空气污染物室内外关系（渗透系数）及个体暴露监测研究。监测数据进一步分析工作将致力于建立基于室内、外浓度及时间—活动模式的个体暴露评估模型。

【标准制修订】 2016年，环境所努力做好国家卫生计生委环境卫生标准专业委员会和消毒标准专业委员会标准管理工作，加强标准的制修订，开展标准追踪研究和标准实施效果评估。

2016年，国家发布了《过氧化氢气体灭菌生物指示物检验方法》（GB/T 33417—2016）、《环氧乙烷灭菌化学指示物检验方法》（GB/T 33418—2016）、《环氧乙烷灭菌生物指示物检验方法》（GB/T 33419—2016）、《压力蒸汽灭菌生物指示物检验方法》（GB/T 33420—2016）、《小型集中式供水消毒技术规范》（WS/T 528—2016）5个消毒标准。环境卫生标准专业委员会上报《生活饮用水水质处理器卫生安全与功能评价》等标准4项，网上征求意见《城市轨道交通公共场所预防性卫生学评价规范》等标准5项，对《环境化学污染物暴露健康风险评价导则》等12项标准进行了函审，会审通过了《生活饮用水中萘酚的测定》等标准4项。消毒标准专业委员会上报国标委《消毒产品标签说明书通用要求》等标准7项，上报卫生计生委

《消毒剂原料清单及禁限用物质要求》标准8项，会审通过了《皮肤消毒剂卫生要求》等标准10项。

为落实《政府工作报告》，卫生计生委将消毒产品卫生标准跟踪评价作为落实国务院文件的重要举措并纳入督办重点工作，并委托消毒标委会秘书处承担消毒产品类标准的追踪评价工作职责。2016年，消毒标委会对《手消毒剂卫生要求》(GB 27950—2011)、《臭氧发生器安全与卫生标准》(GB 28232—2011)和《一次性使用卫生用品卫生标准》(GB 15979—2002)进行追踪评价。按照《国家卫生计生委卫生和计划生育监督中心关于做好〈生活饮用水卫生标准〉追踪评价项目工作的通知》要求，水质安全监测室完成了《生活饮用水标准检验方法》(GB/T 5750—2006)追踪评价工作。

【卫生监督技术支持与产品检测服务】 2016年，环境所继续做好卫生监督技术支持工作，撰写上报了《2016年消毒产品国家卫生监督抽检计划》，完成国家卫生计生委卫生和计划生育监督中心委托的67个监督抽检消毒产品有效成分的检测，对60个送检样品进行微生物效果评价，派专家赴3个省市参加消毒产品国家卫生监督抽检。开展产品检测服务，2016年共受理化妆品96件，涉水产品419件，检验技术市场服务样品170件。

【科研项目管理与申报】 2016年，环境所在研课题30项，其中973项目1项，卫生行业专项3项，国家自然科学基金7项，北京市自然基金1项，海洋公益性专项1项，环保公益性专项5项，国家科技重大专项子课题1项，“十二五“科技支撑1项，仪器应用开发任务2项，国家重大科学仪器专项1项，国际合作项目2项，科技基础性工作专项1项，水体污染控制与治理科技重大专项1项，国家“十二五”水专项1项，科技部重点研发项目1项，中心青年基金项目1项。组织申报项目27项，其中科技部重点研发项目2项，国家自然科学基金15项、中心青年科学基金2项、北京市自然基金4项，环境所青年基金项目4项，科技资源基础调查专项1项。组织医学伦理审查项目11项，拟备案延续医学伦理审查项目3项。发表科技论文136篇，其中发表SCI论文14篇。

【国际交流与合作】 2016年，环境所加强和促进国际交流与合作，积极参加国际会议和学术交流活动，展示最新科研成果，提升国际影响力。与世界卫生组织、联合国儿童基金会、美国疾控中心在华工作处联系沟通，邀请世界卫生组织驻华代表处项目官员来所考察，邀请美国疾控中心、布朗大学、耶鲁大学、阿拉巴马大学、宾夕法尼亚州立大学、澳大利亚阿德莱德大学、昆士兰科技大学和法国环境卫生部公共卫生监督所等国际机构和知名院校专家学者开展学术交流10余次，内容涉及空气污染与健康监测、气候变化与健康、人群队列研究、环境健康研究方法、系统综述与荟萃分析等。举办召开了“环境与健康国际专家交流会”。接待外籍专家或在外工作华人来访20余人。选派3名业务骨干赴美国哥伦比亚大学、耶鲁大学和布朗大学访问学习。派员出访美国、意大利、荷兰、法国、澳大利亚、韩国、日本、中国台湾等国家和地区13批次28人次。

【信息宣传、媒体采访和舆情监测】 2016年，环境所加强开展环境健康信息宣传和媒体沟通工作，组织召开1次信息宣传和媒体采访工作总结会，对科室主任和信息宣传员40余人进行了培训；所网站发布信息稿件80篇；针对热浪、寒潮、雾霾对人群健康影响等热点问题接受央视网、健康报、健康有约、中国人口报等媒体采访5次，在线访谈共5次，提供媒体采访材料5份；完成“毒地”“毒跑道”“洪涝灾害”“耐药菌”等重大环境卫生事件舆情监测信息6期。编印《环境健康工作简讯》2期。

【环境健康防护与宣传】 2016年，环境所全面推进健康防护工作，启动各种环境健康防护技术的研发及防护产品的防护效果的评估，构建以环境健康监测评估、环境健康防护技术、环境健康防护产品为主的环境健康综合防护技术体系和健康宣传教育平台。通过平面媒体和新媒体的综合宣教措施，向公众传递环境与健康相关知识，传授相关技能，使公众获取正确的环境与健康认知，树立相对合理的环境与健康理念。2016年环境所利用微信平台，面向社会重点关注的环境卫生热点问题，发布环境健康防护信息31篇，内容涵盖自然灾害与环境卫生应急、健康生活环境、环境健康危险因素、特殊人群环境健康宣教、环境健康相关产品的正确使用等五大系列。2016年10月，环境所与健康报合作，开设环境与健康公众宣教专栏，每周推送环境与健康防护知识。

【研究生教育与进修】 2016年，环境所研究生毕业6人，在读博士8人，科研型硕士12人，全日制MPH 4人，在职MPH 26人，联合培养硕士2人。新聘研究生副导师30人次。CFETP环境流行病学培养方向现有项目指导教师6人，第14期在训学员1人，第15期西部班在训学员1人，接收进修生10人，其中接收直接申请进修生4人，接收由中国疾控中心安排的进修生2批共6人。

【援疆援藏】 2016年6月，中国疾病预防控制中心开展科技援疆培训工作，环境所派2名专家赴新疆乌鲁木齐为培训班授课。8月，环境所在乌鲁木齐市举办了援疆继续医学教育项目——突发环境卫生事件应急处置技术培训班，来自新疆维吾尔自治区15个地州和新疆生产建设兵团14个师疾控中心共计99位学员接受了培训，并授予国家级Ⅰ类继续医学教育学分。培训内容包括：我国公共卫生事件总体形势、自然灾害公共卫生影响、灾后卫生防疫机制建立、突发环境卫生危害事件应急处置方法、实验室技术分析、现场消毒技术、应急供水与饮水安全保障、健康风险评估、环境污染事件流行病学调查、化学品毒理学效应分析等。8月24—25日，环境所应新疆疾病预防控制中心邀请，组织专家针对空气污染对人群健康影响监测项目监测工作方案、数据上报及审核工具使用技术、环境健康影响研究常用统计方法及空气污染物人群健康风险评估进行培训，并现场考察了新疆疾控中心实验室，对PM2.5成分分析方法进行了现场技术指导。11月，受国家卫生计生委疾控局的委托，成功研制出牧区包虫病防治洗手装置，并为四川省甘孜藏族自治州道孚县现场安装了三个洗手装置（试用），总过滤配置水量已达5000L，大肠杆菌去除率达100%，菌落总数去除率达90%～95%。

【环境卫生学杂志】 2016年，编辑部统计2015年机构用户总计3546个，分布在104个国家和地区，个人读者分布在11个国家和地区。编辑部根据年度工作任务和安排，完成杂志的编辑、印刷和发行工作，全年接收稿件210篇，出版《环境卫生学杂志》6期，刊登文章103篇，并顺利通过国家新闻出版广电总局对杂志的年度审查核验及国家卫生计生委、中华医学会、预防医学会期刊审读。为进一步提高杂志影响力，编辑部开通了微信公众号。

【机构人员与管理】 2016年，环境所工作人员总人数265人，其中专业技术人员206人，管理人员6人，工勤13人，中心托管人员40人。“三生”招聘1人，社会招聘3人，招聘学科带头人与技术骨干4人。6人试用期满转正定级，8人办理退休手续。民主推荐干部7人，其中正职4名，副职3名。

2016年，根据业务工作需要，撤销环境影响评价室。

【资产管理与基建】 2016年，环境所按照财政部、国家卫生计生委的统一部署，认真贯彻 2016 年全国行政事业单位国有资产清查工作方案，组织实施资产全面清查工作，完成资产清查 4312 台 / 套，完成《行政事业单位国有资产管理信息系统》的数据迁移，开通信息系统线上登记、处置申报、审核和审批，备案处置资产 388 件。

2016 年，环境所完成两个工作区小楼的屋面防水工程修缮项目共计 1600 平方米。组织实施南纬路工作区生物样本库建设工程，建设规模 280 平方米，制作安装潘家园工作区的标识牌 155 个。

（耿莉、张伟、朱文玲）

职业卫生所

【工作概况】 2016年，职业卫生所紧紧围绕疾病预防控制工作，以职业病防治与中毒控制技术支撑工作为依托，创新工作思路，积极协助国家卫生计生委和中国疾控中心做好重点职业病监测和职业健康风险评估、《职业病防治法》配套规章及职业卫生标准制修订、职业病防治宣传与健康促进、中毒应急处置与能力建设等技术支持工作，开展"十二五"科技支撑、社会公益类卫生行业专项、国家自然科学基金等多类重大专项科研工作，加强国内外合作，推动职业卫生与中毒控制工作有序开展。

【为《职业病防治法》配套规章和防治规划制修订等提供技术支撑】 配合2016年新修订的《职业病防治法》，组织修订《职业健康检查管理办法》、《职业病诊断鉴定管理办法》；参与《职业病防治法》、"十二五"职业病防治规划实施情况督导并为"十三五"职业病防治规划起草提供技术支持；组织研提职业病防治法律法规贯彻落实情况、尘肺观察对象建议、甲醇汽车对健康影响、工伤预防费用使用、工业企业设计标准、危险化学品标准等修订意见、2013—2015年全国职业病报告人数核查、省级疾病预防控制中心规范化建设综合评价指标数据等政策意见和建议。

【以重点职业病监测与职业病报告为抓手，做好职业病防治工作】 上报年度全国重点职业病监测与职业健康风险评估报告；制定《重点职业病监测与职业健康风险评估工作手册（2016年版）》及工作考核评分表；开发重点职业病监测数据汇总工具包；加强重点职业病监测及报告技术管理与培训，举办培训班3期；协助国家卫生计生委疾控局在南昌举办重点职业病监测推进会；为省级疾控中心健康危害因素监测与评价工作指标完成情况提供重点职业病监测覆盖率数据。

上报年度全国职业病报告、季度全国急性中毒报告统计及典型案例分析报告；修订印发《职业病报告卡（2016年版）》；起草《职业病报告信息管理规范（2016年版）》；加强职业病报告质量控制和考核，研制职业病报告业务管理机构、职业病诊断机构及职业健康检查机构职业病报告工作情况评分表；开展职业病报告技术培训，总结职业病网络直报10年工作。

【继续开展10种职业危害因素健康风险评估】 围绕卫生计生部门职业健康风险评估职能，积极探索职业健康风险评估工作模式和评估方法。起草《化学品职业健康风险评估技术导则》标准；对石棉、一氧化碳、镉、砷化镓、苯、三氯乙烯、甲醛、溴丙烷、环氧乙烷和噪声等10种危害因素开展职业健康风险评估，遵循国际公认的健康风险评估原则和规范，重点使用我国职业人群的暴露数据进行评估，编写完成10份风险评估报告，基于职业健康风险评估结果提出政策建议。

【加强职业卫生标准制修订、追踪调研和宣贯培训】 组织预审职业卫生和职业病诊断标准15项，会审标准16项，为170项标准办理了重新投票程序；函审标准51项，退修标准59项，报批标准172项，发布标准14项；清理现行有效标准359项、制修订计划240项；承担标准研制工作3项。开展《用人单位职业病防治指南》等标准应用情况现场调研和追踪评价；研讨职业卫生标准实施效果调查方案；组织撰写《标准实施指南》，对近几年发布的新标准进行进一步解读；加强标准宣贯培训，举办2期培训班，培训师资400人。

【依托“健康城市”开展工作场所健康促进】 按照国家卫生计生委疾控局的要求，进一步推进“健康企业”建设工作，完成《健康企业建设工作规范（试行）》、《健康企业自评估表》及《健康企业评估细则（试行）》等配套文件编写和试点验证；前往多省开展健康企业调研；举办西部地区健康企业建设技术培训班1期。

【加强职业病防治宣传培训】 协助国家卫生计生委疾控局开展2016年度《职业病防治法》宣传周工作，起草实施活动方案并制作宣传海报，通过所网站、中心网站、中心微信号等多形式多渠道开展健康传播。协助国家卫生计生委疾控局在江苏太仓举办全国职业健康管理培训班和研讨会。

【积极开展职业危害专项调查】 开展典型行业噪声危害、电力行业高温危害、妇女健康及生殖健康监测、视屏作业人员职业紧张状况、风力发电场运行维护人员职业危害等专项调查。

【组织开展全国实验室检测能力考核比对】 组织开展全国职业卫生检测实验室比对、全国职业病诊断和职业健康监护检测实验室比对；建立和优化常见有毒化学添加剂、农药等物质的检测方法，完成标准品和试剂的储备更新。

【中毒应急救治技术指导和风险评估】 派专家现场处置甘肃榆中某校部分学生尿汞超标和江苏埤城电镀园火灾事故群体性混合性气体中毒事件；参与处置贵州、云南等地13起有毒植物和毒蕈中毒。开展天津港爆炸事件急性健康风险评估；召开突发中毒事件风险评估模型研讨会和突发中毒事件技术交流会；参与中心月度风险评估会议，提交CO和毒蘑菇风险评估议题。

【做好国家中毒控制技术支持】 提交我国蘑菇中毒事件分析报告；开展卫生应急信息化应用项目研究，对13省“突发中毒事件卫生应急网络服务模式试点项目”提供技术支持及现场指导；编制“突发中毒事件卫生应急处置人员防护导则卫生标准”；协助国家卫生计生委应急办举办“2016年突发中毒事件卫生应急培训班”。

【加强中毒控制技术储备，做好舆情监测和咨询服务】 与6家机构签订实验室检测比对任务，开展毒蘑菇及有毒生物样品检测鉴定，建立5种剧毒蘑菇鉴定方法；前往云南开展乌头重点毒物中毒现况调查。完善远程会诊系统，推进“突发中毒事件卫生应急信息平台”信息填报和数据统计工作；与深圳市职业病防治院开展针对突发中毒事件技能竞赛的远程会诊讨论；更新有毒动植物数据库信息，维护有毒动植物标本库，赴云南等地采集毒蕈标本2千余份。提供24小时中毒热线咨询服务2102次；密切跟踪媒体热点和敏感信息，及时续报重点舆情，搜集并报送职业病与中毒事件网络舆情信息约900条；根据频繁出现的中毒事件撰写科普文章，针对性开展风险预警和健康传播。

【开展科学研究，扩大国际合作】 在研课题26项，其中科技支撑计划项目4项、卫生行业专项课题1项、国家自然科学基金课题10项、科技基础性工作专项2项、国际及台港澳合作课题2项、北京市自然科学基金2项、中心青年科研基金项目1项、所青年科技基金项目3项、广州市环境污染与健康风险评价重点实验室开放基金项目1项；3项研究项目获国家自然科学基金委资助。

获得WHO职业卫生合作中心（中国）续任资格（2016年8月—2018年8月）；与日本产业医科大学签署合作备忘录；与美国哈钦森癌症研究中心合作开展《孕前持续性有机污染物暴露致新生儿免疫应答损伤动力学研究》项目；组织召开JICA加强中国职业卫生能力建

设项目总结会。接待外宾来访11批27人次，组织外宾学术讲座5次；办理因公出访5批10人次。

【援疆援藏】 在乌鲁木齐市举办1期援疆职业卫生培训班；1名专业技术人员在新疆疾控中心开展援疆技术指导。

【重要会议】 配合国家卫生计生委疾控局举办全国职业卫生与放射卫生工作会议，组织召开2016年度全国职业病防治技术工作会议，交流职业病防治工作经验，探讨职防体系建设和未来发展方向。

（朱钰玲、聂武、李涛）

辐射安全所

【工作概况】 中国疾控中心辐射安全所作为国家级放射卫生技术机构，在2016年度重点开展并完成了如下工作：

1. 辐射危害监测与风险评估取得新进展。为全面深入了解辐射危害对健康影响，根据国家卫生计生委要求，我所2016年已按计划完成了医用辐射防护监测、职业性放射性疾病监测、食品放射性监测与风险评估工作和全国放射工作人员个人剂量监测等四项监测任务，首次实现了包括西藏在内的全国31个省份及新疆建设兵团辐射危害健康影响监测工作的全覆盖。通过四项全国辐射卫生监测工作的有效开展，进一步掌握了全国医用辐射防护与质量控制、食品饮用水放射性水平、放射工作人员职业健康监护现状。

2. 为《职业病防治法》修订提供了强有力地技术支撑。2016年7月2日，全国人大常委会再次修订了《职业病防治法》，进一步明确了卫生计生行政部门在医疗机构建设项目职业病危害放射防护预评价、控制效果评价、验收审查和放射卫生技术服务机构许可等职责。在此法修订期间，我所作为国家级专业技术机构，积极参加修法工作，提出了进一步加强医用辐射危害控制工作建议。此建议被国家卫生计生委和全国人大常委会采纳，充分体现了国家对医用辐射危害控制和保障公众健康工作的高度重视，这对新形势下不断提高我国放射诊疗质量与防护水平、对全国放射卫生工作的有序开展和可持续发展具有重要意义。

3. 精心组织开展“组团式”援藏工作。为充分落实国家卫生计生委和中国疾控中心支援西藏计划，精准开展支援西藏放射卫生工作，有效地落实国家卫生计生委“组团式”援藏工作方针，在国家卫生计生委疾控局统一安排下，我所根据国家对口援藏要求，精心准备，并协调北京市疾控中心、广东省职业病防治院和湖南省职业病防治院，组织26名专家于2016年8月下旬赴拉萨市、林芝地区、山南地区和日喀则地区开展西藏自治区医疗卫生机构医用辐射防护监测工作。此项工作的开展，弥补了西藏在全区放射卫生防护领域的空白，对西藏放射卫生事业发展和保障放射工作人员健康具有重要意义。

4. 有效开展朝核试验对我国公众健康影响监测工作。2016年，朝鲜分别进行了第四次和第五次核试验。我所根据上级有关部门指令在第一时间赶赴中朝边境地区开展监测工作，有效地化解当地公众恐慌心理，保障了公众健康，掌握了核试验对我国影响状况，为国家决策提供了技术支撑。

5. 持续开展全国放射卫生能力建设工作。全国个人剂量监测、放射性核素γ能谱分析、总α总β放射性测量和生物剂量估算等4项质量控制比对工作，得到了国家卫生计生委疾控局的高度重视。在我所报送的《2015年全国放射卫生技术机构能力考核年度报告》上，疾控局主要领导批示要将考核结果报送国家卫生计生委领导，并向全国卫生计生部门进行通报。回顾7年来持续进行的全国放射卫生技术质量控制比对可以看出，参加比对机构数量已从2009年的几十家增到2016年的260家。因此，由我所组织的比对工作已成为全国放射卫生技术质量控制的重要平台，已被包括卫生系统、核工业系统、军队系统和大专院校、科研院所在内的放射卫生技术机构认可，具较高声望和权威性，已成为全国放射卫生技术保证的公认品牌。

6. 围绕国家疾病预防控制重点任务，积极推进辐射防护与核应急中国疾病预防控制中心重点实验室建设工作，通过近3年的努力，初步达到了构建高水平科技平台，培养和造就优秀的疾病预防与控制领域专业技术人才，提高辐射防护与核应急科学研究能力的建设目的。2016年，共组织申报了国家级课题13项，已获得批准2项；20项在研课题按照计划顺利进行。组织指导、培养研究生381名；8名研究生顺利完成学业。

【机构设置】 目前共设有7个行政管理部门，分别是所办公室、党群工作处、人力资源处、财务处、纪检监察审计室、后勤管理处和安全保卫处；5个专业技术管理部门，分别是科技处、质量管理办公室、核事故与放射事故应急办公室、信息中心和政策标准研究室；9个业务部门，分别是放射诊疗设备质量控制实验室、辐射检测与评价室、辐射流行病学研究室、辐射防护研究室、放射化学研究室、毒理学研究室、学术期刊编辑部、放射生物学研究室和放射生态学研究室。

【人力资源管理】 截至2016年末，现有在职职工158人，其中所领导5人，中层干部25人；离退休职工189人。年内接收新进"三生"4人，引进工作人员2名。现有专业技术人员134人，其中正高级职称人员23人，副高级职称人员42人，中级职称人员49人，初级职称人员20人。

在2016年度绩效考核中，经各处室绩效考核评议、所联合评议会绩效考核评议和党政联席会审议，1名所领导、4个处室、5名中层干部和25名职工获得绩效考核"优秀"等次。

绩效考核为"优秀"等次的所领导是：曹进华；绩效考核为"优秀"等次的处室为财务处、安全保卫处、核事故与放射事故应急办公室、辐射检测与评价室；绩效考核为"优秀"等次的中层干部是：张科、胡京钢、袁龙、拓飞、侯长松；绩效考核为"优秀"等次的职工是：陈飞、崔宏星、丁艳秋、范振芳、何志坚、贾洪林、贾天娇、雷翠萍、李辰、李馥秀、李小亮、梁婧、刘雨欣、陆雪、冒煦、欧向明、齐雪松、阮健磊、王晓刊、王岩、王燕君、袁继龙、张琳、周东宝、周羿。

【财务预算管理与政府采购】 2016年度，辐射安全所继续加强部门预算管理和预算执行管理，规范预算收支统计流程，优化内部审批程序，提高工作效率并保证各项支出严格按预算执行。全年财政拨款总计收入5866.59万元，上年结转99.89万元，全年实际支付5849.54万元，实际执行进度为98.04%；其中基本支出3910.82万元，项目支出1938.72万元。全年实现总收入8339.63万元，总支出8227.78万元。

严格遵守国家政府采购法规，坚决执行计划采购。2016年度，该所进一步规范了物资采购管理，简化了定点采购低值易耗物资审批程序，统一招标确定了试剂/耗材定点采购合格供应商范围。全年共采购仪器、设备和物资750万余元；其中，通过政府采购公开招标的方式，完成了438.7万元大购项目的招标采购工作。

【内部管理制度建设】 根据国家和上级单位要求，结合辐射安全所实际情况，2016年度重点加强了工作规则和技术服务管理等方面的规章制度建设，全年修制订了《中国疾控中心辐射安全所退休人员返聘工作管理规定》《中国疾控中心辐射安全所放射卫生技术培训管理办法（试行）》《中国疾控中心辐射安全所技术服务管理规定》《中国疾控中心辐射安全所工作规则》《中国疾控中心辐射安全所集体宿舍、公寓房使用管理规定》等5个规章制度；截至2016年12月31日，该所已制定各类规章制度80部。

所领导班子重视权力运行的有效监督，带头按制度办事，凡属重大决策、重要干部任免、重要项目安排和大额度资金的使用等“三重一大”事项，均按照会议制度要求，集体研究后决定。2016 年度召开所务会、所长办公会、党政联席会等 22 次所办公会议，做出 202 项会议决定。

【事项审批和公文管理】 2016 年度，辐射安全所近一步规范了事项审批和公文管理工作，凡属所内出差审批、申请事项审批、合同审批、提交会议研究事项审批等均需通过所内办公自动化系统提交，充分做到了公开、公正，按规定程序办事，加强了权力运行的监控力度。其中，通过办公自动化系统进行了 237 个文件的发文管理和 964 个文件的收文管理，发布了 97 个工作通知，下发了 202 个会议决议，审批各类请示 252 个；通过合同管理系统对 198 份合同草本进行了审查，法律顾问出具审查意见 187 份，科技处、质管办、后勤管理处、办公室的负责人和审计人员严格把关，依据工作职能加强了送审合同的相关内容与程序审查，从根本上杜绝各类违纪违法行为的发生。

【保密和档案管理】 辐射安全所是国家卫生计生委的保密要害部位，逐年逐级签订保密协议和计算机安全保密责任书，定期组织专人对所内涉密计算机和涉密载体进行安全检查。在该所保密委员会和全体职工的共同努力下，2016 年度未发生保密安全责任事故。

为充分利用档案资源，保证档案安全，本年度共归档了 684 件文书档案、2 个科研课题档案和 4 件实物档案归档。

【质量体系管理】 完善质量管理体系，保障科学研究和技术服务的有效开展。2016 年度，根据国家新修订的《检验检测机构资质认定评审准则》，完成了辐射安全所质量管理体系文件修订工作，修订内容包括《质量手册》《程序文件》和《质量记录表格》修订后的质量管理体系文件将更加严格规范该所的检验检测行为。顺利通过了国家卫生评审组对辐射安全所所进行的计量认证复查评审，取得了检验检测机构资质认定证书，保证了检测工作的正常开展。同时，按计划组织完成了 134 台仪器设备检定 / 校准工作，通过了国家实验室资质认定（计量认证）专项审查工作。

2016 年度，辐射安全所对外检测和校准报告共计 740 份，其中检测报告 515 份，校准报告 225 份。编写的建设项目职业病危害放射防护评价报告 36 份，其中，预评价报告书 17 份，控制效果评价报告书 19 份。

【实验室安全管理】 实验室安全和放射源安全是辐射安全所安全生产管理的重要环节。2016 年度，该所组织开展了第十届实验室安全周活动、核安全文化宣贯活动，共接受了环保、公安、卫生等主管部门 9 次实验室和放射源安全检查，未发生放射源安全事故和实验室安全事故。截至 2016 年 12 月 31 日，该所放射性同位素总计 110 件，其中非豁免水平放射性同位素 39 件，豁免水平以下的放射性同位素 71 件；有射线装置 3 台。

【后勤保障与安全保卫管理】 辐射安全所作为中国疾控中心独立的办公区域，在后勤保障和安全保卫工作中，除负责该所业务保障管理职责外，还承担办公区和家属区管理工作，任务重、责任大。2016 年度，后勤和保卫人员克服重重困难保障了该所工作正常运转。按计划完成了国有资产管理、公费医疗服务管理、物资供应、供暖、供电、供水、车辆运行、综合治理及安全保卫等工作。

【绩效工资改革与离退休人员津贴补贴调整】 根据中国疾控中心统一安排，组织实施了我所的 2016 年度绩效考核工作，本年度首次开展了对处室的绩效考核。

所领导班子十分重视离退休职工管理，全年共慰问看望离退休职工 60 人次，并组织离退休职工开展了丰富多彩的业余生活。

【核与辐射突发事件卫生应急工作】 通过近2年的国家核辐射卫生应急救援网络建设，现已初见规模。在2016年重点加强了核电站所在省应急能力调查和培训演练工作，组织开展了在辽宁省盘锦市进行的，我国首次核事故卫生应急国家、省、市三级联合演练—“核卫—2016”核电厂核事故场外卫生应急联合演练。通过此次演练，进一步明确了核电厂应急情况下国家、省、市卫生部门的职责，提高了国家核辐射卫生应急队伍的应对能力。

在突发事件应对方面，2016年1月6日和9月9日，朝鲜分别进行了第四次和第五次核试验。辐射安全所根据上级有关部门指令在第一时间赶赴中朝边境地区开展监测工作，有效地化解当地公众恐慌心理，保障了公众健康，掌握了核试验对我国影响状况，为国家决策提供了技术支撑。快速、有效的应急监测工作得到国家领导人、国家卫生计生委和有关部委的充分肯定和高度评价。

【放射卫生法规标准修制订工作】 2016年7月2日，全国人大常委会再次修订了《职业病防治法》，进一步明确了医疗机构放射性职业病危害建设项目评价和审查等职业病危害前期预防措施，强调了医用辐射危害控制监管内容，增加了国家卫生行政部门职责。在此法修订期间，辐射安全所作为国家级专业技术机构，积极参加修法工作，提出了进一步加强医用辐射危害控制工作建议。此建议被国家卫生计生委和国家人大常委会采纳，充分体现了国家对医用辐射危害控制和保障公众健康工作的高度重视，这对全国放射卫生工作的有序开展和可持续发展具有重要意义。

2016年，国务院加强了标准化工作改革，全面清理现行国家标准，放射卫生标准作为国家职业卫生标准体系中的重要组成部分，开展了以医用辐射防护标准为重点的强制性标准的精简整合工作，通过此次标准清理，78项放射卫生标准将整合为15项，加强了标准的可操作性，更加有利于放射卫生工作的监督管理。

作为放射卫生防护标委会挂靠单位，2016年度审查放射卫生标准23项，通过审查已报批标准11项。全年还征集到2017年标准制修订项目20项，审查同意立项9项。

【辐射危害监测与风险评估】 为全面深入了解辐射危害对健康影响，根据国家卫生计生委要求，我所2016年已按计划完成了医用辐射防护监测、职业性放射性疾病监测、食品放射性监测与风险评估工作和全国放射工作人员个人剂量监测等四项监测任务，首次实现了包括西藏在内的全国31个省份及新疆建设兵团辐射危害健康影响监测工作的全覆盖。

在全国医用辐射防护监测工作中，地市级监测覆盖率达到86.5%，有20个省份地市级监测覆盖率达到100%。全年共监测了2042家医疗机构的8337台放射诊疗设备。

全国职业性放射性疾病监测与职业健康风险评估哨点工作，2016年度总结分析了3053条数据信息，10个省份报告了17例放射性职业病。

全国食品放射性监测与风险评估工作共组织全国有关技术机构上报数据8342个，采集、检测和分析了935份样品。

国家卫生计生委放射工作人员个人剂量监测登记子系统运行良好，2016年度共有143家机构通过计算机信息系统报告监测数据系统，全年收入了30 883家放射工作用人单位的271 938人的放射工作人员个人剂量监测数据。

通过以上四项全国辐射卫生监测工作的有效开展，进一步掌握了全国医用辐射防护与质量控制、食品和饮用水放射性水平、放射工作人员职业健康监护现状，较深入地了解了放射卫生发展的关键问题，为发挥大数据在放射卫生决策和健康风险评估中的作用打下了基础。

【全国放射卫生管理工作】 2016年11月，辐射安全所按照国家卫生计生委疾控局工作部署，从全国有关省级疾控中心和省职防院选调48名专家，组成8个督导组，对全国30个省、直辖市、自治区和新疆生产建设兵团开展放射卫生监测项目进行了跨区域交叉督导工作，此次督导工作是首次在全国范围内开展的放射卫生工作交流和考察工作。通过督导，详细了解了全国省级放射卫生工作开展情况，发展了放射卫生工作亮点，交流了放射卫生工作经验，寻找出了制约放射卫生发展的瓶颈问题，同时，也收集了促进放射卫生工作不断发展的宝贵建议。辐射安全所已将督导情况进行汇总分析，形成了《2016年度全国放射卫生监测项目督导总结报告》，报送国家卫生计生，为国家进一步加强放射卫生工作提供了技术支撑。

2016年12月，国家卫生计生委在时隔15年之后，再次召开了全国放射卫生与职业卫生工作会议，王国强副主任到会并做了重要讲话。王国强主任在讲话中，对“十二五”期间放射卫生工作给予了肯定，对辐射安全所在应对日本福岛核事故和朝鲜核试验卫生与健康影响监测、持续组织开展全国个人剂量监测等4项放射卫生重点业务工作的检测质量比对考核工作、全国放射卫生信息平台以及放射工作人员职业健康管理系统管理、职业性放射性疾病监测和医用辐射防护监测、有效组织援藏工作中发挥的重要作用，以及引领全国放射卫生事业不断发展壮大给予的高度评价和表扬。

【组织开展“组团式”援藏工作】 为充分落实国家卫生计生委和中国疾控中心支援西藏计划，精准开展支援西藏放射卫生工作，有效落实国家卫生计生委“组团式”援藏工作方针，在国家卫生计生委疾控局统一安排下，辐射安全所根据国家对口援藏要求，精心准备，并协调北京市疾控中心、广东省职业病防治院和湖南省职业病防治院，组织26名专家于2016年8月下旬赴拉萨市、林芝地区、山南地区和日喀则地区开展西藏自治区医疗卫生机构医用辐射防护监测工作。共监测放射诊断设备76台，合格率为69.7%；监测放射诊断场所71个，合格率为83.1%。此项工作的开展，弥补了西藏在全区放射卫生防护领域的空白，对西藏放射卫生事业发展和保障放射工作人员健康具有重要意义。国家卫生计生委王国强副主任也对本项工作的开展给予了高度评价，并在工作总结报告上进行了专门批示，要求继续加强支持与指导工作，进一步援助西藏开展放射卫生工作。

【组织开展第三次全国医疗照射剂量与频度调查工作】 为掌握我国医疗照射的基本情况和发展趋势，加强卫生监督管理，提高医疗照射防护水平，原卫生部分别于1981年和1998年组织有关省、自治区、直辖市的放射卫生机构开展了两次医疗照射调查。2016年，在国家财政专项经费支持下，辐射安全所组织开展了第三次全国医疗照射调查工作。共有25个省份参加了此次调查工作，经过一年的调查，初步完成了2015年度我国医疗照射频度调查和部分省市剂量调查。基本摸清了我国医疗照射频度、剂量水平和现状，收集了不同类型检查和治疗对患者的输出剂量。为制定国家防护标准和措施，最大程度保护医护人员、受检者和公众权益提供了技术支持。

【全国放射卫生专业培训与技术指导工作】 2016年度辐射安全所组织了“全国核和辐射应急医学救治培训班”等8个专业培训班，参加培训人员1145人，其中872人取得国家级继续医学教育项目学分证书，737人获得培训合格证书。

为不断加强放射卫生技术能力，辐射安全所在2016年度继续组织开展全国个人剂量监测、放射性核素γ能谱分析、总α总β放射性测量和生物剂量估算等4项全国放射卫生技术机构检测能力考核工作，共有全国260家技术机构参加，参加机构比上一年度增加58个，参加比对机构级别也从以省级机构为主，扩展为以地市级和卫生系统以外的机构为主，2016年省级机构参加项目只占总参加机构项目数的25%，而地市级机构和外系统机构分别占到了36%和39%。自2009年以来，该所已经连续8年组织全国放射卫生技术机构检测能力考核工作，参加机构逐年增加，考核优秀率和合格率也不断提高。通过连续的检测质量比对考核工作，对放射卫生技术机构规范检测工作、保证检测质量、提高检测能力和管理水平起到了重要作用。

2016年度，辐射安全所接收了来自广西疾控中心、山西疾控中心等单位的13名进修人员。

【全国放射白皮书编写工作】 为及时汇总分析放射卫生各领域监测数据，总结2016年度放射卫生技术工作，经辐射安全所相关部门共同努力，已按计划完成了《全国医用辐射防护监测年度报告（2016）》《全国核辐射突发事件卫生应急年度报告（2016）》《全国放射卫生技术机构检测能力考核年度报告（2016）》《全国饮用水放射性风险监测年度报告（2016）》《全国放射工作人员个人剂量监测年度报告（2016）》《全国食品放射性监测与风险评估年度报告（2016）》《全国职业性放射性疾病监测年度报告（2016）》等7部放射卫生年度报告的编写工作，并已上报国家卫生计生委和中国疾控中心。

【国家放射卫生重点专项工作】 2016年，经过辐射安全所职工的共同努力，共申请到《中国疾控中心辐射安全所医疗照射辐射防护与质量控制》《中国疾控中心辐射安全所辐射防护与核应急能力提升平台建设》《中国疾控中心辐射安全所公共卫生突发应急反应机制运行项目》等3项国家财政支持项目，申请到国家财政支持经费2473万元。其中国家财政专项工作1项，仪器设备购置项目1项，中国疾控中心财政项目1项，以上国家放射卫生重点专项工作的有效开展，对辐射安全所全面细致开展放射卫生工作既是机遇，也是挑战。截至2016年底，已按照计划，圆满完成了各项任务，取得了丰硕成绩。

【信息交流和媒体监测工作】 辐射安全所承办的《中华放射医学与防护杂志》作为中文核心期刊和中国科技论文统计源期刊，5年内影响因子翻番。2016年度学术质量和出版时效成绩卓然，全年出版12期，收稿589篇，刊出209篇。继续获得中国科协精品期刊工程期刊学术质量提升项目支持。

为相关部门和领导及时了解国内外和该所放射卫生工作动态，全年编辑印制了12期《辐射与健康通讯》和16期《辐射安全所工作通报》，并通过辐射安全所网站及时发布了46条该所工作动态。

【科学研究与学科进展】 2016年度，辐射安全所共申报了13项国家科技基础性项目、国家自然基金等科研项目，获得批准2项；按期完成科研项目5项；20项在研课题和8项标准制定按照计划顺利进行。

2016年度，辐射安全所“辐射防护与核应急中国疾病预防控制中心重点实验室”继续完善，研究讨论开放课题内容及申请合作方式。该实验室紧扣辐射防护与核应急领域内的国家需求，实现了预期建设目标，具有一定特色。

为能更加紧密围绕国家赋予辐射安全的职责和任务，科学梳理制约疾病预防控制与公共卫生发展的瓶颈问题，凝练放射医学与放射卫生领域的关键技术问题，辐射安全所组织开展了2016年度我国放射卫生及辐射安全所发展战略研讨活动。此项活动的开展，为提高该所技术能力、使其学术水平始终处于本领域本专业的前沿、充分发挥一锤定音作用起到了积极作用。

【国际合作与学术交流】 2016年度，辐射安全所组织与日本弘前大学签署一项有关非铀矿山地区氡测量与监测等方面的合作备忘录；组织完成与日本化学分析中心的2016年度比对工作。本年度接待外宾5批5人次，出访奥地利、美国、韩国等国参加放射卫生领域的国际交流11批19人次。

2016年度，辐射安全所科技人员发表论文81篇，其中SCI论文9篇。为表彰2015年度取得的科研成绩，组织召开了“2015年度辐射安全所科技奖励暨学术年会”，对2015年度的9项获资助的课题组、7名研究生导师、3个颁布的国家标准、3部出版物、3项获准专利，以及在正式刊物上公开发表的74篇学术论文作者给予了奖励。

【研究生培养】 加强放射医学与防护学科的发展，充分利用辐射防护与核应急中国疾病预防控制中心重点实验室条件，辐射安全所2016年度继续开展研究生培养工作。目前该所在职博士研究生导师5名、硕士研究生导师8名。本年度该所共指导、培养研究生38名，其中指导在站博士后3名，培养博士研究生11名，硕士研究生24名；毕业研究生8名；新招博士后2名，博士研究生4名，硕士研究生7名。

【职工在职教育】 辐射安全所积极为在职职工提供多渠道的学习教育机会，每年都有职工考取硕士、博士和获得各类专业技术证书。2016年度，所领导参加国家卫生计生人事培训班、中心新任处级干部培训班和党务工作培训班等，进一步提高履职能力；对全体中层干部进行法律知识、保密安全和公文写作能力培训，进一步加强了管理能力和执行能力；组织全所放射工作人员进行辐射安全和放射卫生管理岗中复训，加强放射防护能力建设。

（秦斌、冒朐）

农村改水技术指导中心

【工作概况】 改水中心 2016 年继续围绕农村饮用水卫生、农村环境卫生以及相关的健康影响和疾病预防控制，组织开展监测、科研、技术指导和技术支撑工作。

由改水中心负责的农村饮用水水质卫生监测和全国农村环境卫生监测工作完成了包括方案制定、人员培训、数据库管理与维护、督导检查与质量控制、数据审核、报告编写和年度总结等工作在内的日常管理维护和技术支持。牵头组织的卫生行业公益性科研专项“饮水安全检测、监测、风险评估和预警预测关键技术研究”和参与的“十二五”科技支撑计划课题“村镇安全供水管理与监控技术及信息系统开发”子课题“农村供水信息管理与水质风险评估技术研究”完成验收。组织开展“淮河流域农村人群生活环境与卫生行为综合干预试点研究需求评估”等研究性课题。

改水中心于 2016 年 6 月 22—24 日，参加了由中心科技处在新疆维吾尔自治区乌鲁木齐市组织的“2016 年中国疾控中心科技援疆培训”工作并参加了与新疆维吾尔自治区疾控中心的援疆工作座谈会，会上介绍了改水中心在新疆开展的有关工作情况，就新疆业务支援需求与改水中心的技术支援能力及未来合作事项进行了交流，对新疆疾控主办的《疾病预防控制通报》和《新疆预防医学》的发展建设提出了技术建议。

2016 年 11 月 3—4 日，参加了中心办公室在西藏自治区拉萨市召开“2016 年中国疾控中心援藏工作会议”。会议期间介绍了 2015 年改水中心在西藏开展工作的情况及未来援藏工作的设想，与西藏自治区疾控中心的对口单位进行了对接，对未来有关饮用水水质卫生监测和环境卫生监测工作的援藏工作交换了看法。

2016 年，改水中心共派出 4 批 6 人次赴灾区执行现场卫生应急任务。参与全国爱卫办组织的防洪抗汛卫生防疫工作督导，撰写专题报告；参与河北暴雨洪涝灾害的应急处置技术支持工作，现场调研了灾区饮水卫生监测、供水卫生管理、灾区居民用水的现状，与当地疾控技术人员进行了交流，提出了保障灾区饮水卫生的技术建议和对策。

改水中心与美国加州大学伯克利分校水中心在北京联合举办“饮用水、环境卫生与健康影响研究进展学术研讨会”。接待朝鲜驻华使馆农村改水改厕政策和技术咨询代表团一行；参加韩国水协组织的国际会议。

【农村饮用水水质卫生监测】 农村饮用水水质卫生监测工作是改水中心负责执行的一项医改重大公共卫生服务项目。2016 年“全国农村饮用水水质卫生监测”工作，组织完成了全国 31 个省（自治区、直辖市）和新疆生产建设兵团的 2545 个县（市、区、旗）农村饮用水枯水期和丰水期的水质卫生监测工作。全国共采集农村饮用水水样 191 818 份（包含饮水安全工程水样 141 733 份），完成计划任务量的 113.9%，其中枯水期完成 95 717 份，丰水期完成 96 106 份。监测乡镇覆盖率为 90.6%。完成 5 个省份 200 份水样的实验室检测结果复核；举办 2 期农村饮用水卫生监测技术片区培训；撰写并上报 2015 年全国农村饮用水卫生监测报告。

【全国农村环境卫生监测】 2016 年继续组织开展中央财政转移支付全国农村环境卫生监测项目，完成了 2015 年监测数据的审核、汇总、分析和报告撰写；修订完善 2016 年监测技术方案并根据新的监测技术方案完成了全国31个省、自治区、直辖市和新疆建设兵团的768个县，15 360个监测点的环境卫生监测及15 000余份土壤样品的重金属和蛔虫卵实验室检测工作；完成部分地区项目技术骨干监测能力培训；完成了15个省份700余份土壤样品的实验室检测结果复核；对全国农村环境卫生监测信息管理系统进行了维护。

【卫生行业科研专项“饮水安全检测、监测、风险评估和预警预测关键技术研究”进展】 完成2013—2016年卫生行业专项“饮水安全检测、监测、风险评估与预测预警关键技术研究”课题的研究工作，通过国家卫生计生委科教司验收。课题共包括4个研究单元，17项研究内容、51个子课题。改水中心承担其中11个子课题的研究，涉及：饮水监测技术、水质健康风险评估和供水系统风险管理等。改水中心作为该项目承担单位负责项目管理、项目自验收和财务自验收组织，与项目参与单位协调和各子课题验收材料的收集、梳理和汇总。本项目共形成技术规范 / 指南41个、申请国家发明专利9项、建立信息平台6个、数据库3套、检测技术3套、发表论文77篇。

【科技部“十二五”科技支撑课题“村镇安全供水管理与监控技术及信息系统开发”】 科技部“十二五”科技支撑课题“村镇安全供水管理与监控技术及信息系统开发”项目由中国水利水电科学研究院负责，包括12项子课题。改水中心完成“十二五”科技支撑计划课题“村镇安全供水管理与监控技术及信息系统开发”子课题“农村供水信息管理与水质风险评估技术研究”的技术报告及支持性材料的撰写和整理，以及财务验收账目的清理。该课题申请专利1项，发表论文9篇，形成技术指南2部，通过科技部组织的专家验收，顺利结题。

【淮河流域农村人群生活环境与卫生行为综合干预试点研究需求评估】 2016年继续开展淮河流域癌症综合防治项目农村饮用水水质卫生监测工作，完成2015年度淮河项目农村饮用水监测数据整理、分析，开展项目日常管理，组织14个项目县开展2016年枯水期、丰水期监测工作。

【农村环境健康危害因素评价体系建设项目】 9月7日在北京召开了农村环境健康危险因素评估体系建设标准梳理和评价规范编制工作会议。会上报告了农村环境健康危险因素评估体系建设前期工作开展情况和评价标准梳理情况，研讨了农村环境健康危险因素评估体系建设评价规范编制内容与框架。根据项目计划，与辽宁、吉林、湖北等省签订了评价试点工作任务委托书，在三省组织开展农村环境健康危害因素评价体系建设评估试点工作。另外编制了2017—2019年农村环境健康危害因素评价体系建设项目三年预算。

【“恶性肿瘤危险因素监测及控制关键技术研究”项目申报】 参与由中国疾病预防控制中心组织申报的2016年国家“重大慢性非传染性疾病防控研究”“恶性肿瘤危险因素监测及控制关键技术研究”的项目工作，改水中心作为项目参与单位负责“建立肿瘤环境影响因素监测、评价体系”项目任务研究。2016年10月，2016年国家“重大慢性非传染性疾病防控研究”重点专项中“恶性肿瘤危险因素监测及控制关键技术研究”获得国家科技部的批准。

【农村环境卫生全覆盖项目】 2016年完成了《2011—2015年农村环境卫生全覆盖项目总结报告》、《农村环境卫生卫生全覆盖项目终期评估报告》，并于9月27—28日在北京召开了项目总结会。农村环境卫生全覆盖项目旨在全球范围内消除社区露天排便现象，项目主要通过激发项目社区居民卫生意识，促使居民主动建造和使用卫生厕所。经过5年实施，项目村卫生厕所普及率由21.36%提高到了71.88%；居民卫生知识知晓率提高15%以上；

居民卫生行为形成率提高了 2.20%～16.20%；随意堆放垃圾和随意排放污水的项目村分别减少了 21 个和 17 个；项目共培养了 190 名宣传员，全覆盖理念覆盖了 5 个项目县 70.66% 的乡镇和 47.21% 的村。

（陶勇、郭超）

妇幼保健中心

【工作概况】 2016年，中国疾病预防控制中心妇幼保健中心认真贯彻落实十八大、十八届三中、四中全会精神和“两学一做”专题教育的重要思想。根据国家卫生计生委对妇幼卫生工作的统一安排和中国疾控中心的明确要求，围绕妇幼保健工作发展大局，全面推进妇幼健康服务各项工作。

协助国家卫生计生委，完成二、三级妇幼保健机构等级评审标准及实施细则制订、更年期保健综合管理指南开发等10余项工作；开展实施农村妇女“两癌”检查项目，全国预防艾滋病、梅毒和乙肝母婴传播，贫困地区儿童营养改善等国家重大公共卫生服务项目；组织妇幼健康优质服务示范工程5个省的复核、10省40所爱婴医院现场复核、孕产妇危重症评审指导等重点工作；承担辅助生殖及母婴证件管理工作。开展青春期保健、孕产期保健、妇女常见病防治、更年期保健和妇女心理保健等研究，并组织修订多项技术规范及报告；实施母婴阻断失败后新生儿艾滋病毒清除治疗方案研究、艾滋病感染育龄妇女生殖健康调查、预防艾滋病母婴传播综合干预技术研究、梅毒感染孕产妇妊娠结局及所生儿童生长发育状况等相关研究；开展妇幼保健质量安全管理（儿童保健）项目、儿童营养门诊试点建设项目，开展0～6岁儿童生存发展策略、婴儿睡眠、过敏干预研究、儿童家庭养育技术研究，进行儿童14大类眼科遗传性疾病和出生缺陷病例调查。开展16项与世界卫生组织、联合国儿基会、人口基金、美国CDC、香港嘉道理慈善基金会等合作项目；继续承担联合国儿基会、WHO双年度合作项目管理办公室工作；承办第二届中国—阿富汗妇幼卫生培训班。修订妇幼健康信息标准与技术规范；实施母子健康手册信息化试点，母子健康信息服务与管理项目；开展孕产妇及儿童健康管理信息系统项目二期建设及淮河流域出生及出生缺陷监测；继续在部分地区实施母婴健康动态追踪监测。编发《学术委员会章程》《科研及合作课题（项目）管理办法（试行）》《2015年度妇幼中心工作及科研业务学术统计汇编》；成立妇幼中心第三届学术委员和伦理委员会；完成16个项目的伦理学审查，29项课题111家单位的科研课题立项和3个科研项目申报工作。推动各级机构健康教育工作的开展，推行母婴健康咨询热线服务项目和母爱10平方项目。搭建行业交流平台，召开全国省级妇幼保健院院长年会、办公室主任和保健部主任年会、全国妇幼保健机构健康教育管理培训班等学术交流活动。承办《中国妇幼卫生杂志》，编写《中国妇幼卫生》英文版。组织中国妇幼医学装备与技术专业委员会和中国卫生思想促进会妇幼分会相关工作。完善内部管理，积极推进行政后勤管理工作信息化，进一步规范工作流程。完成财政部2016年国有资产清查工作，启动公务用车制度改革。财政专项经费预算执行率达到100%。实施绩效工资、完成绩效考核，完成3位部门负责人推荐及岗位聘用工作。开展“两学一做”，完成党费补缴。切实加强监察与内部审计工作。积极开展支援新疆、西藏及部分省藏区工作，派出1名业务骨干继续援疆，在新疆、西藏开展督导、调研、技术指导、培训。

【制定《农村妇女“两癌”检查项目质量评估方案》】 为规范农村妇女“两癌”检查项目工作，提高“两癌”检查项目服务质量，受国家卫生计生委妇幼司委托，中国疾病预防控制中心妇幼保健中心于2016年制定了农村妇女“两癌”检查项目质量评估方案和质量评估表。

方案和评估表制定过程采用了文献研究、专家咨询和现场调研相结合的方法，内容涉及项目管理、妇科检查、细胞学检查、HPV 检测、阴道镜检查、组织病理学、乳腺外科、乳腺超声及乳腺 X 线等多个专业。质量评估方案的制定为建立有效的质量评估机制，促进各级项目管理及执行机构，开展自我检查和督导质控工作开展提供了依据。

【开发农村地区宫颈癌监测新信息系统】 2016 年 12 月，农村地区宫颈癌监测新信息系统初步开发完成。中国疾病预防控制中心妇幼保健中心积极筹划新信息系统的开发，撰写了《农村地区宫颈癌监测管理信息系统建设需求书》《农村地区宫颈癌监测个案登记表及逻辑条件》和《农村地区宫颈癌监测定期统计表和生成规则》三个核心文件，并在信息系统初具规模后组织专家及部分项目地区数据收集、录入人员进行了四轮测试。2017 年在完成项目地区测试后，该信息系统将正式投入使用。

【开展农村地区宫颈癌监测试点项目督导工作】 2016 年 8—12 月，中国疾病预防控制中心妇幼保健中心组织项目管理、妇科、阴道镜、细胞病理等相关专业的专家赴辽宁省瓦房店市、庄河市、云南省个旧市、建水县、陕西省汉滨区、旬阳县、广东省梅县区、博罗县开展农村地区宫颈癌监测试点项目督导工作。通过此轮督导调研，了解了项目地区宫颈癌监测工作开展情况，促进了监测数据质量的提高，指明了进一步工作的方向，同时为开展新周期监测工作打下了坚实基础。

【《完成产后保健工作规范（试行）》编写】 为加强产后保健服务质量管理，促进我国产后保健工作的规范化发展，提高我国产后保健服务水平，受国家卫生计生委妇幼健康服务司委托，中国疾病预防控制中心妇幼保健中心承担制订《产后保健工作规范》。通过国内外文献检索及专家讨论，形成了初稿，之后经三省的省级、市级、县（区）级的妇幼保健机构及产后康复机构开展适用性调研及广泛征求专家意见，最终形成了该规范（试行稿）。该规范进一步明确了我国产后保健工作内容及服务要点，并对产后保健服务提供机构及人员资质、设备设施等方面提出了具体的管理要求。该规范的出台，对医疗保健机构和产后康复机构规范开展服务具有重要指导意义。

【婴幼儿过敏干预项目在 69 家医疗机构启动】 为提高医务人员对婴幼儿过敏风险预防的重视程度及干预能力，提升孕产妇及婴幼儿家庭的过敏预防意识和科学喂养水平，探索降低婴幼儿过敏发生率有效方法，2016 年 4 月，中国疾病预防控制中心妇幼保健中心与雀巢营养科学院合作在 21 个省的 69 家医疗机构启动了婴幼儿过敏干预项目。该项目主要是在医疗机构的产科对孕产妇开展婴幼儿健康教育、咨询指导，并在儿保科对 1 岁以内婴儿开展预防、过敏症状识别及治疗。2016 年 7—8 月，在全部项目机构开展了基线调查，了解项目机构与过敏性疾病相关的科室建设、人力、设施设备基本状况以及服务内容，为项目的终末阶段进行干预效果评估提供基本数据；并组织专家对 15 家项目单位进行了督导，考察了婴幼儿过敏干预工作的管理与技术的落实与实施状况，及时发现并解决项目实施过程中出现的问题，进一步推进项目的开展。

【《孕产妇危重症防治和管理实用指导手册（再版）》编写完成】 孕产妇危重症是严重威胁孕产妇生命安全的重要因素，中国疾病预防控制中心妇幼保健中心妇幼保健中心自 2014 年起组织专家组编写《孕产妇危重症的防治和管理使用指导手册（再版）》主要内容包括孕产妇危急重症的医疗救治和临床管理原则、各种孕产期危重症的识别、处理及转诊方法、各项产科相关适宜技术的规范使用、医务人员应具备的临床思维及沟通技巧等基本能力及孕产妇危重症管理相关制度。本书的编写在2016年经过了七轮专家讨论会，不断地修订、丰富书稿内容，各项知识、技能符合最新的规范指南，为基层医务人员临床工作提供了科学的指导作用，拟2017年出版发行。

【开展母婴关爱工程项目】　为提高农村妇女宫颈癌检查项目地区人员的服务能力，中国疾病预防控制中心妇幼保健中心妇幼保健中心于2016年启动了"母婴关爱工程项目"，旨在通过项目地区人员技术进修，给项目地区配备阴道镜以提高项目地区的宫颈癌检查质量。2016年已完成2名宫颈细胞病理学人员和1名阴道镜检查人员进修，将于2017年继续完成人员进修及阴道镜采购捐赠工作。

【联合国人口基金全国青少年保健服务现状调研项目圆满完成】　为促进青少年保健服务在我国妇幼保健机构开展，协助国家卫生计生部门制定青少年保健相关政策和文件，2015年6月起，受国家卫生计生委妇幼司委托，开展青少年保健服务现状调研，先后在湖南、重庆、上海以及广东开展现场典型调查，同时在全国30个省（区、市）开展青少年保健服务现状网络问卷调查。主要完成了如下工作：文献收集、方案撰写、问卷设计、网调系统开发、在线数据收集以及现场调查等。截至2015年12月，共计完成226家机构的问卷收集以及四省市现场调查。2016年1—5月完成报告撰写。通过调研对我国妇幼保健机构青少年保健服务现状和障碍有了全面的了解，为今后我国青少年保健工作的开展奠定了坚实基础。

【国家卫生计生委—联合国儿童基金会青少年健康与发展项目正式开展】　2016年5月起，受国家卫生计生委妇幼司委托，开展青少年健康与发展项目，项目周期五年，旨在通过提升青少年健康领域的国家领导力和多部门合作行动力；促进青少年健康相关卫生筹资及青少年医疗保障制度的提出；提升卫生系统青少年健康服务水平、普及性和承载能力；促进社会参与和青少年生活健康技能的提升；加强青少年健康工作的监测评估及数据收集利用；最终到2020年，促进我国青少年的健康与发展，提升青少年人群的健康福祉。2016年9—12月完成项目方案撰写，组建了国家级项目专家组，并完成了项目地区新疆需求调研。

【《更年期保健综合管理指南》着手制定】　随着我国社会老龄化程度日益加重，更老年期女性保健需求日益增大。为进一步规范医疗保健机构开展更年期保健服务，受国家卫生计生委委托，2016年启动了更年期保健工作规范综合管理指南制定工作。通过开展文献检索、预实验、专家讨论会等工作，并于12月完成《更年期保健综合管理指南》（初稿）的撰写工作。该指南从三级预防和保健与临床相结合的角度撰写，其内容将有助于医疗保健机构规范开展更年期保健服务，也有助于完善我国妇女全生命周期保健的工作体系。

【筹备我国消除艾滋病、梅毒和乙肝母婴传播试点项目启动工作】　中国疾病预防控制中心妇幼保健中心于2016年9月21—23日在北京召开消除艾滋病、梅毒和乙肝母婴传播试点项目专家讨论会，围绕WHO提出的母婴传播消除认证指南和消除认证工具，对我国预防艾滋病、梅毒和乙肝母婴传播工作现状进行梳理和分析，探讨我国消除艾滋病、梅毒和乙肝母婴传播工作计划，筹备启动我国消除艾滋病、梅毒和乙肝母婴传播试点项目，标志着我国母婴传播预防保健工作从预防艾滋病、梅毒和乙肝母婴传播开始走向消除艾滋病、梅毒和乙肝母婴传播。

【开展预防艾滋病、梅毒和乙肝母婴传播现场调研工作】　为落实在全国全面开展预防艾滋病、梅毒和乙肝母婴传播工作方针，保障预防母婴传播工作质量，2016年6—10月，受国家卫生计生委委托，中国疾病预防控制中心妇幼保健中心组织相关专家通过听取汇报、座谈、查阅资料、现场考察、人员访谈等方式对江西、湖南、黑龙江、上海、西藏以及海南6个省(自治区、直辖市)及所辖的12个县(区)进行了现场督导调研，及时总结工作经验，发现工作中的存在的问题并予以改进。

【有序开展“母婴阻断失败后新生儿艾滋病毒清除治疗方案研究”】 中国疾病预防控制中心妇幼保健中心制订“母婴阻断失败后新生儿艾滋病毒清除治疗方案研究”操作手册，并对课题承担机构主要负责人、参加研究人员、财务管理人员等进行管理和技术培训。于2016年10月10—11日在广西南宁召开推进会，对课题的组织管理、研究对象的入组、经费管理与使用、物资招标与采购等情况进行阶段性总结，推动课题顺利实施。研究组多次前往广东、广西、四川、云南、新疆研究现场调研，开发信息系统，加强经费与物资管理，保障物资及时供应，稳步、有序推进研究开展。

【母子健康手册试点工作培训班顺利举办】 2016年3月25日，母子健康手册试点工作培训班在北京举办。培训班上进行了母子健康手册内容介绍、试点工作部署和工作要求介绍。浙江省、湖北省黄冈市红安县、上海市长宁区、重庆市、贵州省安顺市平坝区分别介绍了本地母子健康手册试点实施方案。此次培训班为母子健康手册试点工作的顺利开展奠定了基础。

【全国儿童保健工作推进会在江苏省南京市顺利举办】 2016年5月18—19日，受国家卫生计生委妇幼司委托，中国疾病预防控制中心妇幼保健中心在江苏省南京市举办了全国儿童保健工作推进会。会上进行了新形势下妇幼健康事业发展策略、2016年全国儿童卫生重点工作、儿童保健服务的挑战与机遇、儿童保健科研选题几种创新思维模式的专题讲座，福建省、湖南省、甘肃省分别就省级儿童保健管理及儿童心理保健等工作进行了经验交流。会议还安排参观了南京市妇幼保健院，该院是国家级儿童早期发展示范基地之一。与会代表通过会议及时了解了国家儿童保健相关政策，把握了儿童保健的发展方向和工作重点。

【儿童养育干预技术培训班在京举办】 为促进儿童心理健康发展，提高儿童心理保健专业人员提供儿童养育问题的咨询和指导能力，中国疾病预防控制中心妇幼保健中心遴选国际先进的儿童心理行为问题干预技术，引入澳大利亚昆士兰大学养育与家庭支持中心开发的Positive Parenting Program课程进行了培训，着重于“一对一咨询”、“小组讨论”及“大课堂”三种形式的技术培训。来自地市级妇幼保健机构的16名儿保专家参加了培训，包括授课、练习、认证考试三个阶段。所有学员顺利通过三个课程的认证考试，获得澳大利亚昆士兰大学颁发的资格证书。本次培训是在妇幼保健机构引进国际家庭养育指导新方法的尝试，为推动我国儿童早期发展工作的开展、提高家庭养育指导能力奠定了基础。

【自由呼吸，生命之源—新生儿复苏项目十周年总结会暨培训班在北京召开】 2016年7月7—8日，新生儿复苏项目十周年总结会暨培训班在北京召开。国家卫生计生委妇幼司、联合国儿童基金会、美国儿科学会、中国疾病预防控制中心妇幼保健中心、新生儿复苏项目国家级师资代表、31个省(自治区、直辖市)和新疆生产建设兵团卫生计生委和省级师资代表150余人参会，共同庆祝项目实施10年取得的成绩，见证第三周期新生儿复苏项目的启动。中国新生儿复苏项目实施10年来，从省级、地市级拓展至县乡镇级的基层医务人员，并逐步形成一个遍及全国的新生儿复苏培训体系。截至2015年底，新生儿复苏项目覆盖全国31个省、自治区、直辖市和新疆生产建设兵团超过20 000所助产机构，培训了25万人次临床医护人员，全国婴儿因窒息而造成的死亡率已经下降了75%。10年来超过150 000名新生儿因此而免于死亡或致残，每年帮助60万新生儿建立生命的第一口呼吸。自由呼吸生命之源—中国新生儿复苏项目对降低全国婴儿死亡率，提前完成联合国千年发展目标做出了很大贡献。第三周期新生儿复苏项目将于2016—2020年继续实施，未来项目将更加关注新生儿医疗保健的质量安全管理，全面加强医疗机构的制度建设，探索可持续发展模式，整合包括新生儿复苏在内的新生儿医疗保健技术，为持续降低新生儿死亡做出更大的贡献。

【全国儿童早期发展适宜新技术培训班顺利举办】 儿童早期发展是根据婴幼儿的发育规律进行有组织、有目的的丰富环境的活动，促进婴幼儿智能、体格、情感和社会交往能力的全面发展。为进一步促进儿童早期发展保健服务能力，2016年8—11月，中国疾病预防控制中心妇幼保健中心针对高危儿管理和新生儿保健与护理举办了两期专题培训班。全国31个省（直辖市、自治区）及新疆生产建设兵团150余位代表参加了培训。高危儿管理培训内容涉及高危儿管理流程及内容、高危儿常见发育障碍的评估与康复、高危儿常见疾病的鉴别诊断与处理等。新生儿保健与护理培训内容有中国新生儿保健工作重点策略、全球新生儿行动计划、新生儿基本保健与护理技术和新生儿访视技术规范等。两期培训班均授予国家级继续医学教育学分。通过专家授课、赴保健院观摩学习和互相交流，让学员及时了解掌握了更新的知识与技术，提高了儿童早期发展保健服务能力。

【2016年贫困地区儿童营养改善项目国家级培训工作顺利完成】 2016年4—7月，在国家卫生计生委妇幼司的领导和指导下，作为国家级项目管理办公室，中国疾病预防控制中心妇幼保健中心共举办了1期项目管理培训班和6期业务培训班。近600名来自21个项目省（区、市）、91个项目地市（州）、341个项目县的项目管理及儿童保健业务人员参加了培训。各期培训班以营养包技术和质量监管为重点内容，强调了2016年项目管理要在营养包运送、储存、发放、随访等环节强化营养包质量安全的监督和管理，继续做好项目的社会宣传、基层培训、健康教育、监督评估、营养包发放和随访等项目管理工作。婴幼儿喂养内容中融入了中国营养学会最新发布的《6月龄内婴儿母乳喂养指南》和《7～24月龄婴幼儿喂养指南》的核心内容，并进行了学员辅食制作的实际操作。

【2016年第二批国家级儿童早期发展示范基地评审完成】 为引导全国儿童早期发展工作科学、规范开展，国家卫生计生委决定从2015年起，在全国范围内开展儿童早期发展示范基地创建活动。2016年9—12月，中国疾病预防控制中心妇幼保健中心依据《儿童早期发展示范基地标准》（国卫妇幼儿卫便函〔2014〕68号），组织国家专家组成员从组织管理、场地设施、人员配置、设施设备、门诊服务、培训与业务指导和科研能力7个方面，对申报单位进行评审。通过材料申报、书面初评、复评答辩和现场评审四个步骤，评审出第二批国家级儿童早期发展示范基地15家，包括（排名不分先后）：山东大学齐鲁儿童医院、四川省妇幼保健院、重庆市妇幼保健院、福建省厦门市妇幼保健院、湖南省儿童医院、河南省妇幼保健院、河北秦皇岛市妇幼保健院、北京通州区妇幼保健院、陕西西安第四医院、安徽马鞍山市妇幼保健院、浙江绍兴市妇幼保健院、深圳市妇幼保健院、海南省妇幼保健院、江苏连云港市妇幼保健院、江西省妇幼保健院。

【儿童重大公共卫生服务项目培训总结会在京召开】 2016年11月30日，儿童重大公共卫生服务项目培训总结会在京召开，来自21个项目省（区、市）的100余名省级卫生行政和项目管理人员参加了会议。会议总结了儿童重大公共卫生服务项目培训3年来取得的成绩和效果，解读了国家健康扶贫工程政策，汇报了贫困地区儿童营养改善项目（下简称营养包项目）效果监测评估报告，中国发展研究基金会作为第三方评估机构，汇报了营养包项目的效果评估及建议。作为营养包项目管理办公室，中国疾病预防控制中心妇幼保健中心3年来共组织举办了21场培训班，共培训项目地区省、市、县级项目人员1552人次，通过以学员为中心的成人式培训方法，将项目管理、营养包、健康教育、婴幼儿营养喂养和体格检查等相关知识培训到基层，为项目的顺利开展提供了有力支持。该中心因此被授予项目培训"突出贡献奖"，该中心王惠珊和宫丽敏研究员荣获"优秀国家级师资"称号。

【世界卫生组织新生儿早期基本保健试点项目年度评估工作顺利实施】 为探索制定适合我国国情的新生儿保健技术指南，受国家卫生计生委妇幼司委托，中国疾病预防控制中心妇幼保健中心与世界卫生组织（WHO）合作于2016年3月在北京、陕西和四川省的6所医院启动新生儿早期基本保健（EENC）试点工作。项目启动以来，各试点医院通过开展技能培训和院内质量控制，将EENC技术落实到日常工作中，已经为超过10 000名新生儿提供了EENC服务（例如生后立即进行母婴皮肤接触至少90分钟、延迟脐带结扎至脐带停止搏动、新生儿完成第一次母乳喂养后再进行常规体检等护理）。2016年10月17—25日，在WHO妇幼卫生专家的技术指导下，妇幼中心组织各试点单位开展了EENC年度评估工作。未来一年，EENC将在上述3省的其他地区扩展实施，并逐渐探索早产儿袋鼠式护理（KMC）以及在剖宫产中实施EENC的可行性。同时，项目将支持试点单位开展EENC相关研究，为推广实施EENC积累更多的经验和证据。

【爱婴医院国家级复核工作顺利开展】 按照2014年新一轮爱婴医院复核工作的要求，2016年中国疾病预防控制中心妇幼保健中心继续组织国家级爱婴医院管理、产儿科临床、护理专家，完成10个省（区、市）的复核工作，分别赴吉林、黑龙江、河北、山东、江西、福建、重庆、云南、广西、内蒙古，每省（区、市）2个地市，每个城市2所医院，共计复核40所医院。复核工作以暗访和明察结合的方式开展工作，专家组暗访各医院的爱婴医院氛围、访谈孕产妇及42天回访新生儿家长；后现场查看母婴同室、新生儿科/NICU的母乳喂养工作开展情况，并对相关医护人员进行考核。通过2016年的国家级复核工作，有力地对全国范围内爱婴医院执行情况进行了监督，并充分总结了各地在爱婴医院工作中的经验和不足，并在全国爱婴医院复核工作会上对部分医院进行了通报，对相关问题进行了解读，取得了良好的效果。

【2016年全国省级妇幼保健院院长年会在京召开】 2016年1月26日由中国疾病预防控制中心妇幼保健中心主办的"全国省级妇幼保健院院长年会"在北京召开，来自全国省、自治区、直辖市及部分计划单列市妇幼保健院（所、中心）的院长、副院长等共计60余人参加了会议。会议总结了2015年妇幼中心在各业务领域的工作进展，并着重介绍了2016年即将进行的各项工作，回顾了中国卫生思想政治工作促进会妇幼保健分会的工作，省级妇幼保健院院长代表介绍了妇幼保健院管理方面的经验。

【2016年"妇幼健康中国行"活动在10省区开展】 2016年中国疾病预防控制中心妇幼保健中心先后在天津、湖北、西藏、新疆、安徽等12个省（区、市）开展"妇幼健康中国行"活动，共派出7名国家级专家参加各地的主场活动，分别围绕出生缺陷防控、孕产妇危重症评审与产科质量改进、妇幼保健机构标准化建设和规范化管理等专题给各地妇幼健康工作人员和群众共2000余人进行了知识培训。此项活动旨在提高基层妇幼保健工作技术人员理论水平和技术水平，为基层妇幼保健机构提供技术及资金支援。

【中国疾病预防控制中心妇幼保健中心第三届学术委员会换届完成】 2016年中国疾病预防控制中心妇幼保健中心完成第三届学术委员会换届工作，并印发了《学术委员会章程》。

【中国疾病预防控制中心妇幼保健中心第三届伦理委员会换届完成】 2016年中国疾病预防控制中心妇幼保健中心伦理委员会完成第三届委员会换届工作，新成立的伦理委员会拟定和修订了该中心伦理审查规范。

【中国疾病预防控制中心妇幼保健中心修订科研管理办法】 2016年中国疾病预防控制中心妇幼保健中心完成修订并印发妇幼中心《科研及合作课题（项目）管理办法（试行）》。

【2015年度妇幼中心学术年会在京召开】 2015年11月29—30日，中国疾病预防控制中心妇幼保健中心2016年度学术交流会在北京召开。会议报告人通过学术报告形式，介绍了自己在妇幼卫生领域进行的学术科研工作，增进了妇幼中心各部室间的了解、开拓了科研思路，也为今后各部室开展项目合作和整合提供了契机。会议特别邀请专家进行科研思路、伦理审查观念及演讲技巧进行培训，受到参会人员一致好评。

【妇幼中心研究生专业课程开课】 2016年9月—2017年1月，中国疾病预防控制中心妇幼保健中心研究生3门专业课程首次采取集中讲授方式授课。

【开展信息安全等级保护建设工作】 重点开展了全国妇幼卫生年报系统，预防艾滋病、乙肝、梅毒母婴传播信息系统，全国妇幼保健机构监测系统和人类辅助生殖技术质量监测信息平台等的梳理、隐私保护和安全自查，开展安全等级保护定级、备案等工作。

【修订妇幼健康信息标准与技术规范】 召开妇幼保健基本数据集修订项目启动会、专家论证会、数据集修订方法和技术路线培训会，整理妇幼保健相关法律法规及规范，分析主要妇幼保健业务表单，确定需修订内容。提交并于2016年8月正式颁布《妇幼保健服务信息系统基本功能规范》（国卫通〔2016〕12号），该标准自2017年2月1日起施行。

【开展母子健康手册信息化试点工作】 以母子健康手册试点工作为基础，在北京市石景山区和浙江省杭州市下城区开展手册信息化试点工作。制订工作方案，编制数据集标准和接口规范，开展现场调研，补充完善国家级母子健康手册管理信息系统；开发及应用部署完成母子健康手册APP（通用版），协调、督导试点地区系统与国家级系统对接和联调工作。

【开展母子健康信息服务与管理项目】 2016年8月，新申请国家卫生计生委—联合国儿童基金会母子健康服务与管理信息化建设项目，该项目预计5年时间，资助额为500美金。先后编制了项目建设方案，明确建设目标、建设内容和时间进度安排，开始研究制定国家统一的出生人口编码规则和管理规范。

【开展妇幼卫生信息培训】 2016年9月26—28日在新疆乌鲁木齐市举办了2016年全国妇幼卫生信息标准与信息化建设管理培训班。会议邀请相关专家对全球妇幼卫生机遇及挑战、网络安全、新形势下妇幼保健机构业务规划与信息管理、居民健康卡新生儿儿童保健业务应用规范、《出生医学证明》管理信息系统联通工作进展、母子保健手册等内容进行培训；同时邀请广东省、佛山市和介休市妇幼保健院分别介绍了本地妇幼卫生信息化建设的经验。最后对培训合格的人员发放了国家级继续教育学分证书。

【正式发布中国0～6岁儿童生存发展策略】 2016年5—8月，中国疾病预防控制中心妇幼保健中心政策研究室组织相关专家对前期已完成的《中国0～6岁儿童生存发展策略研究报告》中的相关数据进行更新和核对，确保报告的权威性和准确性。2016年9—11月，该报告被翻译成英文版本，并于12月正式在全国发布。

【三级妇幼保健院随机抽查方案研究】 受国家卫生和计划生育委员会妇幼健康服务司委托，中国疾病预防控制中心妇幼保健中心于2016年开展三级妇幼保健院随机抽查方案和评估工具的研究工作。2016年4月项目组成员起草“三级妇幼保健院随机抽查方案和随机抽查评估工具”。项目研究期间召开3次专家讨论会，听取专家对抽查方案和评估工具在科学性、客观性和可行性等方面的意见和建议。并于2016年9月赴广西、江西开展现场调研，对方案和评估工具进行修改和完善。2016年12月项目组完成了“三级妇幼保健院随机抽查方案”和“级妇幼保健院随机抽查评估工具（2016版）”，提交国家卫生计生委妇幼健康服务司。

【妇幼保健机构专业人员继续医学教育研究】 受联合国儿童基金会委托，中国疾病预防控制中心妇幼保健中心于2016年开展妇幼保健机构专业人员继续医学教育研究工作。2016年3月成立项目组，编写“妇幼保健机构卫生技术人员在职培训大纲”。组织全国儿童保健、妇女保健和计划生育方面的20位专家，根据培训大纲撰写“妇幼保健机构专业人员三基培训教材”。项目研究期间召开9次专家讨论会，对培训教材进行反复修改和完善，于2016年12月完成“妇幼保健机构专业人员三基培训教材”。

【妇幼保健机构评审办法制定】 受国家卫生计生委妇幼健康服务司委托，中国疾病预防控制中心妇幼保健中心于2016年开展妇幼保健院评审办法研究。组织全国省、市、县三级卫生计生行政部门和妇幼保健机构的专家，研究制定“妇幼保健院评审办法”。研究期间召开3次专家讨论会进行研讨；并对广东省江门市妇幼保健院、南宁市、柳州市妇幼保健院和江西省妇幼保健院进行现场调研；根据专家意见和调研结果对评审办法反复进行修改完善，完成“妇幼保健机构评审办法（征求意见稿）”；2016年12月以国家卫生计生委妇幼司文件形式，征集全国各级卫生计生行政部门和妇幼保健机构的意见，根据全国意见将对评审办法做进一步的修改完善。

【开展妇幼保健质量与安全管理项目】 2016年中国疾病预防控制中心妇幼保健中心组织开展妇幼保健质量与安全管理（儿童期保健）项目，吸收10家省市级妇幼保健机构作为项目单位，2016年4月召开项目启动会，2016年5—12月组织项目单位相关专家编写“妇幼保健质量与安全管理（儿童期保健）”指导手册。项目实施期间，召开7次专家讨论会对指导手册进行修改完善，截至2016年12月底已完成指导手册的初稿，2017年将在项目单位开展手册试用，并开展试点机构之间的交流互访，进一步完善“妇幼保健质量与安全管理（儿童期保健）”指导手册。

【妇幼保健院评审标准培训班成功举办】 受国家卫生计生委妇幼司委托，中国疾病预防控制中心妇幼保健中心于2016年10月举办4期妇幼保健院评审标准培训班，来自全国31个省（区、市）和新疆生产建设兵团的行政管理人员、评审组织实施单位相关负责同志、省级评审专家共650余名学员分期参加了培训。

【国家卫生计生委—嘉道理慈善基金会“社区参与　促进农村老年健康”项目总结会召开】 2016年10月，国家卫生计生委—嘉道理慈善基金会“社区参与　促进农村老年健康”项目总结会在北京召开，国家卫生计生委港澳台办司、香港嘉道理慈善基金会、中国疾病预防控制中心妇幼保健中心领导以及项目县共计60余人参加了会议。会议充分总结了项目的进展、成效、亮点及存在的问题，并召开项目的总结及经验交流会，对项目进行了全面、系统的总结交流，为下一周期的延续奠定了基础。

【实施对外培训项目】 2016年8月和10月，中国疾病预防控制中心妇幼保健中心分别为阿富汗14名和发展中国家的35名医务人员、护士以及卫生官员开展了妇幼卫生相关培训。培训班课程设计以降低孕产妇死亡率和5岁以下儿童死亡率为主线，内容涉及新生儿基本保健、新生儿复苏技术、儿童疾病综合管理、中医与妇女儿童健康、产后出血适宜技术等，不仅使学员有针对性的掌握了妇幼保健专业知识，也在一定程度上提升了实际操作的技能。其间，组织学员赴外省保健机构和社区医院进行参观交流，使其深入了解中国妇幼卫生系统建设及运行情况的同时为本国实际情况提供借鉴。两次对外培训均为双方在卫生领域的合作、交流搭建了有益平台。

【继续实施中国—联合国儿童基金会贫困地区儿童早期综合发展试点项目】 2016年，国家卫生计生委、民政部、全国妇联和联合国儿童基金会继续合作开展中国—联合国儿童基金会贫困地区儿童早期综合发展试点项目。2016年4月在贵州省贵阳市召开了项目年度工作会议，总结和分享了项目县探索形成的儿童早期综合发展模式，对项目地区示范团队及示范个人进行了表彰。2016年9月由国家级、省级专家组入县提供技术支持。通过督导、培训等形式对100余名县、乡、村级人员进行了关爱儿童发展内容的培训，提高了基层工作人员的服务能力和水平。继续完善流动服务车职能，为目标人群提供综合服务。增强项目宣传力度，开展系统的健康促发展活动。开展项目评估和总结活动，为下一周期的项目开展奠定了坚实基础。

【继续实施国家卫生计生委—联合国儿童基金会母子健康综合项目】 2016年，国家卫生计生委与联合国儿童基金会继续合作在7个省（自治区）的35个项目县开展母子健康综合项目。作为项目周期总结的重要年度，项目通过开展终末评估、项目典型案例总结和项目周期总结等工作，对项目效果进行了评估，同时对项目模式进行了系统综合，探索形成了可持续建议，为新周期项目模式的推广和应用奠定了基础。

【实施国家卫生计生委—联合国儿童基金会母子健康发展综合项目】 2016年，国家卫生计生委与联合国儿童基金会合作，计划在11个中西部省（自治区）的40个项目县开展母子健康发展综合项目。2016年6—10月讨论和确定了项目优先领域和项目县名单。10—12月开展了项目的基线调查工作，为项目方案的制定提供了参考依据。

【中国疾病预防控制中心妇幼保健中心全国出生医学证明管理信息系统联通工作取得重大突破】 2016年中国疾病预防控制中心妇幼保健中心组织全国32省分类别召开了4次出生医学证明管理信息系统联通促进会。作为师资协助安徽、云南、黑龙江等地开展全省系统的培训推广，对进展较慢的12个省（区、市）及兵团进了信息联通工作专项督导，实现了26省与国家的联通，15省向国家推送约350万条签发个案信息。国家卫生计生委妇幼司将联通工作进展正式发文全国通报。

【中国疾病预防控制中心妇幼保健中心研究并贯彻落实国务院96号文件中与出生医学证明管理相关的内容】 《国务院办公厅关于解决无户口人员登记户口问题的意见》（国办发〔2015〕96号）出台后引出一个亟待解决的问题，即现行《出生医学证明》管理文件的部分要求与之有差异。为此，2016年2月26日，中国疾病预防控制中心妇幼保健中心受国家卫生计生委妇幼司儿童处委托，组织9省（市）的卫生计生行政和委托机构相关专家进行研讨，拟定了证件签发指导意见供各省使用，适时解决各地《出生医学证明》管理中的困惑，为进一步规范管理奠定了基础。

【中国疾病预防控制中心妇幼保健中心组织开展出生医学证明管理专项督查并召开全国证件管理工作会】 2016年中国疾病预防控制中心妇幼保健中心组织开展了出生医学证明的专项督查，督查6省，对每省卫生计生行政部门的管理情况从11方面进行评分，签发机构的管理签发情况从9方面进行评分。整体督查客观、全面。2016年11月14日，中国疾病预防控制中心妇幼保健中心协助组织召开了全国《出生医学证明》管理工作会。国家卫生计生委妇幼司、监督局、各省（自治区、直辖市）卫生计生委及新疆生产建设兵团卫生局妇幼处负责同志、省级证件委托管理机构负责同志，共计100人参会。督查结果会上进行了通报。会议统一了思想，加强了管理、规范了工作。

【全国人类辅助生殖技术管理培训班在北京和太仓举办】 2016年8—9月，中国疾病预防控制中心妇幼保健中心受国家卫生计生委妇幼司委托，分别在北京和江苏太仓承办了四期人类辅助生殖技术管理培训班。培训班首次全面覆盖全国辅助生殖中心及精子库主任，解读相关规范性文件，介绍政策研究进展，分享经验做法，促使学员们提升了政策理论水平和业务管理能力，加强了生殖技术管理队伍建设，为全面两孩政策的实施保驾护航。

【海峡两岸暨港澳地区首届人类辅助生殖技术研讨会在福州召开】 2016年5月19—20日国家卫生计生委港澳台办和妇幼健康服务司联合主办，中国疾病预防控制中心妇幼保健中心和福建省卫生计生委承办的“海峡两岸暨港澳地区首届人类辅助生殖技术研讨会”在福建省福州市举行。此次会议是中国大陆地区和中国台湾、中国香港、中国澳门就人类辅助生殖技术管理的首次交流，共有五十多位专家参会。各地代表就人类辅助生殖技术相关的社会伦理问题，各地管理现状和立法展望进行了讨论，为未来两岸四地人类辅助生殖领域的合作交流创立了良好的开端。

【首届全国妇幼保健机构男科医生业务能力提高培训班在重庆举办】 2016年6月17日，由中国疾病预防控制中心妇幼保健中心主办的首届全国妇幼保健机构男科医生业务能力提高培训班在重庆举行。此次培训班对于提高妇幼保健机构男科业务水平、促进妇幼保健机构男科人才培养起到了积极作用。

【国家辅助生殖技术管理信息系统启用第二年运行正常】 2016年国家辅助生殖技术管理信息系统共完成专家遴选工作112次，派出评审专家702人次，辅助生殖技术评审通过率为96.4%。在国家卫生计生委指导下，根据各省（市、区）上报的辅助生殖技术配置规划（2016—2020），2016年在系统内增加了对各省辅助生殖机构数上限核验的功能。

【中国疾病预防控制中心妇幼保健中心机构及人员情况】 2016年，中国疾病预防控制中心妇幼保健中心妇幼中心内设16个机构；职工共计111人，其中在编人员72人，退休人员3人，派遣人员18人，其他（进修、借用、学生）18人。在编人员中高级职称35人（其中正高15人，副高20人），中级职称18人，初级职称18人；博士22人，硕士31人，本科19人。

【中国疾病预防控制中心妇幼保健中心领导干部任免】 2016年选拔任用中层干部3人，现有中层干部共21人。2016年5月17日聘任韩晖同志为国际合作项目部副主任，2016年11月15日聘任张悦同志为儿童卫生保健部副主任，2016年11月15日聘任汪金鹏同志为党群工作办公室副主任。

（聂妍、马媛）

第四部分　挂靠单位工作概况

地病中心

【工作概况】 组织完成了2015年重大公共卫生地方病防治项目工作，顺利实施了2016年项目工作。完成了全国重点地方病防治“十二五”规划终期考核评估报告。协助国家卫计委制订全国重点地方病防治规划（2016—2020年）；组织召开了全国“十二五”地方病先进集体和先进个人表彰大会，对“十二五”期间全国地方病防治工作成绩突出的114个先进集体和176名先进个人予以表彰；完成了中华医学会地方病学分会第九届委员会换届工作，孙殿军研究员当选为主任委员，高彦辉研究员当选为候任主任委员；组织召开《第八届编委会成立大会》，新的编委会由杨宝峰院士任顾问，孙殿军研究员连任杂志总编辑，申红梅研究员、王丹娜研究员任副总编辑；组织召开了“2016年碘与甲状腺疾病大会”，会议主题为“继承、改革与持续消除碘缺乏病”，国家卫计委、国家发改委、全国知名的碘缺乏病防治专家与防治工作第一线代表、内分泌学专家、营养学专家、盐业公司和碘酸钾生产联合体的代表，以及来自世界卫生组织（WHO）、联合国儿童基金会（UNICEF）和碘全球网络组织（IGN）的国外专家共同参加了本次大会，并形成了大会共识，为我国精准防控碘缺乏病提供了科学支持；在全国实施了新的碘缺乏病监测方案，推进了以县为单位的人群碘营养监测工作；完成了碘缺乏病信息系统建设工作；在国家卫生计生委和水利部门支持下，开展了全国降氟改水工程和降砷改水工程落实进度与质量核实工作；本年度颁布实施3项标准，分别是《尿中碘的测定　第1部分：砷铈催化分光光度法》（WS/T 107.1—2016）、《尿中碘的测定　第2部分：电感耦合等离子体质谱法》（WS/T 107.2—2016）和《人群总摄氟量》（WS/T 87—2016）；由全国科学技术名词审定委员会公布的《地方病学名词》一书，由科学出版社正式出版；2016年，孙殿军研究员获得全国优秀科技工作者荣誉称号。

【组织实施了公共卫生服务地方病防治项目工作】 收集、汇总分析2015年度31个省份和新疆兵团上报的数据库和技术报告，完成16个子项目监测报告、评价报告以及项目工作总结报告的撰写工作，并协助国家卫生计生委疾控局召开了“2016年全国地方病防治策略培训班”，暨“2015年度公共卫生服务地方病防治项目总结会”，会后根据会议纪要的意见和建议，对各子报告和总结报告内容进行了修改和完善，并将2015年度公共卫生服务地方病防治项目各省项目资料和各子报告项目资料汇编成书，以便各有关单位存档、查阅。为各省份顺利实施项目工作，保证项目工作的完成质量，地病中心印发了“关于启动2016年公共卫生服务地方病防治项目工作的通知”（中疾控地病发〔2016〕5号）；为使各省份明确工作任务，合理安排工作资金，地病中心经国家卫生计生委疾控局同意，发文“关于印发2016年公共卫生服务地方病防治工作任务的通知”（中疾控地病发〔2016〕6号），为防治工作提供了重要保障；在项目工作实施过程中，为充分了解各项目省份项目工作进展情况，地病中心通过调研、电子邮件等多种方式及时了解项目工作落实、进展和完成情况，并制订地方病防治项目执行进度表，同时了解项目工作中存在的困难、有关问题及下一步计划，将有关情况上报国家卫生计生委疾控局。

【碘缺乏病在全国实施新的监测方案进行了以县级为单位的人群碘营养监测工作】 我国是世界上碘缺乏病流行最广泛国家之一，多年来，通过实施食盐加碘为主的综合防治措施，人群碘营养状况总体得到改善。近年来，随着我国经济社会的快速发展，人民生活水平和膳食营养状况发生了较大变化。为进一步了解人群的碘营养状况，积极推进因地制宜、分类指导和科学补碘的防控策略，2016年在全国1/3的县开展了以县级、区划为单位的碘缺乏病监测工作，及时掌握县级人群碘营养状况及病情的消长趋势，为适时采取针对性防治措施和科学调整干预策略提供依据。监测人群为监测点居民户及居住半年以上常住人口中的8～10岁儿童、孕妇和新生儿。监测项目包括必测项目和选择项目，必测项目包括① 8～10岁儿童尿碘、盐碘含量；② 8～10岁儿童甲状腺肿大情况；③孕妇尿碘、盐碘含量；④地方性克汀病搜索（高危地区县、市、区、旗）。选择项目包括①收集新生儿甲低筛查TSH结果；②收集甲低筛查复检的新生儿甲功和抗体检测结果；③收集孕妇甲功和抗体检测结果。该方案在2015年12月17—18日在北京召开的地方病防治管理工作培训班上进行了培训和征求各省意见，该方案于2016年年初下发执行。

【完成碘缺乏病信息系统的建设工作】 2015年，全国碘盐监测系统平台服务器由于管理问题、平台运行时间长及服务器老旧、内存不足，无法满足日常上报工作需要。2015年7月组织了新的碘缺乏病监测系统招标会，这次招标中标了“中科软科技股份有限公司”，中标金额19.6万元。2015年10月中科软公司专家来哈参加碘缺乏病信息系统需求研讨会，讨论信息系统的具体需求。2016年1月召开会议，会议明确了前期建设的地方病信息系统要集成在中国疾病预防控制中心的信息系统中，由中国疾病预防控制中心统一负责招标采购、托管在“云”空间，前期建设的地方病信息系统的技术指标要与全民健康保障信息化工程的技术指标保持一致，便于后期整合。2016年2月19日在北京国家卫生计生委会议室召开碘缺乏病（地方病）信息系统建设有关情况讨论会，会议对信息系统的建设经费和进度、系统上线运行后的维护、短信认证的费用、系统的培训以及系统建设的后续工作等进行了研讨。2016年5月4—6日，卫生计生委疾控局在贵州省贵阳市召开碘缺乏病监测工作培训班，会议介绍了碘缺乏病信息系统的使用简介和管理规范和碘缺乏病信息系统的使用并演示了相关操作过程等。

【组织召开“2016年碘与甲状腺疾病大会”】 为巩固中国碘缺乏病防治成果，交流“因地制宜、分类指导、科学补碘”的研究进展，探讨解决工作中存在的问题，不断完善碘缺乏病防治策略，在国家卫生计生委疾控局支持下，中华医学会地方病学分会、中国营养学会主办，中华医学会内分泌学分会、中国盐业总公司协办的“2016年碘与甲状腺疾病大会”于2016年10月19—20日在黑龙江省哈尔滨市召开。来自世界卫生组织、联合国儿童基金会和碘全球网络组织的7位国外专家、全国知名的碘缺乏病防治专家、内分泌学专家、营养学专家、全国碘缺乏病防治工作第一线的代表、盐业公司和碘酸钾生产联合体的代表等共计220余人参加了这次大会。国家卫生计生委疾控局于竞进局长、严俊处长，发改委体改司王强巡视员，中国疾病预防控制中心地方病控制中心孙殿军主任、申红梅副主任、黑龙江省卫计委邢济春副主任、中国盐业总公司李耀强董事长等领导出席了会议。大会分为特邀报告、USI实施、监测与评估、碘与甲状腺疾病和食盐加碘与盐业改革，内容涉及碘缺乏病防治策略与措施、普遍食盐加碘、盐业体制改革与发展、碘营养评价、甲状腺相关疾病等方面，通过专家的报告，明确了影响碘缺乏病防治的科学问题。经讨论，形成了初步共识并提出了下一步工作计划。

【开展了全国降氟改水工程和降砷改水工程落实进度与质量核实工作】 2015年，按照"2015年公共卫生服务地方病防治项目实施方案"以及《重点地方病控制和消除评价办法》(国卫疾控发〔2014〕79号)的有关要求，26个饮水型地方性氟中毒病区省份和新疆兵团开展了控制评价县级自查工作，8个饮水型地方性砷中毒病区省份和新疆兵团开展了消除评价县级自查工作。为了核实通过上述工作获得的全国饮水型氟、砷中毒病区降氟、降砷改水工程落实进度与质量，国家卫生计生委疾控局商请水利部农水司于2016年7月8日在山西省临汾市联合召开了全国饮水型氟砷中毒防治工作研讨会。国家卫生计生委疾控局血地处处长严俊、水利部农水司供水排水处处长张敦强、中国疾病预防控制中心地方病控制中心主任孙殿军、水利部农村饮水安全中心以及13个省份卫计委、水利厅和疾控中心的专家学者50余人参加了会议。与会代表对全国和各省在防病改水中存在的问题进行了热烈的讨论并达成如下共识：一是重新定义病区村改水的内含，统一了改水进度统计口径和标准；二是再次明确防病改水是农村安全饮水工程的最主要任务，各省水利部门要认真核实饮水型氟砷中毒病区村的改水工程落实和运转情况，并会同卫生计生部门核实后，两部门联合上报改水进度调查结果；三是关于《全国地方病防治"十二五"规划》终期考评报告中饮水型地方性氟砷中毒部分的描述形成了一致意见。会后，各省水利和卫生计生部门按照临汾会议要求，在8月5日前将核实后的数据和数据库更正说明陆续上报，国家地病中心重新进行了数据统计汇总和分析工作，更正了全国和各省改水进度与质量分析结果，国家卫生计生委按照本次修订数据完成了《全国地方病防治"十二五"规划》终期考评报告，并上报国务院。

【《中华地方病学杂志》第八届编辑委员会成立】 《中华地方病学杂志》第八届编辑委员会成立大会于2016年11月24日在广西南宁召开。中华医学会杂志社副社长金东，中国疾病预防控制中心地方病控制中心主任孙殿军以及来自全国各地的71位编委、14位通讯编委出席了本次会议。新组建的编委会由99名编委、23名通讯编委组成。会上，金东副社长代表中华医学会杂志社向新组建的第八届编辑委员会表示了热烈地祝贺，编辑部主任李颖对编委个人工作情况和学科特长进行了简要介绍，总编辑孙殿军报告了第八届编委会的组建情况，副总编辑王丹娜向到会的编委汇报了编辑部近5年的办刊情况以及目前取得的成绩、存在的问题和对今后办刊的建议。编委们对今后的工作任务进行了热烈的交流与讨论，对如何办好杂志提出了很好的意见和建议。最后，孙殿军总编辑代表编委会做本次会议总结，感谢各位编委多年来对《中华地方病学杂志》的认可、帮助和支持，同时对编辑部提出了新要求：要认真听取编委的意见和建议，努力为作者、读者服务，不断扩大杂志在国际上的影响力，争取早日进入Medline检索系统，不断提高杂志的学术质量，努力成为地方病及相关领域认可的高水平刊物。

【出版地方病学名词】 2016年6月由全国科学技术名词审定委员会公布的《地方病学名词》一书，由科学出版社正式出版。“地方病学名词”编写工作启动于2008年8月，地方病学分会受中华医学会医学名词委员会的委托，成立了地方病学名词审定分委员会，分委会主任由地方病学分会主任委员孙殿军研究员担任，委员会由44人组成，汇集了全国从事地方病科研与防治的专家和学科带头人。2008年11月—2014年9月，分委员会先后共召开了六次审稿会，对词条收集、纳入情况，词条的中英文释义进行了反复的讨论和修改。“地方病学名词”作为地方病的基本名词，共收集1274条，全书分9个部分，包括总论、克山病、大骨节病、碘缺乏病、地方性氟中毒、地方性砷中毒、鼠疫、布鲁菌病、寄生虫，每条中文名词都给出与该词概念相对应的英文名，每条名词都附有相应的定义或释义。

【顺利通过国家卫生计生委重点实验室考核评估】 2016年6月15—16日，“2016年度国家卫生计生委重点科研基地评估会议”在北京市召开。本次评估由国家卫生计生委科教司委托中华医学会作为第三方评估机构，独立开展评估工作。会议分为5个评估组，共有92个科研基地接受评估。会上，国家卫生计生委病因流行病学重点实验室主任孙殿军研究员汇报了2011—2015年病因流行病学重点实验室建设情况，重点介绍了实验室的研究定位与承担任务能力、科研成果与贡献、队伍建设与人才培养、体系建设与运行管理等方面工作，总结五年来实验室在学术水平、国内外影响力方面取得的进步，提出未来五年发展规划，并于汇报后回答了专家组的提问与质询。评估专家组对病因流行病学重点实验室的发展和所取得的成绩给予了肯定，并对重点实验室今后的建设与发展提出了宝贵意见。国家卫生计生委病因流行病学重点实验室顺利通过考核评估，并将以此次评估为契机，继续坚持确定的研究方向，围绕我国重点地方病防治的关键问题开展研究工作，注重研究成果向防治实践的转化，解决影响地方病防治的重大科学问题，继续发挥技术指导核心作用。

【顺利通过省级领军人才梯队建设考核评估】 2016年10月26日，黑龙江省人社厅专家组来哈尔滨医科大学考核评估省级领军人才梯队2013—2015年建设工作，全校共有29个梯队接受评估。学校主管领导、各梯队的带头人和后备带头人、各学院主管学科建设的副院长和科长参加了考核评估会。会上，中国疾病预防控制中心地方病控制中心主任、流行病与卫生统计学梯队带头人孙殿军研究员从梯队人才培养、取得的成果业绩、经济和社会效益、产学研结合、资助资金的使用情况、带头人和后备带头人履职情况、存在的问题和下一步计划等八个方面进行了汇报，并回答了考核专家提出的问题。考核评估专家组肯定了流行病与卫生统计学梯队所取得的成绩，并对今后学科发展与管理等方面提出了建设性意见和建议。本次考核评估，流行病与卫生统计学省级领军人才梯队获得顺利通过，在评估中总结了近三年来取得的建设成果和经验，明确了今后的努力方向，对于进一步加强学科梯队管理，促进专业技术人员队伍建设，推进科技创新和经济社会效益的产出将产生积极意义。

【孙殿军研究员获得2016年度全国优秀科技工作者荣誉称号】 “全国优秀科技工作者”奖是中国科协面向广大科技工作者设立的奖项，主要奖励在一线从事科学研究、开发、推广、普及的科技工作者。该奖项每两年评选一次，获奖人数不超过500名。经中华医学会推荐，历经资格审查、专家评审、入选公示，2016年5月，中国疾病预防控制中心地方病控制中心主任孙殿军研究员获得“第七届全国优秀科技工作者”荣誉称号。该奖项是对孙殿军研究员多年来工作成果的肯定，作为我国地方病防治研究领域的学术带头人，他的工作使得中国受地方病威胁的广大农民、牧民真正摆脱了高氟、高砷以及低碘的危害，使中国重点地方病从病情严重流行阶段转向持续控制阶段，为中国重点地方病防控事业做出了重要贡献。

（孙殿军、申红梅、魏红联、张璐璐）

性病控制中心

【工作概况】 2016年，中国疾病预防控制中心性病控制中心以加强《中国预防与控制梅毒规划(2010—2020年)》的落实为抓手，抓规划落实、抓经验交流、抓现场调研、抓进展评估等，进一步加强各地《梅毒控制规划》落实的督导和技术指导、总结提炼各地梅毒综合防治的试点经验和推广有效模式；在国家层面继续推行"1231"(一个结合、两个体系和三查一规范)的防控策略，加强性病与艾滋病防治工作的结合，加强监测、检测两个体系建设，加强"三查一规范"的覆盖面及推行力度，强有力地推动了全国性病防治工作的发展。

【加强《梅毒控制规划》的落实，在全国范围内组织开展中期评估工作】 2016年4月下发全国性病防治工作要点，部署中期评估的工作任务；组织开发中期评估《操作手册》《实施方案》及培训视频等系列技术文件，为全国各地组织开展中期评估工作提供技术支持；指导全国各省级(市、区)性病防治机构组织开展以县区为单位的自查、省级抽查；在全国性病防治管理信息系统上增设《梅毒控制规划》中期评估模块，通过该系统完成全国各县区《梅毒控制规划》中期评估工作数据的收集、审核、整理、汇总、分析等工作；根据各省上报的自查结果和省级抽查的结果，组织专家组对江苏、浙江、广东、福建、河南、甘肃6个省份开展国家级抽查与复核；支持与鼓励部分省率先开展梅毒综合防治的试点工作或示范区综合防治工作，在云南、广西等省、自治区通过强化防控机制全面实施《梅毒控制规划》的各项措施，广东、山东和浙江等省通过建立省级梅毒综合防治示范区，全面落实梅毒防治"三查一规范"措施，并及时推广经验、模式，在河北辛集等地开展梅毒规范化服务的试点、海南三亚等地开展筛查转介的试点和湖北襄阳等地开展高危人群性病干预的试点；组织召开全国梅毒综合防治经验交流会，介绍部分省以全省、示范区或项目试点地区为单位开展梅毒综合防治的经验和初步结果，进一步推广各地梅毒防治的成功经验和防治模式。

【加强性病监测体系建设】 制定2016年全国性病监测工作要点、考评指标和性病求医行为调查方案；开展性病病例报告准确性核查、重报和过度报告调查及监测工作督导，2016年5—12月，对吉林长春和四平、甘肃兰州和甘南州、黑龙江绥化和齐齐哈尔、陕西汉中和宝鸡市、重庆江津区和大足区、广东河源市和兴宁市等6个省份、12个地区医疗机构性病疫情报告数据质量进行核查和督导，并开展梅毒报告准确性、分期正确性、重报情况和过度报告情况调查；按月与年度对全国梅毒与淋病疫情进行分析与反馈，按季度与年度对105个国家性病监测点进行疫情分析与反馈；完成《中国2015年法定传染病发病与死亡报告》中梅毒疫情和淋病疫情分析报告，梅毒疫情和淋病疫情报告作为《中国2015年法定传染病发病与死亡报告》汇编内容之一。

【加强性病检测体系建设】 开展淋球菌临床分离株耐药监测、耐头孢淋球菌临床流行病学监测、淋球菌耐药监测点质量控制、全国省级中心实验室及国家级性病监测点/耐药监测点的实验室质量控制、梅毒诊断试剂临床评估等工作；参加由WHO/美国CDC、WHO西太区、卫生部临检中心、中国CDC性病艾滋病预防控制中心组织的室间比对和能力验证，参加7个检测项目，2016年有6个检测项目通过以上机构的考核，考核成绩均为合格。

【开展试点地区性病防治工作，推广有效的模式和经验】 制定《不同人群梅毒筛查、转介、规范化医疗服务试点工作方案》；开展梅毒规范化服务、梅毒筛查与转介、高危人群性病防治干预试点工作。

【组织召开全国性会议、培训及重要活动】 组织召开全国性工作会5期，讨论落实国家卫计委疾控局、中国疾病预防控制中心部署的各项临时性工作任务的内部专题讨论会20余次；组织举办全国性培训2期；组织实施性病疫情数据质量核查和督导、梅毒疫情重报情况调查、淋球菌耐药监测及性病实验室质量管理工作现场调研、高危人群干预督导及医疗机构梅毒规范化服务工作现场技术指导、少数民族地区性病流行及防治专项调研等20余次。此外，通过调研、督导、培训、参会等方式对全国20余省的性病防治工作进行指导和技术支持，为省级培训提供师资250学时。

【落实国家卫计委及中国疾病预防控制中心的各项任务】 完成2016—2021年全球卫生部门性传播感染战略草案、全国政协十二届四次会议提案第3627号及《医疗质量管理办法》(征求意见稿)、中国传染病进展报告相关数据的提供等近20个重要的应急性、临时性工作任务；赴甘肃省甘南自治州、青海省海南藏族自治州和内蒙古自治区通辽市开展现场调研，2016年9月，协助国家卫计委疾控局在成都市召开的少数民族地区性病防治研讨会；参加国家卫计委妇幼司组织的"预防艾滋病、梅毒、乙肝母婴传播项目"对黑龙江省和海南省的督导；参加妇幼中心艾梅乙母婴阻断项目的现场督导以及消除方案的制定；支持部分地区的社会组织开展性病防治工作。

【科研与学术交流】 新申请获批准的科研项目：以"共同首席"获得"中国医学科学院医学与健康科技创新工程"子项目，以"核心成员"获得"深圳市医疗卫生三名工程"项目，横向课题国内4项，国际1项(澳大利亚)；结题2项：协和青年基金"南京地区梅毒螺旋体临床株的全基因组测序和毒力研究"，江苏省科研专项"江苏省梅毒螺旋体基因分型及与耐药性的相关研究"；在研项目："十二五"创新药物研究开发技术平台建设，指导研究生在梅毒螺旋体的血管内皮细胞损伤、致炎症机制等方面开展研究工作。

以通讯作者、第一作者发表SCI论文4篇，在国内核心期刊发表论文12篇，出版著作2本。

【研究生、进修生教育】 2016年中心有8名在读研究生(博士5名、硕士3名)；新招收研究生3名(博士2名、硕士1名)；毕业2名(博士1名、硕士1名)。接收进修生3名。

【国际交流与合作】 作为WHO性传播疾病预防与控制合作中心，承担对外交流联系与技术合作等工作。年内作为WHO性病指南编写委员会委员、全球消除HIV/梅毒母婴阻断评估专家组成员，参与4部WHO指南(WHO梅毒治疗指南、WHO淋病治疗指南、WHO生殖器疱疹治疗指南和WHO沙眼衣原体治疗指南)、WHO淋病耐药应对策略规划、WHO/UNAIDS阻断艾滋病/梅毒母婴传播考评标准等制定；参加世界卫生组织"HIV和STI指南推广专家研讨会"(泰国曼谷)、"消除艾滋病及梅毒母婴传播专家咨询会"和"全球淋球菌耐药应对专家研讨会"等国际会议7人次，1人赴国外学习交流1年；接待国外专家来访2批次。

(许丹丹、葛凤琴、陈祥生)

麻风病控制中心

【加强防治与疫情监测】

1. 加强麻风病疫情监测工作。2016年，除天津、内蒙古、辽宁、吉林、黑龙江、青海和宁夏未报告新发病例外，全国24个省（自治区、直辖市）和新疆生产建设兵团共发现并报告麻风病新发病例672例（发现率为0.049/10万），其中男性457例（占68.01%）、儿童19例（占2.83%）、多菌型596例（占88.69%）、2级残疾148例（占22.02%）；2016年发现复发病例46例。2016年底，全国登记麻风病现症病例2925例，登记患病率为0.212/10万。2016年底，全国麻风患病率大于1/10万的县（市、区）有113个，其中患病率大于1/万的县（市、区）仍为0。

2016年，该中心在全国开展麻风病治愈存活者的现状调查，内容包括畸残情况、自我护理和生理康复及需求等情况，目前仅有浙江、海南2省完成调查及资料整理工作，其他省的调查工作大都基本完成，处于资料整理阶段。

2. 重点开展麻风复发及耐药、麻风反应和药物反应监测工作。2016年8月，该中心开展麻风病疑似耐药专项调查，回收10省共28份疑似耐药患者报告，经病例分析和进一步实验室检测，均排除耐药；全年为145例麻风患者进行耐药检测，仅发现2例（江西）氧氟沙星耐药，未发现有利福平、氨苯砜耐药的病例；赴浙江、山东、云南、陕西、江苏和安徽等省现场复核7例疑似麻风耐药患者，均排除耐药。另外，对山西、江苏、安徽、河南、湖南、贵州、云南共18例麻风疑难重症患者进行会诊，其中确诊麻风病人5例，为6例麻风反应和2例药物不良反应的患者给予医学处置或建议。

3. 积极做好化学预防服药试点现场督导。对云南、四川、湖南和贵州4个省的8个县（区）进行现场督导。2016年共完成病人随访2875人，对应家内接触者中完成访视1和访视2的为4121人，完成访视3为2904人；收到4个省的患者血液标本1308份，家内接触者访视1标本2897份，访视3标本2184份，组织标本251份。各项目实施单位基本按照项目要求完成随访及标本采集等工作，存在的问题主要是部分地区受试人员外出务工，随访工作难以顺利开展，病人血液标本采集、家内接触者入组率仍然偏低，针对上述问题已采取干预措施。

【完成规划中期评估检查复核、现场督导和技术指导】 根据国卫办疾控函〔2016〕200号文件要求，该中心派专家帮助云南、广西、湖南、湖北、安徽、江西、广东等省开展规划中期评估方法培训；2016上半年完成对全国中期评估自查表及评估报告的收集、整理和汇总；11月，在国家卫计委疾控局的带领下，组织专家深入贵州、云南、四川、福建、湖南、江西6个省共13个市县的麻风现场进行规划中期评估复核，并撰写评估报告。

该中心派专家分别赴江西、河南、四川、广西、山东、陕西、湖北等省开展麻风防治工作督导和信息系统考核，对现场发现的技术问题进行指导、评估和反馈；组织手术医疗队，为云南、广东、重庆、江苏、贵州等省麻风畸残者实施矫治手术258例；派专家赴上海、浙江、安徽、江西、山东、湖北、湖南、广东、广西、重庆、四川、云南等省指导培训，现场与临床医生或基层疫情管理员开展麻风病诊疗技术、LEPMIS使用技术的讨论，帮助提升业务能力。

【举办培训班和召开业务研讨会】

1. 举办防治培训班。2016 年 4 月，在浙江德清举办全国麻风病症状监测骨干培训班，全国各地 61 名骨干参加，主要针对麻风病早期发现中的临床疑似症状及诊断技术进行综合培训；对麻风病症状监测工作流程进行解读，并邀请专家进行麻风病症状监测试点经验等内容的介绍。2016 年 11 月，在重庆举办全国麻风病防治管理信息系统培训班，全国各省麻风信息员及防治骨干共 44 人参加，主要培训全国麻风病防治管理信息系统（LEPMIS）新功能、麻风病疫情监测统计指标；核查 2016 年度 LEPMIS 工作进展，并传达国家网络信息安全管理会议精神。

2016 年，该中心选派专业人员参加 2015—2016 年度全国传染病疫情监测培训工作会、全国网络直报系统信息安全与质量管理工作会和 2016 年全国网络直报系统编码维护培训班，积极参与疾控信息系统建设，学习并传达会议精神和相关技术。

2. 召开业务研讨会。2016 年 3 月，在安徽合肥组织召开全国麻风病防治管理信息系统会议，国家卫计委疾控局结核处副处长袁准、该中心负责人和专家、全国除辽宁外各省代表共 78 人参加。会议总结分析 2015 年度全国麻风病流行情况，对 2016 年麻风病疫情管理工作进行部署和要求，并对《全国消除麻风病危害规划（2011—2015 年）中期评估方案》进行了解读；5 月，在江西赣州组织召开消除麻风病危害规划中期评估资料统计技术研讨会；7 月，在江苏扬州召开我国麻风防治六十年成效和经验总结专家研讨会；9 月，参与在北京召开的第十九届国际麻风大会的筹备工作和会务工作，该中心负责人和专家共 11 人参会，3 人作学术报告；10 月，协助国家卫计委疾控局在贵阳组织召开全国麻风防治专家研讨会。

【加强麻风药品管理】 2016 年度，根据“关于提供 2016 年度麻风病联合化疗药品的通知”（中疾控麻控发〔2016〕3 号）和“关于提供 2017 年度麻风病联合化疗药品的通知”（中疾控麻控发〔2016〕17 号）要求，向全国 27 个省提供麻风病联合化疗药品 24 258 板，其中成人多菌型药品 22 608 板、儿童多菌型药品 744 板、成人少菌型药品 834 板、儿童少菌型药品 72 板，保证全国现症麻风病人的及时治疗；接收 WHO 麻风病联合化疗药品 18 箱，按要求入库存放；协助国家卫计委疾控局开展向 WHO 申请年度药品工作，及时提供需求报表。

【做好麻风病健康教育及宣传】 2016 年共设计、印发麻风宣传画 2 万张；协助国家卫计委疾控局拟定世界防治麻风病日主题词和起草多部委联合开展麻风节活动通知；组织召开 2016 年世界防治麻风病日座谈会；深入江苏、浙江、山东、安徽和云南的麻风院（村）开展慰问麻风病患者和防治工作者活动；参加国家卫计委疾控局组织的赴广东省泗安麻风院开展 2016 年世界防治麻风病日慰问活动。加强该中心网站建设和日常维护工作，接收上传各省各类麻风活动的宣传稿件，促进麻风防治信息交流。

【起草全国麻风病监测方案】 2016 年 1 月，该中心组织召开专家研讨会，起草麻风病监测方案的框架和确定编写人员；3—4 月，邀请有关专家赴浙江、安徽、江西、湖北、广东现场调研并完成方案初稿；4 月底召开全国麻风病监测方案专家论证会，邀请国家卫计委疾病控制委员会结核麻风分委会专家、有关省级业务负责人和防治骨干，针对全国防治现况，对方案进行修改；6 月，完成监测方案审修，并组织有关专家对方案进行研讨定稿，最后形成送审稿报国家卫计委疾控局。

【开展中国现代麻风防治史编写准备工作】 2016 年 9 月，该中心召集有关专家拟订中国现代麻风防治史编写大纲；10 月，在贵阳召开麻风专家会对中国现代麻风病防治史编写大纲进行研讨；同月，在浙江德清召开中国现代麻风病防治史编写大纲专家修订会，各省有关专家 14 人参加，确定大纲编写细节和计划，并根据专家意见对中国现代麻风防治史编写条目和内容进行修订。

【筹建中国麻风防治史料陈列馆】 2016 年 8 月底，完成中国麻风防治史料陈列馆面积约 300 余平方米的改造；9 月始，组织召开老专家座谈会，收集部分史料，并完成史馆筹建草案。

（孙培文、严良斌）

结核病防治临床中心

【开展结核病定点医院“耐多药结核病专项调查”】 为准确了解各结核病定点医疗机构发现、治疗、管理耐多药肺结核患者的具体情况，为国家规划提供建议，受国家卫计委疾控局委托，临床中心对所有承担耐多药结核病诊疗任务的医疗机构开展了“耐多药肺结核专项调查”。调查单位包括全国所有承担耐多药肺结核诊疗任务的医疗机构；调查内容主要包括2015年全年在各医疗机构确诊的耐多药肺结核患者，包括患者数和主要个案信息。调查通过问卷形式完成。调查工作从接受任务到设计问卷、组织调查、回收数据、统计分析、报告撰写，用时不到三个月，圆满完成了任务，为国家提供了医疗机构诊疗耐多药结核病的宝贵数据。

【相关技术指南的制定和修订】 2016年基本完成了《肺结核诊疗指南》、《肺结核诊疗技术操作规范》（中华医学会结核病学分会）的修订工作；完成了《结核病名词辞典》的撰写和定稿工作；制定了《菌阴肺结核临床路径》和《儿童肺结核临床路径》，几本指南目前均在最后审核和公示阶段，预计2017年上半年可正式发行。

【全国医院交流及“全国结核病医院联盟”建设】

1.“2016年结核病医院院长论坛”暨“全国结核病医院联盟及全国结核病临床试验合作中心年度会议”。2016年10月20—21日，在四川成都召开了“2016年全国结核病医院院长论坛”暨“全国结核病医院联盟及全国结核病临床试验合作中心年度会议”。大会首先对全国结核病医院联盟进行了改选，产生了新一届领导集体。会议回顾了联盟3年的工作历程，联盟规模不断壮大，成员由2013年联盟始建已来的60家结核病医院发展到2016年的100家，全国结核病临床试验合作中心为19家。大会宣布了北京结核病诊疗技术创新联盟的成立，并召开了创新联盟5个成员的会员会议。会上，由首都医科大学附属北京胸科医院院长许绍发做了首届医院联盟工作报告，他从组织建设、开展联盟工作及学术会议、人才培养、推动联盟数据库及样本库建设、推动联盟抗结核药品跨区招标采购工作、协助国家卫计委全国定点医疗机构调查、探索基于移动互联网技术的继续教育和患者管理新模式、积极开展实验室新技术的验证和推广和CTCTC平台九个方向全面介绍了联盟自成立以来所做的大量工作。由本次会议的东道主成都市公共卫生临床医疗中心牵头组建的西南联盟也在会上正式授牌成立。

2. 全国结核病医院联盟样本库建设。2016年，中国以全国结核病临床试验合作中心（CTCTC）加入全球结核病生物样本库（RePort）项目，并率先在北京胸科医院、武汉肺科医院、深圳市第三人民医院、长沙市中心医院、镇江第三人民医院、福州肺科医院进行试点。

2016年8月29—30日，结核病生物样本库试点项目研讨及培训会在北京召开，会议特别邀请了韩国结核病研究所柳诚源教授进行专题培训。临床中心刘宇红主任从样本库建设的国际环境、国内形势介绍了结核病生物样本库建设的背景及未来设想。来自FHI360的张峣主任介绍了患者临床数据的收集及CRF表填写要求；来自韩国的柳诚源教授介绍了Report研究的标准化操作规程；国家结核病临床实验室孙照刚主任介绍了样本收集所需耗材及操作规程和注意事项，并就生物样本库质量控制和信息管理方面开展的工作进行了经验分享；来自FHI360的钟莉介绍了样本库建设中所需思考的伦理学问题。来自试点单位的检验科负责人对北京胸科医院的结核病生物样本库进行了现场参观，并对样本库具体工作内容及流程、标本采集储存、信息化管理和质控等方便问题。两天的培训及研讨会为下步推动样本库建设试点项目的启动奠定了基础。

3．加强全国结核病医院联盟信息化、数据化建设

（1）标准数据库的转化工作正在试点中。北京胸科医院已经基本完成医院HIS系统的数据库转化，天津海河医院、武汉市肺科医院等6家医院的试点工作正在按计划进行。数据库的建设，将为医院间大数据共享和科研合作打下良好基础。

为尽快推进更多医院HIS系统数据标准化，2016年11月24日至25日，北京结核病诊疗技术创新联盟在北京举办了"HIS系统数据标准化"培训班，邀请了美国华裔专家马千里进行授课，各地结核病医院信息科、临床及科研人员共90余人参加了本次培训。此次培训主要向医院讲述"HIS系统数据标准化"的优势、当前困境及各医院标准化所需条件。杜建首先介绍了HIS系统数据标准化的背景，让大家进行了讨论，并达成重要共识：应首先调查各家医院的参与意愿与综合条件，并询问领导的支持力度；应以自愿原则让各医院自发组建核心团队，且此核心团队在后续过程应起带头作用；北京结核病诊疗技术创新联盟应尽量完善所需数据模板，减少后期工作，缩短时间；各家医院应详细了解自身数据，先期使自己的数据标准化结构化。此后，马千里老师详细介绍了HIS数据标准化的培训内容，包括：商业数据库的基本分型：商业保险数据库、政府保险数据库、医疗保险数据库、商业保险与政府保险合用的数据库。医疗数据标准化的解决方案：字段与映射，结构化与非结构化的提取；对于信息安全问题，必要数据的直接对接与能否商用化等，均进行了讨论。

（2）"结核帮"、"结核医生"和"结核助手"是临床中心为更好地服务于结核病专业人员和结核病患者的基于移动互联网技术的平台。"结核帮"微信公众号目前已拥有近10万余关注量，关注者遍及包括香港、澳门的全国所有省市自治区。2016年出刊47期，专业文章306篇，阅读量200余万次，较2015年增长346%。

2016年11月14日，北京市结核病APP患者管理试点阶段会议在河南大厦召开。来自国家卫计委、北京结核病控制研究所、中国结核病防治临床中心、北京各区结防所、合作企业的专家和领导以及北京结核病诊疗技术创新联盟副理事长、秘书长共50余人参加了会议。通州区结防所、昌平区结防所负责人分别介绍了试点工作情况，已成功接受并管理患者200余例，同时为顺利开展工作，各单位根据当地实际情况制定了相应宣传激励措施。然而，在实施过程中，也暴露了一些困难和问题，参会的各位领导和专家也针对试点地区提出的问题和挑战献计献策，讨论了结核病APP患者管理"北京模式"建立的思路。李亮院长指出下一步工作将继续以创新作为工作的立足点，完善APP功能，保障数据信息安全，进一步调动医生和患者的积极性，实现医生工作量的减轻。

【"全国结核病临床试验合作中心"（CTCTC）建设】

1．在NIH和FHI 360的大力支持下，开展大量能力建设工作。

（1）进一步完善CTCTC结核病临床试验基本要求和标准化操作程序（SOP）。

（2）邀请美国阿肯色大学的Kathy Eisenach教授与CTCTC办公室和FHI360团队开展河南省传染病院、长沙市中心医院、深圳市第三人民医院的实验室现场考察评估和现场培训。

（3）通过临床中心的远程培训平台开展了8次面向CTCTC所有成员单位的临床试验

系列讲座，内容涉及ICH-CGP、实验室质控、生物统计基本原则、临床试验监察要点、数据管理等内容。

(4) 组织临床试验青年研究者培训项目：培训项目于11月20日启动了，经严格面试从CTCTC成员单位优选的7名青年结核科医生成为该培训项目首批学员。培训以美国加州大学医学院主编的Designing Clinical Research（Fourth Edition）和牛津大学出版社出版的Epidemiology英文原版教材为培训教材，特邀FHI360、美国CDC、北京天坛医院、北医三院、北京胸科医院的相关专家授课。在第一阶段集中脱产培训5周时间内，学员在导师指导下开展了科研课题设计，第二阶段学员将会返回各自单位开展课题执行包括数据收集、分析和摘要撰写。第三阶段进行培训产出成果展示。

2. 启动两项国际多中心项目：STREAM-Ⅱ、RePort-China

(1) 全球MDR-TB短程化疗方案临床试验-STREAM研究在中国完成选点。依据CTCTC前期开展的评估结果，首都医科大学附属北京胸科医院、天津市海河医院、武汉市肺科医院和同济大学附属上海市肺科医院4家医院作为全球STREAM临床试验中国第一梯队，候选研究单位于2016年1月25日—2月2日接受了STREAM研究国际团队的现场评估。此次评估团队成员共8人分别是英国医学研究理事会临床试验部资深专家Andrew Nunn教授，比利时热带医学研究所微生物学资深专家Gabriela Torrea教授，国际防痨和肺病疾病联合会Chiang Chen-yuan教授，美国家庭健康国际FHI360中国代表处张峣主任、丁小芬女士、钟莉女士，中国疾控中心结核病防治临床中心刘宇红主任和高静韬博士。

(2) 基于前期的准备，CTCTC正式加入全球结核病生物样本库项目（RePort），与美国NIH签署了RePort-China的合作协议。CTCTC组织专家对首批参加项目的6家CTCTC成员单位（北京胸科医院、武汉肺科医院、深圳三院、长沙市中心医院、镇江第三人民医院、福州肺科医院）进行了现场培训，并开始纳入和收集患者样本和信息。

3. 对CTCTC平台开展的临床试验提供技术支持

(1) 承担“十二五”重大专项“初治涂阳肺结核患者质量新方案的研究”课题的质控工作。本课题规模大，患者样本量多，对试验和数据质量的要求非常严格，CTCTC成立了质控小组，从制定标准和流程、研究点内部质控、现场质量监察等三个层面对课题的质量进行控制。

(2) 承担了重组结核杆菌ESAT6-CFP10变态反应原三期临床研究中实验室核心技术T-Spot的外部质量控制。组织了实验室质控小组，对参与研究的实验室进行现场培训和技术支持，并通过盲法复读的方式进行质量控制。

4. 宣传和国际交流

(1) 2016年11月在全球肺部健康大会期间第三次举办了与国际著名结核病临床试验专家的见面会，广泛介绍CTCTC，扩大国内外知晓度，为今后更深层面的合作打下基础。

(2) 在6月全国结核病学术大会中举办CTCTC专场，分享结核病临床研究进展，总结CTCTC过去一年中的工作，讨论未来的工作计划和研究重点。

【培训工作】 继续扩大“全国结核病远程咨询和培训平台”的覆盖：随着“全国结核病远程医疗咨询及培训平台”在全国的影响力逐渐扩大，截至2016年底，加入平台的用户已覆盖全国31个省（市、自治区、直辖市）的151个结核病医疗和防治机构。并针对新疆和西藏地区独特的工作时间和培训需求量身打造了面向新疆和西藏的远程培训。2016年共开展远程活动72次，其中病案讨论25次，应急病案讨论5次；共邀请专家73人次，培训人员近2万人次。

【重要会议】

1. 第二届“北京国际结核病论坛”。第二届国际结核病论坛于2016年9月22—23日在北京隆重举行。此次论坛邀请了来自美国国立卫生研究所（NIH）、世界卫生组织、盖茨基金会、哈佛大学、美国CDC及家庭健康国际（FHI）以及国内结核病领域的专家进行大会交流，来自国内外近200余名代表参加了此次论坛。论坛以“精准防控、终止结核”为主题，就结核病预防控制、基础与临床方面的国内外进展进行广泛深入的探讨与交流。为本次论坛带来精彩报告的国内外嘉宾有Fabio Scano教授、Richard Hefner教授、Zhi Hong教授、Deanna Tollefson教授、Rushdy Ahmad教授、Jing Bao教授、李亮教授、唐神结教授、毕利军教授、卢水华教授、初乃惠教授、刘宇红教授、张文宏教授、宋言峥教授及张峣教授等，给与会代表带来了不少新的理念和新思考。

2. 2016年全国结核病学术大会。2016年6月23—25日，中华医学会结核病学分会学术大会在江西南昌举办。来自全国各地的近2000名代表参会，云集了全国结核病防治领域的著名专家，其中参会代表1288名，来自全国34个省市自治区及港澳台地区的441家机构，涵盖了327家医院，90个疾控中心、结防所。大会共收到81家单位的投稿，稿件数量达到493篇，同比增长40%。其中临床稿件278篇，基础研究79篇，结核病预防32篇，护理文章104篇。会议共设1次全体大会；1次护理论坛；治疗、诊断、基础、影像等10个专场以及两个实用的会前培训。

3. 全国结核病诊疗技能竞赛。为进一步推进全国结核病诊疗规范化建设，加强结核病定点医疗机构开展结核病临床和预防控制工作的能力，推动国家结核病防治规划的有效实施，受国家卫生计生委疾控局委托，临床中心于2016年开展了全国结核病临床技能培训和竞赛活动。经全国逐级培训和选拔，最终组成了各省的省级代表队参加国家总决赛。2016年全国结核病临床技能竞赛总决赛在北京举办。来自全国32支代表队的160名参赛选手参加了本次总决赛。国家卫生计生委疾控局王斌副局长、结防处梅扬处长，首都医科大学附属北京胸科医院/中国疾控中心结核病防治临床中心许绍发院长/主任、李亮副院长/副主任出席了开幕式。

本次竞赛分为笔试、阅片和病例分析三部分，重点考查了结核病基础、防治、实验室诊断、影像学及治疗等方面的知识。竞赛组织严谨、形式多样，每部分竞赛均在考试前现场确定考题，竞赛前由参赛领队现场抽签随机确定病例分析分组，保证了竞赛的公平、公正、透明。其中，阅片考试采用了现代科技手段，现场解密考题，每位考生运用电脑阅片，真实反应了日常工作能力；病例分析则由参赛选手共同完成。

大赛最终评出团体优胜奖12名、个人总成绩优胜奖46名、个人基础知识单项奖12名，个人读片技能单项奖10名及优秀组织奖8名。

【科研合作项目和国际合作】

1. 中盖三期项目。临床中心将承担中盖三期结核病项目中6个子项目的组织和实施，包括：开发中国结核病患者关怀标准及其简易读本、建立基于结核病远程医疗咨询和培训平台的技术支持机制、开发应用基于移动互联网技术的新的培训和认证工具、建立抗结核新药的引入和保护机制、探索在新型结核病防治服务体系下的抗结核药品集中招标采购模式、探索结核病定点医疗机构临床质量评估和质量控制机制。

2. 按计划实施“中华医学会结核病学分会—礼来耐药结核病Ⅲ期项目”：2016年进入礼

来Ⅲ期项目的第五年，项目工作按计划开展，包括国家级MDR-TB规范化诊疗培训、为各省省内师资培训提供技术支持、培训教材的完善、礼来全球项目合作伙伴峰会等，并开始计划和准备项目评估。

3. 与NIH和FHI360合作：2016年基于与NIH和FHI360在“全国结核病临床试验合作中心”平台建设上深度合作。详见上节CTCTC部分。

4.“十二五”传染病防治重大科技专项“耐药结核病治疗的研究课题”和“复治结核病治疗新方案的研究”顺利实施中，并成功获得滚动经费支持。

5.“十二五”传染病防治重大科技专项新申请课题“初治涂阳肺结核患者治疗新方案的研究”已经正式启动，完成了实施细则制定、课题培训、药品采购等工作，部分研究点已经能够开展病例纳入工作。

（刘宇红）

鼠疫布氏菌病预防控制基地

【鼠疫防治】

1. 疫情。监测结果表明，2016 年全国共计发生人间鼠疫疫情 1 起，云南省景洪市发生人间鼠疫疫情 1 起，发病 1 人，治愈；2016 年（网报数据），在内蒙古、西藏、甘肃、四川、青海、云南、浙江、新疆 8 省区及新疆生产建设兵团的长爪沙鼠疫源地、喜马拉雅旱獭疫源地、青海田鼠疫源地、黄胸鼠疫源地、灰旱獭—长尾黄鼠疫源地、长尾旱獭疫源地、大沙鼠疫源地 7 种疫源地类型的 37 个县发生动物鼠疫疫情，分离鼠疫菌 113 株（动物 89 株，媒介 24 株），血清学阳性材料 96 份，RIHA 阳性材料 5 份。

2. 疫情监测。完成了 2015 年度全国鼠疫监测资料的汇总和工作总结；结合督导检查和各监测点监测总结情况，按照考核方案的要求，对 42 个鼠疫国家级监测点进行了 2015 年度监测工作考核。

3. 网络直报。对全国鼠疫网络直报工作进行日常管理，监视疫情信息；完成了鼠疫网络直报系统改造的评审工作；向国家卫生计生委提供《全国鼠疫疫情监测月报》7 期。

4. “内地与‘一带一路’战略实施相关的重点地区和其他鼠疫疫源不明地区的鼠疫疫源性调查研究”项目。作为 2016 年重点工作之一，鼠布基地制定完成并组织启动了国家卫生计生委应急办交办的“内地与‘一带一路’战略实施相关的重点地区和其他鼠疫疫源不明地区的鼠疫疫源性调查研究”项目（四川省攀枝花地区），目前鼠布基地已派出工作组前往四川省攀枝花市开展项目前期工作，通过在攀枝花市开展的疫源地调查可以摸清本底，对该地区鼠疫疫源性的真伪进行确认，同时为“十三五”期间《“一带一路”发展地区鼠疫风险评估》项目其他工作的执行提供可供参考的经验模板。为快速落实国家《突发急性传染病防治“十三五”规划》精神，融入“健康中国”的重大决策做出技术支持。

【布氏菌病防治】

1. 全国疫情。2016 年全国报告布病新发病例 49 314 例，发病率 3.60/10 万，与 2015 年同期（59 056 例，4.33/10 万）比下降了 16.49%。排名前 5 位的省（市、区）为新疆（8666 例，36.72/10 万）、内蒙古（6567 例，26.15/10 万）、黑龙江省（5517 例，14.47/10 万）、山西省（4803 例，13.11/10 万）、河南省（4144 例，4.37/10 万）。

2. 疫情处置。协助重庆市完成了对重庆市荣昌县的布病疫情处置工作，并对重庆市所辖县（市、区）疾控中心进行了业务相关培训。

3. 监测工作。完成 2015 年度全国布病监测资料汇总和分析工作，并对各国家级布病监测点工作情况进行了总结；完成 2015 年度国家级布病监测点考核工作；完成中国疾病预防控制中心关于报送 2015 年全国重点传染病和病媒生物监测数据及工作总结。

4. 督导检查。组织专家对内蒙古呼伦贝尔市牙克石市及辽宁省锦州市的布病治疗情况进行了调研；组织专家对西藏、青海省、山西省的布病防控情况进行了督导调研。

【教育培训】 11 月 8—11 日在吉林省白城市举办“2016 年全国鼠疫信息管理技术培训班”。来自吉林、北京、新疆等 24 省（区）和新疆生产建设兵团的省级网络直报管理员 30 余人参加培训。

派专家参与国家疾控中心组织的《西部省区现场流行病学培训班》指导教师培训，并任西藏和四川学员的指导教师。

组织专家对江西省现场流行病调查处置能力提升培训班进行布病相关知识的培训授课。

【科研管理】 科研项目“鼠疫菌种、宿主、媒介、疫情管理信息系统的建立与应用”获吉林省公共卫生科学技术二等奖；“吉林省地方病防治专业队伍发展与建设的前瞻性研究”、“吉林省地方病防控策略研究”获吉林省公共卫生科学技术三等奖；吉林省卫生计生委课题“多重荧光定量 PCR 检测鼠疫菌方法建立与应用效果评价”完成了成果鉴定，在吉林省科技厅登记。

【荣誉表彰】 中国疾控中心鼠布基地获“全国‘十二五’地方病防治先进集体”。

王大力副主任获“全国‘十二五’地方病防治先进个人”。

鼠疫流行病研究室徐成主任获得“白城市五一劳动奖章”和“吉林省公共卫生与预防医学发展贡献奖”。

（李猛）

儿少中心

【工作概况】 儿少/学校卫生中心2016年度共有教职工18人，其中教授/研究员4人，副教授/副研究员6人；讲师2人，教辅人员6人。其中，10人具有博士学位、2人具有硕士学位；具有博士生导师资格2人、硕士生导师资格8人。

教学方面，2016年在读研究生48名，其中硕士40人，博士8人。共承担13门北京大学医学部本科生、研究生理论教学工作，如《儿童少年卫生学》《成年期常见疾病的早期预防》《儿童生长发育与青春期健康》《儿童青少年危险行为与伤害预防》《艾滋病预防与控制》《青少年行为发展与健康》《学校卫生与健康促进》《高级营养研究设计》《青春期发育与健康》《儿童青少年伤害预防与干预》《高级儿少卫生》等，同时承担新生导师6人，本科生毕业生产实习3人，临床专业学生社区实践课39人，PBL教学1组，全年总学时数达到1129学时。

自成立以来，该中心一直承担全国性儿童青少年卫生与学校卫生专业政策法规起草、科学研究、技术指导、业务咨询及专业技术人员培训等任务。主要研究方向为儿童青少年生长发育及其影响因素，包括生长发育、儿童营养、儿少心理、儿童伤害虐待、青春期内分泌及生殖卫生、健康教育与健康促进、学校卫生标准、健康危险行为与干预研究、学生常见病防控及健康监测、学校卫生管理和政策研究等。所在学科点儿少卫生与妇幼保健学于2007年被教育部确定为国家重点（培育）学科，2008年确定为北京市重点学科。

2016年继续承担全国学生体质健康监测中心、全国学生甲乙类传染病报告撰写、教育部预防艾滋病学校健康教育培训基地，以及国家卫生标准委员会学校卫生专业委员会秘书处工作。2016年度新中标项目17项，总经费412.14万元人民币，资助来源主要为国家自然科学基金委、教育部、卫计委、及国际合作等。如国家自然科学基金委项目《不同青春发动时相青少年血压变化特点及其性激素对血压调节作用的研究》《大学生HIV感染者社交网络传播特征及大众意见领袖（POL）防控模式研究》、国家卫生和计划生育委员会《2016年学生常见病及健康危险因素监测数据整理分析和质量控制》《国内外青少年健康发展指标研究》，中国疾病预防控制中心《高校艾滋病防控工作试点中期评估和高校艾滋病防控工作试点工作年度总结暨经验交流》，教育部《学校基础设施环境安全监管体系建设》《推进中小学健康教育实施》《2016年学生体质健康及其影响因素监测》《高校艾滋病防控试点工作技术支持和业务指导》，达能营养中心膳食营养研究与宣教基金《母乳中叶黄素/玉米黄素含量及其对婴幼儿视觉发育的影响研究》等。

共发表中文核心期刊论文58篇，英文SCI期刊论文25篇，出版儿少卫生方面著作1部。主办国内学术会议及培训班6次，分别为《中华预防医学会儿少卫生分会第五届委员会换届及第十届全国学术交流》《中国—加拿大全球慢性病合作联盟精神健康合作研讨会》《第七届学校卫生标准专业委员会第三次会议》《中国卫生监督协会学校卫生专业委员会成立大会暨2016年学校卫生监督学术交流会》《中国健康促进与教育协会学校健康教育分会第5届学术交流会》《全国学生体质健康监测站工作交流及全国中小学校卫生人员队伍建设调研报告会》。

【中国健康促进与教育协会学校分会第五届委员会换届及第五届全国学术交流会召开】 2016年11月23—25日在北京召开中国健康促进与教育协会学校分会第五届委员会

换届及第五届全国学术交流会。来自全国27个省份的37所高校、19家各级疾控中心、16所中小学卫生保健所、3所省级卫生监督所以及各级健康教育所等儿少卫生/学校卫生专业领域的200多名专家学者参加会议，国家卫计委的有关领导也出席并发表了重要讲话。换届会上产生的第五届委员会包括103位委员，正式选举学校卫生中心马军所长担任主任委员，余小鸣教授担任常务副主任委员，5位其他单位成员担任副主任委员，26位常务委员。

【中华预防医学会儿少卫生分会第五届委员会换届及第十届全国学术交流会召开】 2016年11月23—25日在北京召开中华预防医学会儿少卫生分会第五届委员会换届及第十届全国学术交流会。中华预防医学会儿少卫生分会第五届委员会换届由中华预防医学会副会长、兼秘书长杨维中主持，会议经过选举共产生68名委员，来自29个省，男女各34人，平均年龄49岁，连任29人，新增39人，委员中具有博士学位有31人，硕士及以上学位有51人，正高职称有44人。马军教授担任主任委员，副主任委员分别由陶芳标教授、武丽杰教授、马迎华教授、张建新教授、张欣教授和余毅震教授担任。

【参与制定全国学生健康影响因素及学生常见病监测方案】 该中心星一副教授参加了全国学生健康影响因素及学生常见病监测方案的制定工作，并负责方案预调查和问卷修改工作。并于2016年年末参加了在云南和广西两省的全国学生健康影响因素及学生常见病督导工作。

【参与撰写全国传染病监测(学校卫生)报告】 该中心星一副教授参与撰写全国传染病监测(学校卫生)报告。该报告揭示了学校中存在的主要法定传染病及突发公共卫生事件的流行特点，对指导学校卫生工作，制定相关政策建议具有重要意义。

【中国卫生监督协会学校卫生专业委员会成立大会暨2016年学校卫生监督学术交流会议顺利召开】 2016年8月19日，中国卫生监督协会学校卫生专业委员会成立大会暨专业委员会第一次会议在辽宁大连顺利召开。本次会议由中国卫生监督协会和北京大学儿童青少年卫生研究所共同筹办，来自全国27个省、市、自治区的卫生监督机构、高校、中小学卫生保健所等代表约150人参加会议。

【学校卫生标准委员会工作取得新进展】 2016年国家卫生标准委员会学校卫生专业委员会秘书处协助国家卫生计划生育委员会卫生监督中心对32项现行有效标准和35项标准制修订计划项目进行了清理；编制《学校卫生标准体系框架》；清理结果汇总、上报。组织开了“第七届学校卫生标准专业委员会第二次会议”“第七届学校卫生标准专业委员会第三次会议”，评审了《中小学校直饮水卫生规范》《学龄儿童青少年超重与肥胖筛查》《中小学生书包的卫生要求》《0～6岁儿童神经心理发育评估量表》《中国0～5岁儿童睡眠问题筛查指南》《新设立托幼机构卫生评价》《学校及托幼机构饮水设施卫生规范》等7项卫生标准。

【2016年全国学生体质与健康监测工作顺利开展】 利用全国学生体质健康监测网络每2～3年开展一次学生体质健康及其影响因素监测是国家学生体质健康调研与监测制度的重要组成部分，2016年监测是自2002年以来的第5次监测工作。为了保证监测工作的顺利开展以及数据质量的可靠性，2016年9月7—8日在北京举办了全国学生体质健康监测暨影响因素监测培训班，此后各监测站的监测工作陆续启动。本次监测共有28个监测站参与，覆盖全国17个省(自治区、直辖市)226所学校，对7～18岁共14万多名学生的身体形态、生理功能、身体素质、健康状况等4个方面的18项指标进行了调研检测。同时，为了解

学生参加体育锻炼情况和学校体育基础设施情况，对参与检测的四年级以上学生以及 8500 多名体育教师开展了问卷调查。

【学校基础设施环境卫生安全监管体系调研工作启动】《“健康中国 2030”规划纲要》提出，优化健康服务、完善健康保障、建设健康环境，把健康贯彻到基础建设和标准的各个方面。学校基础设施环境卫生安全是学校卫生的重要组成部分。近年来，国家加大了教育投入力度，学校基础设施环境及其卫生安全有所改善，但目前学校基础设施环境卫生安全隐患依然较多，学校基础设施问题时有发生，如校园“毒跑道”事件，引发社会高度关注，给老师和学生身心健康造成了伤害。为了加强学校基础设施环境卫生安全监控，在教育部体育卫生与艺术教育司的支持下，学校基础设施环境卫生监管体系建设的专项研究工作于 2016 年 10 月启动。本次调研旨在理清国家及相关部门对学校基础设施环境卫生安全的法规要求和标准；了解学校基础设施在环境卫生安全方面存在的突出问题与安全隐患，并将初步建立学校基础设施环境卫生监管体系框架。

【完成全国中小学卫生专业人员队伍建设调研工作】 受教育部体卫艺司委托，执行并完成“全国中小学校卫生专业人员队伍建设专项调研”工作。本次调研覆盖了分布在 15 个省、自治区、直辖市的 28 个中小学生体质健康监测站辖区学校，以及未设置监测站的其他 6 个省（自治区、直辖市）的 36 所中小学校。调研结果显示，我国中小学校卫生人员配备率（含校医及保健教师）为 77.1%，配备合格率为 29.8%；专职校医配备率为 17.7%，配备合格率为 2.7%。现有学校卫生人员队伍以兼职保健教师为主，占 64.1%，专 / 兼职校医仅占 27.0%；卫生人员聘任模式存在多样性，除公开招聘模式外，不少地区已经在尝试探索医疗机构派驻和学校购买服务两种模式，并且得到当地政府、教育和卫生部门的支持，受到学校的普遍欢迎。

【承办高校艾滋病防控工作试点方案培训班】 受教育部体卫艺司委托，该中心于 2016 年 7 月 5—6 日在北京承办“高校艾滋病防控工作试点方案培训班”。培训班参会人员包括教育部、卫计委、国家 CDC 的相关领导以及来自全国 20 省（自治区、直辖市）48 所高校的专家代表，共计 80 余人。本次培训班的举办增加了各校之间对于防艾控艾措施的相互了解，取得了良好的成效，对今后各学校开展相关工作提供了有力地指导。

【承办第十一届亚太控烟大会控烟与青少年健康分会暨第九届中国青少年控烟学术研讨会】 2016 年 9 月 23—25 日，第十一届亚太控烟大会控烟与青少年健康分会暨第九届中国青少年控烟学术研讨会于北京国际会议中心顺利召开。此次会议由中国控制吸烟协会青少年控烟专业委员会、中国学校卫生杂志社和北京大学儿童青少年卫生研究所共同主办。来自亚太地区各国、各地区控烟专家、学者及学校卫生工作者等各界控烟人士 120 余人参加了此次亚太青少年控烟盛会。与会者更加明确了我国青少年烟草流行现状和当前控烟工作面临的新形势和新挑战，互相交流了亚太地区在控烟领域尤其是青少年控烟工作方面的经验，为下一步控烟工作提供了非常有价值的信息参考。期间举办了中国吸烟协会青少年专业委员会第四届理事会改选会，中心副主任当选为新一届常务副主任委员兼秘书长。

【开展艾滋病防控试点省（市）的实地调研督导】 2016 年 12 月—2017 年 1 月间，高校艾滋病防控试点工作组完成了对北京等 11 个试点省（市）46 所高校的调研督导工作，通过自评与现场评估相结合的方式，了解了各省在艾滋病防控试点工作中取得的成效，并总结其经验，并由艾滋病防控试点省（市）的高校指出实践过程中存在的困难与问题，专家组通过讨论和总结给予正确指导和解决方案，做到有针对性地改善存在的问题。通过艾滋病防控试点省（市）的实地调研督导工作，对日后进行全覆盖的艾滋病防控工作有非常重要的指导意义。该中心副主任马迎华任高校艾滋病防控试点工作专家组组长、调研督导总协调人。

（朱广荣、马军）

精卫中心

【全国严重精神障碍管理治疗工作】 2016年继续担任中央补助地方严重精神障碍管理治疗项目（以下简称项目）办公室工作，承担项目预算、执行、培训、技术指导、调研督导及相关工作。2016年中央财政下拨项目经费4.75亿元。承担全国项目总结部署暨培训1次，举办集中督导培训2次。截至2016年12月31日，项目工作已覆盖全国330个地市的2801个区县，登记并录入国家严重精神障碍信息系统患者540.12万人，随访管理478.94万人。撰写"十二五"项目绩效报告和"十三五"项目预算申报方案，修订严重精神障碍管理治疗工作规范，梳理各省严重精神障碍患者有奖监护政策等。正式出版严重精神障碍管理治疗工作服务流程及抗精神病药治疗CARE FOR核心信息卡，印刷7万册。

【全国精神卫生综合管理试点工作】 继续承担国家卫生计生委、中央综治办、公安部、民政部、人力资源社会保障部、中国残联6部门联合启动的全国精神卫生综合管理试点工作（以下简称试点工作）的常规管理，编写试点工作考评方案。2016年1月13日和2月25日组织召开2次试点工作专家研讨会；撰写试点工作进展报告和下一步工作任务，并于2016年2月组织召开试点工作部署会；7月组织筹办了试点工作经验交流现场培训班。承担全国40个试点和部分地区的集中督导组织工作，负责资料收集、前期准备、统筹协调、督导报告撰写等，2016年组织并参与开展全国督导42次，参与督导的领导及专家共188人次。督导期间，结合当地工作需要，提供精神卫生相关知识培训，2016年支援各省开展培训近60次。

【全国严重精神障碍信息系统管理】 继续承担国家严重精神障碍信息系统（以下简称系统）日常管理、培训、安全防护、数据核对、定期编写月报等。截至2016年12月累计完成61期月报，每期月报均结合全国精神卫生工作进展，在内容和形式上不断创新。加强安全防护是系统2016年重点工作之一，按照公安部第一研究所信息安全等级保护测评中心的要求对系统进行了安全等级测评，根据整改方案，8月系统短信认证功能正式启用，并制作标准操作流程下发各地，指导各地快速掌握短信认证功能；12月完成数据加密传输安全防护工作，对系统进行安全监测等。

【对外合作与交流促进】 2016年出国出境学习交流共17人次，如赴美国参加2016年美国精神科学年会、神经科学年会，赴瑞士与日内瓦大学和孔子学院进行学术交流、参加WHO-WBG（世界卫生组织—世界银行集团）在华盛顿举办的高层会议"走出阴影—使精神卫生成为全球发展的一项首要任务"等。2016年接待国外来访学者和专家8人，包括挪威医学会3人、澳大利亚拉筹伯大学2人、世界卫生组织3人；接待香港理工大学代表团7人来访。成功申报医学部客座教授（英国伦敦国王学院Graham Thornicroft教授）和我院客座教授（香港理工大学曾永康教授）各1名。

【全国精神卫生资源调查】 受国家卫生计生委疾控局委托，承担全国精神卫生资源调查。2016年制定调查方案及调查表，并组织调查员培训、现场调查等。截至2016年底，已完成调查和数据质控，正在进行统计分析和报告撰写。

【精神卫生专业队伍能力建设】 2016年组织举办各类培训 / 会议16次，共培训1571

人次。邀请来自挪威医学会、澳大利亚墨尔本大学多名知名专家担任讲员。内容主要包括精神卫生法与伦理、平衡康复、领导力、医疗质量等。

【心理危机干预】 2016年4月举行紧急事件心理危机干预工作委员会成立仪式。6月举办心理危机干预大队长培训班，使用心理危机干预操作流程和工具包为各地培训心理危机干预工作人员100余名，帮助各地建立突发事件后的心理危机干预队伍。在北京大学医学部开设心理危机干预研究生课程，为80余名医学及相关专业学生介绍心理危机干预工作基本原则及工作内容。

【开展援藏援疆工作】 2016年继续派员担任国家级讲员，参加国家卫生计生委疾控局组织的援疆援藏培训，对新疆和西藏山南市、那曲市、拉萨市的精神卫生相关工作人员进行了培训，分别培训192名、120名。

【精神卫生宣传】 协助国家卫生计生委进行2016年“世界精神卫生日”宣传主题策划等。受国家卫计委疾控局委托，缩编其编制的“打开心灵之窗”和“回家之路”视频，并结合10.10世界精神卫生日进行了广泛宣传。编写“精神卫生政策早知道”宣传折页，制作“社区精神卫生服务”宣传片，开展精神卫生政策和服务宣传活动。

（吴霞民、马宁、马弘、陆林）

老年保健中心

【科研课题与研发】 2016年老年保健中心新获科研课题与研发项目18项，总经费1206.84万元。包括：中华骨髓库项目，中国造血干细胞捐献者资料库质量控制，蔡剑平，280万元；东阿阿胶公司项目，阿胶抗衰老作用机制探索研究，杨泽，100万；中国疾控中心合作项目，Alzheimer病的遗传学研究，杨泽，84万；国家自然科学基金重大项目培育项目，白藜芦醇抑制血小板金属蛋白酶分泌和促进自噬蛋白表达的分子机制研究，齐若梅，60万；国家自然科学基金面上项目，衰老基因KNDC1对血管内皮细胞衰老的影响及调控机制，林雅军，57万元；国家自然科学基金面上项目，支链氨基酸及相关代谢物的动脉粥样硬化危险预测作用及机制研究，杨睿悦，50万元；国家科技部支撑计划子课题，老年人健康指标的研究，杨泽，36万；北京医院科技新星项目，转录辅因子Ddx17在动脉粥样硬化单核巨噬细胞激活中的作用和机制研究，沈涛，30万元；北京医院科技新星项目，马达蛋白Kif5b在结直肠癌发生发展中的作用及机制研究，崔菊，30万元；北京医院科技新星项目，赖氨大黄酸靶向线粒体的抗肿瘤机制研究，林雅军，30万元；北京医院科技新星项目，Wisp2对脂肪分化的调控及机制研究，陈北冬，30万元；北京市卫计委项目，京津冀医学实验室检验结果互认，郭健，30万元；国家自然科学基金青年项目，长链非编码RNA-AK136760竞争结合miR-291b-3p参与肝胰岛素抵抗发生的机制研究，窦琳，19万；干细胞与生殖生物学国家重点实验室开放基金课题，gp78在配子体发生过程中作用机制的研究，李国平，10万元；《国民营养计划》老年人群营养改善行动，曾平，9万。医学实验室质量监控，蔡剑平等，95万元；血脂标准物质与溯源认证，董军等，25万元；保健品功能评价，胡刚等，231.84万元。

【科研论文与成果】 2016年度老年保健中心发表科研论文80篇，其中SCI 55篇（影响因子>5：11篇；影响因子>10：1篇），国内核心期刊25篇。2016年老年保健中心获得科研成果3项，包括：循环肿瘤细（CTC）再鉴定对肿瘤转移和治疗监测的应用研究，北京医院科研成果奖一等奖；探索增龄及干预过程中脑内组蛋白修饰的改变及意义，北京医院科研成果奖二等奖；重组人p66Shc腺病毒的构建及其对HeLa细胞和MCF-7细胞增殖的抑制作用，北京医院科研成果奖三等奖。授权国家发明专利6项，申请国家发明专利1项。制定了一项行业标准与指南，《临床检验危急值规范化管理京冀专家共识》。制定了四份政策性文件，包括《国民营养计划，老年人群营养改善行动》；《国民营养计划，老年人群营养改善行动项目研究报告》；《京津冀区域互认实验室质量与技术要求（试行）》；《京津冀地区临床实验室室间质量评价协作方案》。

【教学与人才培养】 在北京医院2016年教学中排名第二位；培养研究生56名，其中博士生13名，硕士生43名。

【学术会议与学术交流】 举办会议2次，包括：中法老年医学高峰论坛2016暨第二届中国老年医学研究机构联盟大会；2016国际老年健康论坛•泰山会议。进行了大量的学术交流，包括：邀请外宾3人到老年中心进行学术交流及报告；在国际会议发言4人次；全国学术会议大会发言27人次；在外单位应邀讲学9次。

（蔡剑平、崔菊）

第五部分　人事人物

中心领导

主　　任：王　宇

党委书记：梁东明

副 主 任：刘剑君　高　福　梁晓峰　冯子健

党委副书记兼纪委书记：王　健

机关处室负责人

中心办公室	主　任：席晶晶	副主任：殷大鹏
人力资源处	处　长：张学清	副处长：郭　岩
规划财务处	处　长：张　雁	副处长：刘丽芳　胡文上
国际合作处	处　长：王晓琪	副处长：胡　虹
科技处	处　长：何广学	副处长：路　凯
实验室管理处	处　长：赵赤鸿	副处长：魏　强　卢选成
设备条件处	处　长：王茂武	
教育培训处/研究生院	处长/副院长：罗会明	副处长：戴　政　施国庆
基建处		副处长：蒋晋生
二期筹建办	主　任：王　健（兼）	
后勤运营管理中心	主　任：谭吉宾	副主任：杜　娟　谷　鑫　陈同年
审计处	处　长：袁灵华	副处长：王　颖
科技开发办公室	主　任：王茂武	副主任：陈　晨
学术出版编辑部	主　任：谭　枫	副主任：张　群
保卫处	处　长：陈　峰	副处长：邹　斌
党委办公室		副主任：孟宪平　项　春
纪检监察办公室		副主任：刘海龙
群众工作处	处　长：李新焕	
离退休人员管理处	处　长：田占平	副处长：王晓锋
后勤服务中心		副主任：王海东

城南办公区综合办公室		副主任：陈园生
卫生标准处		副处长：雷苏文
全球公共卫生中心		负责人：王晓春
网络和信息安全办公室		副主任：傅　罡
政策研究与健康传播中心		副主任：郭浩岩
公共卫生监测与信息服务中心	主　任：马家奇	副主任：苏雪梅　戚晓鹏
卫生应急中心	主　任：李　群	副主任：倪大新　张彦平　马会来
传染病预防控制处	处　长：余宏杰	副处长：李中杰
公共卫生管理处		副处长：刘东山
慢性病防治与社区卫生处	处　长：吴　静	
免疫规划中心		副主任：尹遵栋　肖奇友
结核病预防控制中心	主　任：王黎霞	副主任：陈明亭　赵雁林
流行病学办公室	主　任：么鸿雁	
12320全国公共卫生公益电话管理中心	主　任：崔　颖	
控烟办公室	主　任：姜　垣	

直属单位领导

传染病预防控制所
党委书记：卢金星
副所长：张建中　阚　飙　万康林
党委副书记、纪委书记：白雪平

病毒病预防控制所
党委书记：武桂珍
副所长：董小平　许文波　王世文
副所长兼纪委书记：舒跃龙

寄生虫病预防控制所
所　长：周晓农
党委书记：陈晓红
副所长：许学年　肖　宁　李石柱
副所长兼纪委书记：曹建平

性病艾滋病预防控制中心
主　任：吴尊友
党委书记：韩孟杰
副主任：刘中夫　孙江平　汪　宁
党委副书记兼纪委书记：葛利荣

慢性非传染性疾病预防控制中心
主　任：王临虹
党总支书记兼副主任：李志新
副主任：周脉耕　马吉祥

营养与健康所
所　长：丁钢强
党委书记：刘开泰
副所长：赵文华　张　兵
副所长兼纪委书记：赖建强

环境与健康相关产品安全所
所　长：施小明
党委副书记：王　林
副所长：白雪涛　徐东群　姚孝元

职业卫生与中毒控制所
所　长：李　涛
党委书记：倪　方
副所长：郑玉新　孙　新
副所长兼纪委书记：孙承业

辐射防护与核安全医学所
所　长：苏　旭
党委书记：曹进华
副所长兼纪委书记：孙全富
副所长：丁库克　刘青杰

农村改水技术指导中心
主　任：陶　勇
副主任：张　荣　孙伯寅

妇幼保健中心
主　任：张　彤
党委书记：徐春梅
副主任：金　曦
副主任兼纪委书记：樊延军

挂靠单位领导

地方病控制中心

主任兼党委副书记：孙殿军
副主任：申红梅

性病控制中心

主　任：顾　恒
副主任：陈祥生

麻风病控制中心

主　任：顾　恒
常务副主任：张国成

结核病防治临床中心

主　任：许绍发
副主任：李　亮　蔡　超　张宗德

鼠疫布氏菌病预防控制基地

主　任：丛显斌
党委书记：周万军
副主任：王大力

儿少/学校卫生中心

主　任：马　军
副主任：马迎华

精神卫生中心

主　任：陆　林
副主任：马　弘　马　宁

老年保健中心

主　任：黎　健
副主任：杨　泽　蔡剑平　郭　健

全国政协委员

王　宇（中国疾控中心）
董小平（中国疾控中心病毒病所）
邵一鸣（中国疾控中心性艾中心）

院　士

侯云德（中国疾控中心病毒病所）
曾　毅（中国疾控中心病毒病所）
洪　涛（中国疾控中心病毒病所）
徐建国（中国疾控中心传染病所）
高　福（中国疾控中心）

第六部分　大事记

一　月

11日，中心印发《中国疾病预防控制中心关于成立包虫病甘孜州工作站的通知》，成立了包虫病防控甘孜州工作站专家组，由国家、省、市疾控和医疗机构27名专家组成，将参与包虫病防控的技术指导和督导考核。

13—15日，改水中心在北京召开了全国饮用水水质实验室质控考核培训会。全国31个省（自治区、直辖市）、新疆生产建设兵团疾控中心以及部分市、县疾控中心从事饮用水监测、实验室检测和质量管理工作的141名业务人员参加了会议。

20日，全国卫生12320新浪官方微博荣获"2015年度全国十大医疗卫生系统微博"奖，这是全国卫生12320官方微博连续四年获得此项荣誉。

26日，妇幼保健中心在北京举办了"2016年全国省级妇幼保健机构院长年会"，来自全国省、自治区、直辖市及部分计划单列市妇幼保健院（所、中心）的院长、副院长等共计60余人参加了会议。

26日，中国—澳大利亚—巴布亚新几内亚（巴新）三方控制疟疾合作试点项目启动仪式在巴新首都莫尔兹比港举办。

1月，中心起草脊灰疫苗转换技术指导意见，召开全国师资培训班进行解读答疑，印发《三价口服脊髓灰质炎减毒活疫苗回收销毁技术指南》和《脊髓灰质炎疫苗转换核查认证技术方案》，并在中心网站上发布脊灰疫苗转换工作宣传沟通常见问题解答。

二　月

1日，传染病处组织编写援助塞拉利昂建设西非热带病研究与防治中心（暨塞拉利昂国家疾病预防控制中心）的建议报告，并成立西非热带病研究与防治中心建设筹备技术支持工作组。

4日，中心启动寨卡病毒疫情三级应急响应，各部门依照职责分工，积极做好疫情监测、风险评估、实验室检测、风险沟通等各项防控工作，加强对各地防控工作的指导。

9日，病毒病所完成江西省送检病例寨卡病毒检测工作（阳性），为我国首例输入性寨卡病毒感染病例的确诊提供了实验室依据。

23日，中心召开2016年"贯彻落实十八届五中全会精神暨党建工作会议"。

24日，中心启动9个月学制的第一期"西部地区现场流行病学培训项目（西部地区FETP）"，共招收40名学员。该批学员已于11月24日顺利毕业。

24—26日，由世界卫生组织资助的“Development of easy to use and affordable biomarkers as diagnostics for Types II and III diseases”示范项目启动会以及首次科学技术协调会议在尼日利亚拉各斯市召开，周晓农所长与非洲药物与诊断创新网络（ANDI）执行主任Solomon Nwaka博士签署项目合作协议。

25日，中心召开第一届职工代表大会第三次全体会议。大会审议通过了中心2015年工作报告、财务工作报告和《中国疾病预防控制中心职工代表大会提案工作规则》。

26—27日，全国艾滋病性病丙肝防治工作会议在福建厦门召开。全国31个省（区、市）和新疆生产建设兵团卫生厅局疾控处和疾病预防控制中心有关负责同志160人参加了会议。

三　月

1日，全国省级结核病防治所长会在北京辰茂鸿翔酒店召开，全国31个省（自治区、直辖市）和新疆生产建设兵团卫生厅局疾控处、疾病预防控制中心（结防所）及省级定点医院有关负责同志160余人参加了会议。

1日，全国卫生12320官方微博平台举办“做好防护，远离流感”微访谈。

20日，全国12320管理中心策划组织开展主题为“12320，您身边的健康顾问”的12320主题宣传日宣传活动。

23日，国家卫生计生委核事故医学应急中心在北京召开2016年核与辐射突发事件卫生应急工作研讨会。来自国家卫生计生委核事故医学应急中心三个临床部、监测评价部和技术后援部的代表参加了会议。

27—28日，慢病中心组织承办2016年慢性病与信息大会。

3月，中心协助国家卫生计生委开展“山东济南非法经营疫苗系列案件”中涉案疫苗使用情况调查，起草涉案疫苗接种对象后续处置方案，为修订《疫苗流通和预防接种管理条例》提供技术支持。

3月，控烟办公室出版《2015中国成人烟草调查报告》。本报告详细描述中国烟草流行状况、估测烟草使用对公共卫生及经济的影响、评估控烟政策的有效性，对我国五年烟草流行趋势变化进行了分析。

3月，病毒所对北京市疾控中心送检的黄热病疑似病例标本进行了黄热病毒核酸检测（阳性），为我国首例输入性黄热病例的及时发现提供了实验室依据。

3月，中心印发《全国艾滋病检测技术规范（2015年修订版）》、《艾滋病宣传教育核心知识与艾滋病知识知晓率问卷》，为相关工作的全国开展提供技术指南。

3月，改水中心撰写2015年农村饮水安全工程和农村学校自建设施供水水质卫生监测报告。

四　月

6—7日，全国省级结核病参比实验室工作会议在云南省昆明市召开。来自全国31个省（自治区、直辖市）及新疆生产建设兵团疾控中心（结防所）分管主任（所长）、实验室负责人和骨干共计80余人参加了会议。

6—7日，2016年全国农村环境卫生监测工作研讨会在天津召开，论证2015年全国农村环境卫生监测总结报告，研讨2016年全国农村环境卫生监测技术方案。

6—8日，妇幼分会2016年常务理事扩大会议在福州召开。

11—12日，2016年全国营养工作会议在北京召开。

14日，2016中国健康科普大赛启动会在北京召开。

19日，中心成为北京市公安局网络与信息安全通报机制成员单位，建立工作通报机制。

21日，全国12320管理中心组织召开12320卫生热线信息化建设研讨会。

27日，中心“两学一做”部署会召开，学习传达习近平总书记关于“两学一做”学习教育的重要指示精神和中央学习教育工作座谈会精神，以及国家卫生计生委“两学一做”学习教育动员部署会议精神。

25—29日，中心组织开展了主题为“传播安全知识　构建安全文化”的第十届实验室安全周活动。

3—4月，受国家卫生计生委疾控局委托，职业卫生所起草《2016年职业病防治法宣传周实施方案》，提出“健康中国　职业健康先行”的宣传口号。

五　月

9日，中心印发《中国疾病预防控制中心业务应用信息系统安全技术规范（2016版）》，进一步提升业务信息系统建设和运行维护中的安全技术管理，督促业务信息系统承建单位、运维单位提高安全防护技术能力。

10日，中心在山西省太原市召开2016年全国鼠疫监测工作会议。

11日，北京市卫计委组织专家对中心病原微生物菌（毒）种保藏中心进行现场审核，审核同意后，中心向国家卫计委提交了指定国家级病原微生物菌（毒）种保藏中心的申请。

10—13日，流行病学办公室在湖北宜昌举办居民健康状况评价指标及方法暨第十期流行病学应用与实践系列专项培训，帮助全国各省（直辖市、自治区）开展居民健康状况评估和报告相关工作。

19—20日，全国疾控系统慢性病防控与营养工作年会在陕西西安召开。

19—21日，中国卫生计生政促会疾控分会2016年常务理事会在云南大理召开。

20日，2016年妇幼健康中国行活动启动仪式在天津市举行。国家卫生计生委副主任王国强出席启动仪式并讲话。

23日，传染病处组织召开了寨卡病毒病国际学术会议，邀请中外专家共180余名代表参会。

25—26日，全国饮用水和环境卫生监测项目工作会议暨2016年全国疾控系统环境健康工作会议在广州召开。

16–27日，受外交部和国家卫生计生委委托，中心CFETP与国家卫生计生委国际交流与合作中心合作，在北京共同承办了“2016年中国—东盟流行病学专业人才培训班”，来自东盟8个国家的11名学员参加了培训。

24—27日，职业卫生所在贵州省贵阳市举办职业卫生标准全国师资培训会。

25—27日，辐射安全所于在甘肃省兰州市举办了“放射工作人员个人剂量监测与健康管理培训班”，来自全国30个省、自治区、直辖市的疾控中心、职防院（所）、卫生监督机构等168家单位的209位代表参加了培训。

3—29日，中心组派公共卫生专家组一行4人，赴安哥拉支持当地做好黄热病疫情防控工作。专家组在安期间，多次与WHO、美国疾控中心、欧盟疾控中心等交流，及时掌握安黄热病疫情情况和防控措施落实情况。

5月，中心发布《中国疾病预防控制中心公开招聘工作管理办法（试行）》。

六　月

6—7日，2016年全国疾控中心科研管理与学术交流大会在辽宁省沈阳市召开。

8日，中心印发《肠道病毒71型灭活疫苗使用技术指南》，指导疾病预防控制专业人员和预防接种人员合理使用EV71疫苗。

16—17日，全国12320管理中心主办的“中国戒烟管理教育项目”12320戒烟热线培训会首站在江苏省南京市举办。

16—17日，环境所在北京广西大厦召开2016年全国公共场所健康危害因素监测试点项目启动会。

16—17日，寄生虫病所举办第三届消除热带病监测响应体系研讨会，举行“国家级热带病国际联合研究中心”揭牌仪式。

20日，第二届中国—中东欧国家卫生部长论坛期间，中国疾控中心承办了公共卫生合作分论坛。中国—中东欧国家公共卫生合作机制宣布成立，将有力地促进该中心与中东欧国家级公共卫生对口机构的未来合作。

21—22日，慢病中心组织召开第四届全国伤害预防高级研讨会，来自伤害预控领域专家以及专业技术人员共约170余人参加了会议。

21—24日，改水中心在安徽省合肥市举办农村环境卫生监测技术培训班，各省级农村环境卫生监测相关负责人和技术人员共60余人参加培训。

22—24日，中心在新疆维吾尔自治区乌鲁木齐市举办中心科技援疆培训。

3—6月，对中心全体处级干部集中开展干部人事档案专项审核工作。共审核干部人事档案117份，约谈19人次，按要求补充干部人事档案材料1100余份，按时完成专项审核工作。

七　月

4日，中心在北京组织召开2016年中国0～17岁儿童与乳母营养健康监测工作启动会。7—8月，营养与健康所完成3期2016年中国0～17岁儿童与乳母营养监测培训班。

4日，召开中心第五届学位评定委员会第二次会议，审定授予博士学位35人、硕士学位60人、专业硕士学位66人。

7—8日，新生儿复苏项目十周年总结会暨培训班在北京召开。

11—14日，改水中心在新疆维吾尔自治区召开饮用水水质卫生监测技术培训班，来自新疆维吾尔自治区和新疆生产建设兵团从事水质监测工作的100余人参加了培训。

15日，中心及时处置“艾滋病感染者被诈骗”事件。通过收集全国感染者收到诈骗电话信息并汇总、分析，为公安机关提供破案线索；组织开展全国疾控系统的应对工作及稳定感染者情绪；对艾滋病综合防治信息系统开展安全隐患排查及升级改造工作。

20日，传染病处持续开展全国重点传染病和病媒生物监测工作，将《中国法定传染病发病与死亡报告》和《中国重点传染病和病媒生物监测报告》合并为《2015年中国传染病监测报告》编发至各省。

21日，中心在成都召开由全国省级业务管理员参加的突发公共卫生事件监测年会，国家和省级突发系统业务管理员40人参会。

24—25日，全国12320管理中心举办了2016年全国12320卫生热线管理人员培训班。

25日，中心召开安全生产工作会议。

26—28日，中心在北京举办全国疾控中心科研诚信与医学伦理培训，首次面向全国疾控系统科研人员开展伦理道德和科研诚信系统培训。

29日，妇幼中心与西藏自治区卫生计生委、西藏自治区人民医院联合在拉萨举办世界母乳喂养周活动。

7月，我国长江中下游及华北地区出现大范围持续强降雨天气，导致部分省份遭受严重洪涝灾害影响。中心迅速响应，先后派出工作组赴湖北、湖南、安徽、河北等重灾省份指导当地开展灾后卫生防疫工作。

7月，中心发布《中国疾病预防控制中心绩效考核指导意见》，明确提出中心绩效考核的目的、原则、方法和年奖励性绩效工资的分配原则等，成为中心本级和直属各单位开展绩效考核的重要指导性文件。

7月，完成了我国首例输入性裂谷热病例的实验室检测，为首例输入性病例的确诊提供了实验室依据。

7月，慢病中心组织的"全国常见消化系统疾病流行病学调查"正式启动。该项调查是我国首次开展的以人群为基础的全国性消化系统疾病流调，将获得我国居民常见消化系统疾病患病状况及其影响因素的基础数据，对国家制定消化系统疾病的预防控制策略和措施具有重要的社会意义。

6—7月，中心顺利完成监督中心三项职能划转接收工作，成立卫生标准处，实现相关工作职能的平稳衔接和过渡。

八 月

5日，流行病学办公室完成中心环境和职业流行病学专项培训相关单位课程需求调研和培训专家摸底，初步完成课程设计，正式启动2017年培训项目筹备工作。

12日，成立中国疾病预防控制中心西藏包虫病流调办公室，派出专人驻拉萨全程协调、支持流调工作，与西藏病控中心共同撰写完成《西藏自治区包虫病流行情况调查报告》，制订《西藏自治区包虫病综合防控工作方(案2017—2020年)》，为西藏自治区下一步防控工作提供技术支持。

18—20日，环境所为援疆地区举办继续医学教育项目——"突发环境卫生事件应急处置技术培训"。

19日，寄生虫病所异地扩建工程项目建议书通过国家卫生计生委组织的专家论证。

20日，辐射安全所协调北京市疾控中心、广东省职业病防治院和湖南省职业病防治院在拉萨市、林芝地区、山南地区和日喀则地区开展西藏自治区医疗卫生机构医用辐射防护监测工作。

17—21日，职业卫生所在哈尔滨市召开中华预防医学会劳动卫生与职业病分会第十四次全国劳动卫生与职业病会议。

18日，中心主办、国家卫生计生委疾控局和中华预防医学会支持的第五届中国健康生活方式大会在北京召开，主题为“三减加三健　十年续新篇”。

21日，职业卫生所在新疆维吾尔自治区乌鲁木齐市举办1期援疆职业卫生培训班。

25—26日，全国12320管理中心举办了2016年全国12320卫生热线咨询员培训班。

8月，中心制订“预防接种规范管理专项活动考核评估方案“，组织专家分5组对10个省份专项活动开展情况进行了现场抽样考核评估。

8月，中心启动G20峰会期间传染病和突发公共卫生事件风险评估日会商，做好G20峰会卫生保障工作。

8月，中心组织工作组赴江苏、安徽两省开展小龙虾致横纹肌溶解综合征现场流行病学调查工作。

8月，成立全球公共卫生中心，建立常态化工作机制，提升国际交流水平与层次，进一步发挥中心在维护国家公共卫生安全方面的技术优势。

8月，完成国际公共卫生应急队帐篷实验室的方案编制，完成帐篷实验室搭建和模拟疫情下的实验室检测工作。

8月，慢病中心正式出版《中国慢性病及其危险因素监测报告(2013)》。该报告首次以具有省级代表性的2013年监测数据为基础，全面展现了我国成人主要慢性病以及危险因素的最新流行状况，为制定国家相关卫生政策提供科学依据。

8月，职业卫生所撰写并提交世界卫生组织职业卫生合作中心(北京)2015年度报告和世界卫生组织职业卫生合作中心续任工作材料，获得世界卫生组织职业卫生合作中心(中国)续任资格，任期两年(2016年8月—2018年8月)。

6—8月，慢病中心组织开展2016年“万步有约”职业人群健走激励大奖赛，全国31个省209个县(区)近3万人参加。

九　月

2日，国家卫生计生委核事故医学应急中心在辽宁省盘锦市举办了“核卫—2016”核电厂核事故场外卫生应急联合演练。

1—2日，全国结核病防治工作会议暨专家研讨会在银川召开。全国31个省(区、市)和新疆生产建设兵团卫生厅局疾控处和疾病预防控制中心(结防所)有关负责同志100余人参加了会议。

2—6日，卫生应急中心联合新疆自治区疾控中心、喀什地区疾控中心、克孜勒苏柯尔克孜自治州地区疾控中心在喀什举行先遣队卫生应急飞行拉练，中国疾病预防控制中心共15名先遣队员参加了此次拉练。

6—9日，应急中心在甘肃兰州举办全国食品安全事故现场流行病学调查培训班，共培训全国省级疾控机构和甘肃各地市、县级疾控机构业务骨干150余人。

12—14日，辐射安全所在辽宁省盘锦市举办放射病诊断技术培训班，来自全国28个省、自治区、直辖市及新疆生产建设兵团的职业病防治院（所）、疾控中心、临床医院及卫生监督管理部门等71家相关单位的118位学员参加了培训。

13—14日，中国疾病预防控制中心举办了国际公共卫生应急队伍培训和移动帐篷实验室应急演练活动，一百多名队员参加了培训演练。

19—20日，中心在北京举办中国现场流行病学培训项目第十一届年会。

20日，由国家卫生计生委疾控局主办、中国疾控中心环境所承办的"国家人体生物监测项目启动会暨培训班"在吉林长春举行。

20—21日，中心组织专家召开公共卫生医师规范化培训方案修订会议，成立公共卫生医师定期考核学习库编写专家组。

20—22日，妇幼中心在湖南省长沙市举办全国省级妇幼保健机构健康教育管理培训班暨健康教育工作会。

19—23日，中心王宇主任赴印度果阿参加金砖国家第八次学术论坛，重点就传染病和慢病防控合作提出意见和建议。12月，中心被推荐加入金砖国家智库中方理事会并由王宇主任担任理事。

23—25日，中心与中国控烟协会、中华预防医学会和中国健康中心共同主办第11届亚太控烟大会，共有27个国家和地区800余名代表参会。

25—27日，全国疾病预防控制信息化工作年会在湖北省召开。

27—28日，农村环境卫生全覆盖项目总结会在北京召开，完成了《2011—2015年农村环境卫生全覆盖项目总结报告》、《农村环境卫生卫生全覆盖项目终期评估报告》。

25—30日，中心举办接种率调查指南和数据质量评价培训班，WHO总部专家、WHO西太区专家、WHO驻华代表处专家和各省疾控中心免疫规划科/所负责人和常规接种率监测工作人员参加了培训。

28日，中心王宇主任率团赴美参加中美两国疾控中心第12届主任年会，围绕卫生应急能力建设和加强全球卫生合作两个核心议题进行了交流，对中美非三方合作的具体实施达成共识。

28—29日，全国12320管理中心召开了2016年全国12320卫生热线工作会议。

9月，性艾中心修改更新并向全国下发了"国家免费艾滋病抗病毒药物治疗手册—第4版"。

9月，侯云德院士被中华医学会呼吸病分会授予"杰出呼吸学术贡献奖"以表彰侯云德院士在"我国首次对甲型H1N1流感大流行有效防控及集成创新性研究"中做出突出贡献。

9月，流行病学办公室在山东寿光开展大棚作业人群肌肉骨骼系统疾患功效学监测，完成共240人天的种植全周期典型案例跟踪观察，为开展人体工效学干预提供数据支持。

6—9月，控烟办和中国控烟协会等控烟机构组织召开专家研讨会，呼吁出台符合《公约》要求的国家控烟立法。对城市执法工作进行了调研并对城市控烟执法形成共识，引起媒体广泛报道，为国家出台符合《公约》要求的无烟立法提供了支持。

十　月

8—11日，中心在四川省成都市组织开展全国疾控系统检验检测机构资质认定管理培训班，100余人参加了培训。

11—12日，环境所在陕西西安举办国家人体生物监测项目全国培训班。

16—20日，中心在上海主办国家级公共卫生机构国际联盟（IANPHI）第10届年会，56个国家的70余名国家级公共卫生机构领导人及国际组织和基金会等合作伙伴代表130余人参会交流。

19—21日，中心举办部分东盟及周边亚洲国家流感实验室监测技术培训班。

20—21日，政研中心在北京举办首次全国疾控系统媒体素养培训班，有效提高各地疾控系统在应对媒体采访及风险沟通方面的技能。

20—24日，中国—英国—坦桑尼亚疟疾防治试点项目顺利完成中期评估。

25日，中心在北京召开国家重点研发计划“大气污染成因与控制技术研究”重点专项“我国大气污染的急性健康风险研究”项目启动会暨实施方案论证会。

31日，传染病所授予西藏疾控中心“PulseNet China西藏区域中心实验室”标牌，双方签署PulseNet China入网协议。

5月31日—10月8日，控烟办与北京市爱卫会、世界卫生组织共同主办2016年健康北京戒烟大赛。

十一月

1日零时，中国疾病预防控制信息系统全面实现虚拟专网医疗卫生机构全覆盖。网络直报系统（含20余个子系统）关闭互联网访问出口，十余万用户全部通过虚拟专网登录系统，标志着中国疾病预防控制信息系统全面实现了与互联网安全隔离。

3日，全国12320管理中心举办了全国12320卫生热线新媒体健康沟通应用培训班。

3日，中国疾控中心印发《学生常见病及健康危险因素监测试点技术方案》。

8—10日，改水中心在黑龙江哈尔滨市召开“2016年全国农村饮用水卫生监测项目阶段总结会”，对监测数据进行了审核、讨论和交流，组织专家讨论、审评各省饮用水卫生监测结果报告。

13—16日，受国家卫生计生委疾控局的委托，环境所承担《牧区包虫病防治洗手装置研制工作》并研制出适合牧区群众使用的方便、经济、易获取的流水洗手装置。

17—21日，环境所组织开展PM2.5滤膜成分分析实验室间比对及盲样考核工作，向31个省（自治区、直辖市）制备并发放考核样品。

23日，受国家卫生计生委委托，慢病中心负责设计、承办第九届全球健康促进大会—道路安全与健康市长论坛。

24—25日，环境所在北京市召开雾霾天气健康影响综合信息平台使用培训班。

29日，辐射安全所在深圳召开了2016年度放射卫生技术机构检测能力考核工作总结会，来自全国198家放射卫生技术机构的代表参加了会议并开展了交流。

30日，妇幼中心承担的“儿童重大公共卫生服务项目培训工作总结会”在京举办。

11月，中心成立网络和信息安全办公室，主动应对网络和信息安全新形势，积极维护公共卫生数据信息安全。

11月，中心发布《中国疾病预防控制中心党委关于推荐后备干部人才的通知》，在全中心范围内首次开展后备干部人才推荐。

11月，按照《国家卫生计生委办公厅关于转发调整事业单位工作人员基本工资标准和增加离休人员离休费实施方案的通知》，组织全中心开展此项工作。

11月，国家项目办分别组织在浙江、吉林和宁夏召开了中盖结核病项目三期结核病综合防治模式试点启动会暨培训班。

11月，病毒病所组织完成为期28天的塞拉利昂卫生部人员的埃博拉出血热检测技术培训班，学员完成学习并顺利通过考核。

11月，张永振研究员带领的人兽共患病室团队在病毒起源和进化的研究中取得重大发现。发现1445种全新的病毒，这些病毒的发现改变了当今病毒学的认识，填补了对生命起源的认识。

3—5月，9—11月，两期全国营养工作领导能力培训—营养与流行病学培训班在京举办，43名来自全国24个省/市/自治区的各级疾控中心学员完成136学时理论学习和1个月现场实践活动。

11月，召开2016年全国疾控机构教育培训工作会议。

十二月

1日，塞拉利昂总统欧内斯特•巴伊•科罗马阁下一行13人访问中国疾控中心，了解中心的职能、运作以及在传染病和其他卫生问题的防控经验，促进双方在更广泛领域的合作并看望援塞队员。

11月29日—12月2日，中心在重庆组织召开2016年全国疾控机构教育培训工作会议。

11月16日—12月2月，结控中心分别在江苏省镇江市、湖北省宜昌市和陕西省西安市举办全国结核病分级诊疗和综合防治服务模式试点工作分片区培训班。

6日，中心在福建省福州市组织召开2016年全国疾控机构卫生应急工作会议。

6日，中心负责起草的《国家免疫规划儿童免疫程序及说明（2016年版）》国家卫生计生委正式印发。

8日，2016年爱婴医院工作总结会在北京召开，来自全国各省、自治区、直辖市、新疆生产建设兵团卫生计生委妇幼处和省妇幼保健院的负责同志共110人参加了会议。

8—9日，职业卫生所在云南省昆明市召开全国职业病防治技术工作会。

12—13日，中美新发和再发传染病项目2016年年会在北京召开，来自国家卫生计生、中国疾病预防控制中心、中国医学科学院，以及美国卫生和公众服务部、美国疾控中心等合作委员会成员单位和有关省市项目执行单位的代表约150人参会。

16—21日，北京启动了空气重污染红色预警，环境所空气质量安全监测室等多个部门24小时持续开展样品检测和数据分析。

18—21日，改水中心在云南省组织召开了2016年全国农村饮用水卫生监测项目总结培训会。

20—23日，2016年全国免疫规划工作会议在云南省昆明召开。

31日，全国启动全民健康生活方式行动的县（区）数达到2547个，占全国县（区）总数的81.87%。全民健康生活方式行动国家行动办公室组织专家编写第二阶段实施方案，确定将“减盐、减油、减糖、健康口腔、健康体重、健康骨骼”的三减三健专项活动列入工作重点，起草专项活动技术工具包。

12 月，中心为国家卫生计生委发布的《预防接种工作规范（2016 年版）》及《国家免疫规划儿童免疫程序及说明（2016 年版）》提供技术支持。

12 月，制定发布中心 2016 年绩效考核实施方案，包含机构绩效考核和个人绩效考核，率先在国家卫生计生委直属单位中实施了机构和人员同步的绩效考核，并根据考核结果完成了 2016 年年奖励性绩效工资的分配。

12 月，中国疾病预防控制中心正式更换资产管理信息系统。

12 月，流行病学通讯《宫颈癌专刊》、《HPV 疫苗专刊》编撰完成并发送相关部门，实现了上述领域流行病学专业知识和研究进展的交流和传播。

12 月，中心组织专家编写的《中国居民营养与慢性病状况报告（2015 年英文版）》正式出版。

4—12 月，职业卫生所对劳动密集型电子制造服务业从业人员（连续动态监测）和互联网企业视屏作业人员职业紧张状况及影响因素开展调查。

5—12 月，寄生虫病所完成中国—英国—坦桑尼亚疟疾防治试点项目、中国—澳大利亚—巴布亚新几内亚三方合作控制疟疾试点项目现场工作。

2016 年，控烟办组织城市控烟执法人员培训，在三个城市开展了禁烟场所空气尼古丁检测工作，为评估控烟执法效果提供客观数据。

2016 年，中心推动工作场所健康促进，将健康有机纳入到中心文化，促进员工形成健康生活方式，并顺利通过“CEO 抗癌黄金标准”认证。

12 月，2016—2017 年度国家慢性病综合防控示范区建设工作的通知由国家卫计委疾控局下发至各省。该通知明确了 2016—2017 年度我国各省新申报示范区数量、第一批示范区复审工作、新的指标体系以及整个新老示范区的申报流程。

2016 年，慢病中心作为国家慢性病综合防控示范区工作办公室，组织专家对《慢性非传染性疾病综合防控示范区管理办法》进行修订，推进了《国家慢性病综合防控示范区建设管理办法》（国卫办疾控发〔2016〕44 号）的出台。

2016 年招收研究生新生共 196 人，其中统招博士生 49 人，硕士生 92 人，在职公共卫生硕士生 55 人。毕业 126 人。

2016 年 CFETP 招收 15 期两年制学员 29 人。

科研成果获奖

中华医学科技奖二等奖

人感染H7N9禽流感流行病学关键参数和防控措施评价研究
——中国疾病预防控制中心
余宏杰、冯录召、廖巧红、赖圣杰、秦　颖、姜　慧、郑建东、李　昱、李中杰、王丽萍

肥胖及相关慢性病防治关键技术研究与应用
——中国疾病预防控制中心
陈春明、赵文华、翟　屹、杨正雄、施小明、武阳丰、李可基、贾伟平、王　梅、魏　民

中华医学科技奖三等奖

我国艾滋病重点地区综合防治适宜技术创新性研究与应用
——中国疾病预防控制中心性病艾滋病预防控制中心
刘中夫、吴尊友、张灵麟、张福杰、栾荣生、马　烨、龚煜汉、蒋　岩

我国重要寄生虫虫种资源库的构建与应用
——中国疾病预防控制中心寄生虫病预防控制所
周晓农、黄　兵、陈韶红、董　辉、沈海默、罗建勋、胡　薇、朱淮民

急性传染病预警技术体系的建立与应用
——中国疾病预防控制中心
杨维中、兰亚佳、王劲峰、马家奇、孙　乔、李中杰、赖圣杰、廖一兰

北京市奖二等奖

传染病时空预警技术、工具及体系研究与应用
——中国疾病预防控制中心
杨维中、李中杰、王劲峰、赖圣杰、廖一兰、胡茂桂、兰亚佳、马家奇、金连梅、周鼎伦

人感染H7N9禽流感流行病学关键参数和防控措施评价研究
——中国疾病预防控制中心
余宏杰、冯录召、廖巧红、赖圣杰、秦　颖、姜　慧、郑建东、李　昱、李中杰、王丽萍

华夏医学科技奖二等奖

我国艾滋病重点地区综合防治适宜技术创新性研究与应用

——中国疾病预防控制中心性病艾滋病预防控制中心

刘中夫、吴尊友、赖文红、马　烨、栾荣生、蒋　岩、柔克明、龚煜汉、王爱玲、张福杰

华夏医学科技奖三等奖

国家职业健康监护与职业病诊断制度研究及应用

——中国疾病预防控制中心职业卫生与中毒控制所

李　涛、王焕强、李智民、张　幸、凌瑞杰、葛宪民、张建余、邵　华

获奖成果摘要

中华医学科技奖二等奖

人感染 H7N9 禽流感流行病学关键参数和防控措施评价研究

——中国疾病预防控制中心

余宏杰、冯录召、廖巧红、赖圣杰、秦 颖、姜 慧、郑建东、李 昱、李中杰、王丽萍

2013 年 3 月，我国在全球首次报道人感染 H7N9 禽流感，因其潜在流感大流行风险而引起国际社会高度关注。课题组针对新发传染病 H7N9 的潜伏期、疾病严重性等关键流行病学参数，以及关闭活禽市场是否有效等国际科学界尚未解决的难题，运用多学科交叉技术，开展了系统、深入的研究，取得了以下重大科技创新：

1. 创建了全新的“反转”时间序列模型，精确计算了 H7N9 的潜伏期，中位数为 3.1～3.4 天［Lancet 2013a; Lancet 2014］，平息了国际科学界的争议，并被 WHO 和国家卫生计生委的诊疗和防控方案及时采纳，将潜伏期从“一般 7 天之内”改为“3～4 天”，将密切接触者的医学观察期限自“末次暴露后 10 天”改为“7 天”。

2. 全球首次报道 H7N9 存在轻症病例，即其疾病谱存在“冰山现象”［BMJ 2013］。利用 bootstrap 和生存分析技术，克服了正在住院治疗患者最终结局不确定、轻症患者漏报等因素的影响，证明了 H7N9 住院病例的死亡风险为 36%（95% CI: 26%～45%），其疾病严重性低于 H5N1，但比季节性流感高［Lancet 2013b］。在 2013 春季以后的 3 波疫情中，再次证明了该结果的准确性［Euro Surveill 2014］，为大流行风险评估提供了直接证据。

3. 构建了大空间尺度传播动力学预测预警模型，精确预测了 H7N9 在亚洲传播风险较高的地区，包括我国一些尚无疫情的城市、孟加拉国、越南湄公河三角洲，印尼和菲律宾部分地区［Nature Commun 2014］。

4. 全球首次定量证明了关闭活禽市场，可阻断 H7N9 病毒从禽到人传播的 97%～99%［Lancet 2014］，并在第 2 波疫情中再次验证［EID 2014］，促使国家卫生计生委在 H7N9 防控方案中，明确要求采取关闭活禽市场的措施以控制 H7N9 传播。

项目组发表 SCI 论文 15 篇，发表在 Lancet（3 篇），Lancet ID，BMJ，Nature Commun 等国际权威杂志，影响因子总计 241 分。3 篇 Lancet 论文均为最近 10 年被引频次排在相应学科前 1% 的 ESI 高被引论文，其中两项研究在 Lancet 同一期以快速通道发表，分别配发了美国 NIH 著名流感专家 Cecile Viboud 和英国著名动物传染病专家 Guillaume Fournié 撰写的述评，认为一项研究“及时提供了当时最好的 H7N9 疾病严重性的估计”，另一项“充分证明了关闭活禽市场可有效阻断 H7N9 病毒从禽到人的传播”。该系列研究获评“2013 年度中国科学十大进展”首位。研究成果阐明了 H7N9 的潜伏期、疾病严重性、传播风险、干预效果等科学难题，为进一步完善和优化病例管理、疫情防控策略，开展预测预警提供了重要科学证据，产生了显著的社会和经济效益。

肥胖及相关慢性病防治关键技术研究与应用

——中国疾病预防控制中心

陈春明、赵文华、翟　屹、杨正雄、施小明、武阳丰、李可基、贾伟平、王　梅、魏　民

近20多年来，国际社会高度关注肥胖及相关慢性病防控，但我国尚缺乏适合于国情的肥胖诊断标准及肥胖与相关慢性病防治关键技术。1999年开始，课题组集营养、流行病、运动、内分泌及心血管病、临床、卫生管理等方面专家，围绕中国成人体重指数（BMI）、腰围与慢性病关系、肥胖及中心型肥胖适宜切点，肥胖经济负担、防治指南，以肥胖控制为核心的高血压、糖尿病等重点慢性病防治关键技术等进行研究、试点和应用，为我国人群肥胖及相关慢性病防控提供了重要技术保障。

1. 中国成人肥胖诊断标准研究。对覆盖我国21省24万人的13项大型横断面调查及7万余人的4个队列研究数据进行深入挖掘，系统分析BMI、腰围与相关慢性病发病、危险因素聚集及死亡风险的关系，提出有别于WHO的我国成人肥胖的BMI和中心型肥胖的腰围切点，具有原始创新性；在国际同类研究中处于先进水平，并已转化为中华人民共和国卫生行业标准《成人体重判定》（WS/T 428—2013）。成人肥胖诊断标准被广泛应用于国内流行病学调查、科学研究、高危人群筛查与干预、临床指南等；并获得国际同行的认可。

2. 肥胖及高血压和糖尿病控制关键技术研发。结合前期研究成果，制订了我国第一部《中国成人超重和肥胖症预防控制指南》和《中国成人身体活动指南（试行）》，由卫生部发布，全国推广，在国内具有唯一性和权威性。组织多项包括卫生、体育、文化等多部门的体重控制与身体活动促进试点研究，开发出BMI计算尺、腰围尺、控油壶、限盐勺/罐等支持工具，编写和出版《平衡膳食　健康体重》和《个人身体活动指导方案》折页、《跟我学吃动两平衡》专著、食物模具与行为干预图谱等多项适宜技术，并成功研发出供社区医生使用的、涵盖个体膳食、身体活动、主要慢性病状况评估及健康处方为核心技术的慢病管理信息系统软件（著作权登记编号：100237号），在试点基础上，在全国范围内推广应用，推动我国社区层面以体重和血压管理为核心，以膳食和身体活动指导为主要手段的慢性病综合防治技术创新，推动信息技术在基层慢病综合管理的应用，为以社区为平台开展人群健康管理和危险因素控制提供了强有力的技术支撑，大大提高了人群健康管理工作效率和水平。

3. 以多项科研成果为依据，开创性地提出维持健康体重应作为我国重要的公共卫生策略，作为国家“全民健康生活方式行动”和“国家慢性病综合防控示范区创建”的创立依据与行动策略，各项肥胖控制和慢性病防治相关技术通过各省举办的全民健康生活方式行动及慢性病综合防控示范区创建中得到了广泛推广和应用。肥胖的判定标准也被国家基本公共卫生服务项目采用。此外，相关技术、策略、各地优秀案例通过8届全国大型学术会议进行广泛交流与传播。这种从科研成果到国家公共卫生策略和全国健康促进行动的成功转化，在国内具有唯一性，达到国际领先水平，经济效益和社会效益显著。

中华医学科技奖三等奖

我国艾滋病重点地区综合防治适宜技术创新性研究与应用

——中国疾病预防控制中心性病艾滋病预防控制中心

刘中夫、吴尊友、张灵麟、张福杰、栾荣生、马　烨、龚煜汉、蒋　岩

凉山州位于四川西南部，是我国最大的彝族聚居区。该州社会发展不平衡，经济欠发

达，受教育程度普遍偏低。为境外毒品经滇入川重要通道和集散地，研究实施前共用针具静脉吸毒现象较为普遍。HIV 流行严重。但数量不清，底数不详。同时存在非商业偶遇性行为及多性伴等高危现象。课题之初艾防工作普遍存在重视不足，手段不足，队伍不足，资源严重不足等难点，缺少精细化和一体化防控机制。

为解决我国艾滋病流行最为严重地区艾防工作“瓶颈”问题，本研究在凉山州历时“六年抗艾”，创新性探索出适于当地并可在全国借鉴推广的艾滋病综合防治适宜技术。主要技术创新点包括：

1. 采用全人群大筛查和经典流行病学调查相结合的方法，发现凉山州艾滋病重大疫情并基本摸清该州流行情况。吹响凉山州艾滋病防治工作“集结号”。

2. 自 2007 年即在该州开展医疗机构主动提供检测咨询（PITC）和覆盖全部乡镇的 HIV 快速检测模式探索，使 HIV 感染者发现早期化和常态化。为全国首创。

3. 于 2009 年创新性探索出“人盯人”HIV 感染者 /AIDS 病人综合管理模式和美沙酮延伸点技术策略。有效管理传染源及预防控制流行。居全国领先。

4. 推动当地政府科学建立艾滋病防治“七大工程”和“一批中心”。将艾滋病防治工作纳入政府的民生工程和绩效考核并得以在四川全省及全国推广。

5. 通过恢复当地医疗卫生服务网底建设，建立起适于凉山州县乡村一体的艾滋病基层医疗卫生综合服务体系。同时借助艾防资源，恢复“老、少、边、穷”地区医疗卫生服务的外延。

6. 结合民族特点，建设性地开发出本土化大众人群健康宣传教育模式。为全国其他适宜地区提供可借鉴的成功案例。

通过研究，探索出适于当地并可在全国推广的医防结合“一体化”精准防艾综合防控模式，有效遏制艾滋病在当地的流行与蔓延，防治成效斐然。2008—2013 年全州艾滋病检测量达 2 735 849 人次，超过总人口的一半。六年累计发现 24 607 例 HIV 感染者，是当地该研究启动前 10 年发现数的五倍。流调完成率由 2008 年的 12.1% 上升到 2013 年的 96%，感染者随访比例由 2008 年的 9.1% 提高到 2013 年的 87.1%。新增抗病毒治疗人数由 2007 年 48 人 / 年增加至 2013 年度的 2911 人 / 年。治疗覆盖率由 2007 年的 23.4% 提高到 2013 年的 67.0%，艾滋病病死率由 2007 年的 16.3% 降至 2013 年的 12.1%。

通过本研究的引领与实施，为当地精准扶贫和禁毒防艾做出重大贡献并产生巨大的社会与经济效益。根据估算，可为当地预防新发感染 11 498 例，避免死亡 1780 人。美沙酮药物维持治疗可减少毒资交易 5.65 亿元。

本研究发表代表性论文 20 篇，SCI 影响因子 130.811，总他引 192 次。培养博 / 硕士研究生 28 名。

该研究适宜技术已在四川省其它地区及重庆和福建等重点省（市）推广应用。

我国重要寄生虫虫种资源库的构建与应用

——中国疾病预防控制中心寄生虫病预防控制所

周晓农、黄　兵、陈韶红、董　辉、沈海默、罗建勋、胡　薇、朱淮民

我国幅员辽阔，资源丰富，寄生于人体、动物、植物的寄生虫种类繁多、分布广泛，能感染人体的寄生虫达到 293 种，寄生于牛、猪、犬、猫、兔、鸡、鸭等畜禽的寄生虫种类达 2169 种。千百年以来，寄生虫病一直困绕着人类，它们使人类饱受病痛与死亡的折磨，在人类的

前进史中刻下了一页又一页的痛苦记忆。近年来，随着物流的快速发展，人兽共患寄生虫病的发病率逐年上升，临床上罕见寄生虫病的发现、动物疫病暴发和出入境动植物的检疫发现的入侵寄生物种，都直接影响到我国公共卫生、畜牧业、养殖业的发展，而这些疾病的研究直接涉及疾病的防控工作，都离不开寄生虫虫种资源作为研究的材料的支持。为此，以“重要寄生虫虫种资源标准化整理、整合与共享试点”项目为依托，在科技部的支持下，通过5年的建设完成了11个门23个纲1115种/117 814件的寄生虫种质资源的整理、整合和数字化表达任务，占国内同类资源的39.27%。建立了国内唯一的、最大的中国寄生虫虫种资源库，形成了有3个展示馆、3个活体保藏中心和20个保藏基地的寄生虫虫种资源保藏库的联盟体系，构建了中国寄生虫种质资源网（http://psic.net.cn）和寄生虫病和热带病种质资源中心共享平台（http://www.tdrc.org.cn）

主要创新成果为：

1. 首次建立寄生原虫、吸虫、绦虫、原虫、吸虫、绦虫、线虫、节肢动物、软体动物、甲壳动物、重要寄生虫8大实物库，构建了我国寄生虫领域种类最全、数量最多的寄生虫种质资源数据库，创建了中国寄生虫虫种资源网（http://psic.net.cn）。

根据寄生虫病原（媒介）生物学特点和分类系统，首次制定了包含人体、动物和植物所有寄生虫虫种资源的描述规范和保藏规程；系统完成了中国绦虫名录、中国家畜家禽名录，为寄生虫的分类学研究奠定了基础。

发现了10个媒介新种、1种线虫新种和1种罕见寄生虫，并对罕见的寄生虫舌形虫进行了研究，在国际上首次揭示了尖吻蝮蛇舌形虫的生活史，建立了动物模型，为这种罕见寄生虫的致病机制和药物筛查提供科学依据。

2. 应用虫种资源库，建立了多种寄生虫的免疫学、分子生物学检测鉴定新技术28项，并广泛地应用于公共卫生、食品安全及动植物检疫领域，提高了寄生虫虫种检测鉴定的准确性，使中国寄生虫虫种资源库在寄生虫的检测、鉴定上成为领先的技术平台。

在公共卫生领域，发明了华支睾吸虫、弓形虫等9个检测鉴定技术专利，为人类疾病的控制奠定了基础；

在食品安全领域，发明了旋毛虫病、猪囊尾蚴病等食源性寄生虫病检测技术专利6个；制定了水产品中华支睾吸虫、肺吸虫、颚口线虫幼虫的检测鉴定标准；保障了人民的食品安全；

在动物养殖业和检疫领域，发明了吉氏巴贝虫等13个诊断检测技术专利，为动物现场快速诊断、动物疫病的防治提供检测鉴定服务，以阻断人兽共患寄生虫病的传播。

3. 首次建立了寄生虫病和热带病种质资源中心共享平台（http://www.tdrc.org.cn），利用互联网实现资源信息和服务的共享，提升了我国寄生虫虫种资源的利用率，为国内外重大科研、教学培训、科普、医疗等方面提供全方位的服务。

急性传染病预警技术体系的建立与应用
——中国疾病预防控制中心

杨维中、兰亚佳、王劲峰、马家奇、孙　乔、李中杰、赖圣杰、廖一兰

自2001年美国发生炭疽生物恐怖事件和2003年全球暴发SARS之后，如何实现急性传染病暴发早期预警成为全球性研究热点。2003—2014年，在国家科技重大专项与国家科

技支撑计划等项目支持下，中国疾病预防控制中心联合中科院地理科学与资源研究所等单位，开展了传染病暴发早期时空探测模型、动态传染病报告大数据预警技术集成研究，成功研制了全球最大规模的，目前国内唯一的国家级急性传染病早期预警分级应用平台和技术体系，并实现了全国推广应用。主要研究成果有：

1. 原创建立了基于传染病空间传播特点的区域发病率估算模型（MSN）（Environmental Modelling & Software 2011）和有偏样本总体估算模型（B-SHADE）（PLOS One 2011），极大提高了传染病预警数据源的代表性。从时间、空间和人群等多重维度，自主研发了探索疾病与相关风险因子关系的地理探测分析模型（Geodetector）（PLoS NTD 2013）。

2. 创造性地将移动百分位数法时间预警模型（MPM）与空间扫描统计量（SatScan）集成为时空聚集性探测预警技术，探索疾病时空分布特征，建立适用于我国不同流行水平与季节性特征的传染病暴发预警模型及其最优参数，有效解决预警空间定位不确切、不及时、易产生过度预警的问题（WHO Bulletin 2006；JAMIA 2012；BMC Infect Dis 2012）。

3. 在全球率先成功研发了一套完整的，涵盖近 1 亿传染病个案大数据处理、预警模型运算、预警结果自动发送、预警信号响应以及预警效果评价的传染病预警体系，填补了国内空白，处于国际领先水平。并首次在我国成功研制覆盖全国范围的国家传染病自动预警系统（CIDARS），自 2008 年开始在国家级、31 个省份、350 个市级和 2966 个县级疾控中心推广应用，覆盖 6.8 万家医疗卫生机构。

4. CIDARS 的推广应用极大提高了我国急性传染病暴发应对的及时性，其投入运行后，全国每年急性传染病暴发事件数量平均减少了 50.7%。缩小了传染病暴发规模（WHO Bulletin 2014），有效保障了人民群众的健康与生命安全，降低了各地应对传染病暴发的经济成本，为我国成功举办奥运会、世博会等重大活动提供了公共安全保障，取得了显著的社会效益。

5. 主编了我国首部传染病预警专著——《传染病预警理论与实践》，发表科研论文 59 篇，SCI 收录英文文章 25 篇，影响因子累计 71.6，他引 198 次。

本项目历时 12 年，始终坚持以应用为导向，是满足国家传染病防控战略需求的一项系统性研究工程，也是实现方法与技术研究、体系创新与成果推广应用的成功范例。

北京市奖二等奖

传染病时空预警技术、工具及体系研究与应用

——中国疾病预防控制中心

杨维中、李中杰、王劲峰、赖圣杰、廖一兰、胡茂桂、兰亚佳、马家奇、金连梅、周鼎伦

传染病发生与流行的影响因素复杂，如何从时间和空间维度及时、准确地探测到传染病暴发"苗头"，是全球传染病预警技术研究领域的热点与难点。2003—2014 年，在国家科技重大专项、国家科技支撑计划与 WHO 双年度项目等国内外科研项目的支持下，中国疾病预防控制中心联合中国科学院地理科学与资源研究所、四川大学、广西壮族自治区疾病预防控制中心以及上海市浦东新区疾病预防控制中心组成传染病预警技术研究团队，持续开展了传染病时空预警技术、工具及体系研究。项目组在技术研究与应用上取得了一系列成果：

1. 基于三维一体空间抽样理论，创新建立了复杂区域均值估算模型（MSN）（Environmental Modelling & Software，2011）和有偏样本总体估算模型（B-SHADE）（PLOS One，2011），提高了预警数据源的代表性；从时间、空间和人群等多重维度，自主创新研发了基于空间方差

的探索疾病及其相关（风险）因子之间关系的地理探测分析模型（Geodetector）（PLoS NTD，2013）。以上三个模型已研发转化为工具包，公开发布供同行研究者下载使用（http://www.sssampling.org）。

2. 创造性地将移动百分位数法时间预警模型（MPM）与空间扫描统计量（SatScan）组合为时空聚集性探测预警方法，探索疾病时空聚集性分布特征，建立适用于我国不同流行水平与季节性特征的传染病暴发预警模型及其最优参数，有效解决预警空间定位不确切、不及时、易产生过度预警的问题（WHO Bulletin 2006；JAMIA 2012；BMC Infect Dis 2012）。

3. 在全球率先构建了一套完整的，涵盖数据处理、预警模型运算、预警结果自动发送、预警信号响应以及预警效果评价的传染病预警体系，并在我国首次成功研制覆盖全国范围的国家传染病自动预警系统（CIDARS），在全国4000多家各级卫生疾控机构投入应用，提高了暴发应对的及时性，降低了暴发的发生规模（PLOS One 2014；Bulletin WHO 2014）。

项目组共计发表科研论文60篇，其中SCI收录英文文章26篇，影响因子累计73.3，引用次数累计218次，其中他引203次；中文文章34篇，引用次数累计611次，其中他引562次。项目组主编了国内首部传染病预警专著——《传染病预警理论与实践》，并主编《空间抽样与统计推断》和英文专著《Spatial Data Analysis》共3部。项目组研发的国家传染病自动预警系统满足了不同地区对急性传染病暴发早期识别的需要，在我国举办奥运会、世博会等重大活动的公共卫生保障中发挥了重要作用，取得了显著的社会效益。

综上，该项目历时12年，始终坚持以应用为导向，是满足国家传染病防控战略需求的一项系统性研究工程，也是实现方法与技术研究、工具开发、体系创新与成果推广应用的成功范例。

人感染H7N9禽流感流行病学关键参数和防控措施评价研究

——中国疾病预防控制中心

余宏杰、冯录召、廖巧红、赖圣杰、秦　颖、姜　慧、郑建东、李　昱、李中杰、王丽萍

本项目属于传染病流行病学领域。在人感染H7N9禽流感暴发初期，国际科学界对疾病认识存在较大争议，严重制约了疫情的有效防控。项目组针对潜伏期、疾病严重性、传播风险等关键流行病学参数以及定量评价活禽市场关闭的效果等亟须攻克的科学问题，开展了系统深入的研究，加深了对疾病的认识，取得了国际领先的重大科技创新和突破，对采取相应防控措施具有重要的指导意义。主要成果有：

1. 率先对H7N9和H5N1禽流感的重要流行病学参数进行比较分析，创建了“反转”时间序列模型等方法，精确计算了H7N9的潜伏期，中位数为3.1～3.4天[Lancet 2013a；Lancet 2014；Am J Epidemiol 2015]，平息了国际科学界的争议，并被国家卫生计生委的诊疗和防控方案及时采纳，将潜伏期从“一般7天之内”改为“一般3～4天”，将密切接触者的医学观察期限定为“自最后一次暴露后7天”。

2. 发现H7N9禽流感存在轻症病例，即其疾病谱存在“冰山现象”[BMJ 2013]。利用bootstrap和生存分析技术，克服了正在治疗患者的最终结局不确定、轻症患者漏报等因素的影响，证明了H7N9疾病严重性低于H5N1，但比季节性流感和A（H1N1）pdm09高[Lancet 2013b；Euro Surveill 2014]，为大流行的风险评估提供了直接科学证据。

3. 构建了大空间尺度H7N9传播动力学预测预警模型，预测了H7N9在亚洲未来传播

与扩散的地理范围[Nature Commun 2014]，为H7N9禽流感疫情预警提供了重要技术支撑，对制定因时、因地制宜的监测和防控策略具有重要科学意义。

4. 建立了Bayesian模型，首次定量证明了关闭活禽市场对阻断H7N9病毒从禽到人传播的有效性[Lancet 2014; Emerg Infect Dis 2014]，为国家卫生计生委《禽流感H7N9防控方案》中明确要求采取关闭活禽市场的措施以控制H7N9传播提供了有力的科学依据。

上述研究成果发表论文17篇，SCI收录15篇，发表在Lancet（3篇），Lancet Infectious Diseases，BMJ，Nature Communications，Clinical Infectious Diseases，BMC Medicine（2篇）等国际权威杂志，累计影响因子241.3分，他引268次。3篇Lancet论文均为最近10年ESI高被引论文，国际知名专家认为“及时提供了当时最好的禽流感H7N9疾病严重性的估计”，以及“充分证明了特定情形下，关闭活禽市场可有效阻断H7N9病毒从禽到人的传播”。研究成果加深了对H7N9禽流感流行传播规律的认识和理解，为进一步完善和优化病例管理、疫情防控策略，开展预测预警提供了重要的科学证据，产生了显著的社会和经济效益。

华夏医学科技奖二等奖

我国艾滋病重点地区综合防治适宜技术创新性研究与应用

——中国疾病预防控制中心性病艾滋病预防控制中心

刘中夫、吴尊友、赖文红、马　烨、栾荣生、蒋　岩、柔克明、龚煜汉、王爱玲、张福杰

凉山州位于四川西南部，是我国最大的彝族聚居区。该州社会发展不平衡，经济欠发达，受教育程度普遍偏低。为境外毒品经滇入川重要通道和集散地，研究实施前共用针具静脉吸毒现象较为普遍。HIV流行严重。但数量不清，底数不详。同时存在非商业偶遇性行为及多性伴等高危现象。课题之初艾防工作普遍存在重视不足，手段不足，队伍不足，资源严重不足等难点，缺少精细化和一体化防控机制。

为解决我国艾滋病流行最为严重地区艾防工作“瓶颈”问题，本研究在凉山州历时“六年抗艾”，创新性探索出适于当地并可在全国借鉴推广的艾滋病综合防治适宜技术。主要技术创新点包括：

1. 采用全人群大筛查和经典流行病学调查相结合的方法，发现凉山州艾滋病重大疫情并基本摸清该州流行情况。吹响凉山州艾滋病防治工作“集结号”。

2. 自2007年即在该州开展医疗机构主动提供检测咨询（PITC）和覆盖全部乡镇的HIV快速检测模式探索，使HIV感染者发现早期化和常态化。为全国首创。

3. 于2009年创新性探索出“人盯人”HIV感染者/AIDS病人综合管理模式和美沙酮延伸点技术策略。有效管理传染源及预防控制流行。居全国领先。

4. 推动当地政府科学建立艾滋病防治“七大工程”和“一批中心”。将艾滋病防治工作纳入政府的民生工程和绩效考核并得以在四川全省及全国推广。

5. 通过恢复当地医疗卫生服务网底建设，建立起适于凉山州县乡村一体的艾滋病基层医疗卫生综合服务体系。同时借助艾防资源，恢复“老、少、边、穷”地区医疗卫生服务的外延。

6. 结合民族特点，建设性地开发出本土化大众人群健康宣传教育模式。为全国其他适宜地区提供可借鉴的成功案例。

通过研究，探索出适于当地并可在全国推广的医防结合“一体化”精准防艾综合防控模式，有效遏制艾滋病在当地的流行与蔓延，防治成效斐然。2008至2013年全州艾滋病检测

量达 2 735 849 人次，超过总人口的一半。六年累计发现 24 607 例 HIV 感染者，是当地该研究启动前 10 年发现数的五倍。流调完成率由 2008 年的 12.1% 上升到 2013 年的 96%，感染者随访比例由 2008 年的 9.1% 提高到 2013 年的 87.1%。新增抗病毒治疗人数由 2007 年 48 人 / 年增加至 2013 年度的 2911 人 / 年。治疗覆盖率由 2007 年的 23.4% 提高到 2013 年的 67.0%，艾滋病病死率由 2007 年的 16.3% 降至 2013 年的 12.1%。

通过本研究的引领与实施，为当地精准扶贫和禁毒防艾做出重大贡献并产生巨大的社会与经济效益。根据估算，可为当地预防新发感染 11 498 例，避免死亡 1780 人。美沙酮药物维持治疗可减少毒资交易 5.65 亿元。

本研究发表代表性论文 20 篇，SCI 影响因子 130.811，总他引 192 次。培养博 / 硕士研究生 28 名。

该研究适宜技术已在四川省其他地区及重庆和福建等重点省（市）推广应用。

华夏医学科技奖三等奖

国家职业健康监护与职业病诊断制度研究及应用

——中国疾病预防控制中心职业卫生与中毒控制所

李 涛、王焕强、李智民、张 幸、凌瑞杰、葛宪民、张建余、邵 华

1. 研究背景。2010 年，我国多部门讨论修订《中华人民共和国职业病防治法》（简称职业病防治法），亟须调查研究提供支撑。在此背景下，经原卫生部卫生监督局推荐，中国疾病预防控制中心职业卫生与中毒控制所联合深圳市职业病防治院、浙江省医学科学院、广西壮族自治区职业病防治研究院、湖北省职业病医院、山东省职业卫生与职业病防治研究院、重庆市职业病防治院、江苏省疾病预防控制中心、上海市疾病预防控制中心等 9 家单位，向中澳卫生与艾滋病项目申报《中澳职业健康监护与职业病诊断制度研究》，得到立项资助（FA33HSS108）。项目同时获得卫生行政部门《职业健康监护管理办法修订》（2011-01）和《职业病分类和目录修订》（2012-01）等资助。中澳卫生与艾滋病项目由澳大利亚政府资助，由澳洲发展署、澳大利亚卫生与老年部、中国卫生部和商务部等四个部门共同发起和参与审批，宗旨是促进中国卫生事业的发展。

2. 主要技术内容。《国家职业健康监护与职业病诊断制度研究及应用》采用文献分析、问卷调查、个人访谈、专家咨询、现场典型调查、国际交流等多种方法对我国职业健康法规现状、主要问题、发展趋势等进行研究，并与澳大利亚、美国、英国、日本、新加坡、印度、巴西等国及中国香港地区进行对比分析，为修订我国职业病防治法及配套法规提供技术支持，负责起草了有关法规，在政策影响、能力建设、国际交流与区域影响等方面取得了显著成效。

3. 科学价值。项目全面、系统地研究中外职业健康监护与职业病诊断制度，在国内外同行中处先进水平；将国际职业病防治先进理论和新成果应用到我国职业病防治法及配套法规的制（修）订中，填补了我国职业病防治规范化管理制度的空白；撰写专项调查报告 3 部，出版专著《中外职业健康监护与职业病诊断鉴定制度研究》、《职业病诊断实践与案例评析》和《农民工职业病防治知识问答》3 部，发表中文核心期刊论文 29 篇，发表 SCI 论文 4 篇，其中 2014 年 1 月 1 日前发表论文 24 篇。

4. 政策影响和推广应用

（1）项目成果转化为国家法规。《职业病诊断鉴定现状调查报告》作为职业病防治法修

订的重要参考资料，得到了国务院法制办、卫生部充分肯定；修订并推动国家出台《职业健康检查管理办法》和《职业病分类和目录》等重要职业病防治法规。

（2）项目成果转化为地方法规。指导地方制（修）定了《湖北省职业病诊疗质量控制与评价标准》等16个地方规范性文件。

（3）通过全国性的专业培训和学术交流，培养了一支专业队伍，提升了我国整体的职业病防治业务水平和服务能力。通过中澳、中德、中日等多途径交流，扩大了我国在国际上的影响力。

5．同行引用和评价。项目得到中澳项目评审专家的高度评价，是中澳督导专家从53个项目中遴选出进行政策影响深入分析的5个项目之一，专家认为本项目“研究设计严谨、目标明确，实施机构对总体设计有较好的理解。活动取得了显著的重要政策成果”。中国卫生人才杂志以《破解职业病诊断鉴定难》为题，对本项目进行了专篇报道。项目前20篇论文被他引用55次。

个 人 获 奖

奖励名称	所在单位	姓名	授奖单位	授奖时间
政府特殊津贴	中国疾控中心传染病所	景怀琦	中华人民共和国国务院	2016年12月
政府特殊津贴	中国疾控中心病毒病所	许文波	中华人民共和国国务院	2016年12月
政府特殊津贴	中国疾控中心慢病中心	王临虹	中华人民共和国国务院	2016年12月
政府特殊津贴	中国疾控中心	余宏杰	中华人民共和国国务院	2016年12月
“最美家庭”	病毒病所	李　杰	全国妇联	2016年5月
“最美志愿者”	辐射安全所团总支	赵　骅	国家卫生计生委	2017年1月
“最美志愿者”	营养健康所团总支	张　宇	国家卫生计生委	2017年1月
2015—2016年度优秀工会干部	中心机关	梁东明	国家卫生计生委	2017年6月
2015—2016年度优秀工会干部	中心机关	袁灵华	国家卫生计生委	2017年6月
2015—2016年度优秀工会干部	中心机关	付　轲	国家卫生计生委	2017年6月
2015—2016年度优秀工会干部	中心机关	石文惠	国家卫生计生委	2017年6月
2015—2016年度优秀工会干部	传染病所	夏　辉	国家卫生计生委	2017年6月
2015—2016年度优秀工会干部	病毒病所	朱炳立	国家卫生计生委	2017年6月
2015—2016年度优秀工会干部	艾防中心	刘中夫	国家卫生计生委	2017年6月
2015—2016年度优秀工会干部	慢病中心	崔　娟	国家卫生计生委	2017年6月
2015—2016年度优秀工会干部	营养健康所	赵　萍	国家卫生计生委	2017年6月
2015—2016年度优秀工会干部	环境所	李信和	国家卫生计生委	2017年6月
2015—2016年度优秀工会干部	职业卫生所	苏　杰	国家卫生计生委	2017年6月
2015—2016年度优秀工会干部	辐射安全所	曹进华	国家卫生计生委	2017年6月
2015—2016年度优秀工会干部	改水中心	李卫军	国家卫生计生委	2017年6月
2015—2016年度优秀工会干部	妇幼中心	金　曦	国家卫生计生委	2017年6月
2015—2016年度优秀工会干部	妇幼中心	徐春梅	国家卫生计生委	2017年6月
2015—2016年度优秀工会积极分子	传染病所	董佩霞	国家卫生计生委	2017年6月
2015—2016年度优秀工会积极分子	传染病所	李　伟	国家卫生计生委	2017年6月
2015—2016年度优秀工会积极分子	病毒病所	张国利	国家卫生计生委	2017年6月
2015—2016年度优秀工会积极分子	病毒病所	王　峰	国家卫生计生委	2017年6月
2015—2016年度优秀工会积极分子	艾防中心	王　研	国家卫生计生委	2017年6月

续表

奖励名称	所在单位	姓名	授奖单位	授奖时间
2015—2016年度优秀工会积极分子	艾防中心	李培龙	国家卫生计生委	2017年6月
2015—2016年度优秀工会积极分子	慢病中心	郑冰鑫	国家卫生计生委	2017年6月
2015—2016年度优秀工会积极分子	慢病中心	赵一凡	国家卫生计生委	2017年6月
2015—2016年度优秀工会积极分子	营养健康所	徐维盛	国家卫生计生委	2017年6月
2015—2016年度优秀工会积极分子	营养健康所	侯仁傑	国家卫生计生委	2017年6月
2015—2016年度优秀工会积极分子	环境所	李　新	国家卫生计生委	2017年6月
2015—2016年度优秀工会积极分子	环境所	张　淼	国家卫生计生委	2017年6月
2015—2016年度优秀工会积极分子	职业卫生所	汉　锋	国家卫生计生委	2017年6月
2015—2016年度优秀工会积极分子	职业卫生所	吴文红	国家卫生计生委	2017年6月
2015—2016年度优秀工会积极分子	辐射安全所	刘宇光	国家卫生计生委	2017年6月
2015—2016年度优秀工会积极分子	辐射安全所	王　岩	国家卫生计生委	2017年6月
2015—2016年度优秀工会积极分子	改水中心	姚　伟	国家卫生计生委	2017年6月
2015—2016年度优秀工会积极分子	改水中心	王　丽	国家卫生计生委	2017年6月
2015—2016年度优秀工会积极分子	妇幼中心	岳秋玲	国家卫生计生委	2017年6月
2015—2016年度优秀工会积极分子	妇幼中心	王潇滟	国家卫生计生委	2017年6月
2015—2016年度优秀工会积极分子	中心机关	孟庆琳	国家卫生计生委	2017年6月
2015—2016年度优秀工会积极分子	中心机关	孙　川	国家卫生计生委	2017年6月
2014—2016年度优秀共青团员	中心机关	殷逸竹	国家卫生计生委	2017年6月
2014—2016年度优秀共青团员	中心机关	国原源	国家卫生计生委	2017年6月
2014—2016年度优秀共青团员	中心机关	蒋　琪	国家卫生计生委	2017年6月
2014—2016年度优秀共青团员	传染病所	徐　帅	国家卫生计生委	2017年6月
2014—2016年度优秀共青团员	传染病所	张　婧	国家卫生计生委	2017年6月
2014—2016年度优秀共青团员	病毒病所	陈　佳	国家卫生计生委	2017年6月
2014—2016年度优秀共青团员	辐射安全所	李　阔	国家卫生计生委	2017年6月
2014—2016年度优秀共青团员	改水中心	李　峥	国家卫生计生委	2017年6月
2014—2016年度优秀共青团干部	中心机关	刘学通	国家卫生计生委	2017年6月
2014—2016年度优秀共青团干部	营养健康所	张　宇	国家卫生计生委	2017年6月
2014—2016年度优秀共青团干部	辐射安全所	赵　骅	国家卫生计生委	2017年6月
2014—2016年度优秀共青团干部	改水中心	夏云婷	国家卫生计生委	2017年6月

集体获奖

奖励名称	获奖单位	评奖单位	授奖时间
中央国家机关先进基层党组织	病毒病所党委	中央国家机关工委	2016年6月
2015年度“最具活力团支部”	中国疾病预防控制中心团委	中央国家机关团工委	2016年2月
2015—2016年度“全国青年文明号”	传染病预防控制处	共青团中央	2017年4月
2013—2015年度“五四红旗团委（支部）”	病毒病所团总支	中央国家机关团工委	2017年1月
2013—2015年度“五四红旗团委（支部）”	病毒病所团总支	共青团中央	2017年5月
“最美志愿者”	辐射安全所团总支	国家卫生计生委	2017年1月
“植根基层　健康同行”健康公益志愿服务项目	中国疾病预防控制中心团委	国家卫生计生委	2017年1月
2014—2016年度五四红旗团委（支部）	传染病所团总支	国家卫生计生委	2017年6月
2014—2016年度五四红旗团委（支部）	辐射安全所团总支	国家卫生计生委	2017年6月
2014—2016年度五四红旗团委（支部）	改水中心团支部	国家卫生计生委	2017年6月
庆祝建党95周年歌会最佳组织奖	中国疾控中心	国家卫生计生委	2016年10月
2016年度工会经费上解工作先进单位	中国疾控中心	国家卫生计生委	2017年5月
2015—2016年度先进基层工会组织	传染病预防控制所工会	国家卫生计生委	2017年6月
2015—2016年度先进基层工会组织	慢性非传染性预防控制中心工会	国家卫生计生委	2017年6月
2015—2016年度模范职工小家	12320	国家卫生计生委	2017年6月
2015—2016年度先进工会小组	营养健康所党办、人事、离退工会小组	国家卫生计生委	2017年6月
2015—2016年度先进工会小组	辐射安全所第四工会小组	国家卫生计生委	2017年6月
2015—2016年度先进工会小组	改水中心第一工会小组	国家卫生计生委	2017年6月
2015—2016年度先进工会小组	妇幼中心第二工会小组	国家卫生计生委	2017年6月
2015—2016年度先进工会小组	教育培训处工会小组	国家卫生计生委	2017年6月
全国科普工作先进集体	政研中心	科技部、中央宣传部、中国科协	2016年
2015年度部门预算执行进度先进单位	慢病中心、妇幼中心	国家卫生计生委财务司	2016.1
2015年部门预算工作先进单位 二等奖	中国疾控中心	国家卫生计生委财务司	2016.12
2015年部门预算工作先进单位 三等奖	艾防中心、传染病所、妇幼中心	国家卫生计生委财务司	2016.12